牙齿酸蚀症临床技术与技巧

Dental Erosion and Its Clinical Management

牙齿酸蚀症临床技术与技巧

Dental Erosion and Its Clinical Management

（美）班尼特·阿玛奇　主编
（Bennett T. Amaechi）

唐志辉　主审

侯晓玫　罗　旭　主译

北方联合出版传媒（集团）股份有限公司
辽宁科学技术出版社
沈　阳

图文编辑：

刘 菲 刘 娜 康 鹤 肖 艳 王静雅 纪凤薇 刘玉卿 张 浩 曹 勇 杨 洋

First published in English under the title
Dental Erosion and Its Clinical Management
Edited by Bennett T. Amaechi
Copyright © Springer International Publishing Switzerland, 2015
This edition has been translated and published under licence from
Springer Nature Switzerland AG.

©2022，辽宁科学技术出版社。
著作权合同登记号：2020第06-29号。

图书在版编目（CIP）数据

牙齿酸蚀症临床技术与技巧 /（美）班尼特·阿玛奇
（Bennett T. Amaechi）主编；侯晓玫，罗旭主译. —沈阳：辽
宁科学技术出版社，2022.9
ISBN 978-7-5591-2465-4

Ⅰ.①牙… Ⅱ.①班… ②侯… ③罗… Ⅲ.①龋齿—诊疗
②牙本质过敏—诊疗 Ⅳ.①R781

中国版本图书馆CIP数据核字（2022）第063294号

出版发行：辽宁科学技术出版社
　　　　　（地址：沈阳市和平区十一纬路25号　邮编：110003）
印 刷 者：辽宁新华印务有限公司
经 销 者：各地新华书店
幅面尺寸：170mm×240mm
印　　张：17.5
插　　页：4
字　　数：350千字
出版时间：2022年9月第1版
印刷时间：2022年9月第1次印刷
策划编辑：陈　刚
责任编辑：苏　阳
封面设计：袁　舒
版式设计：袁　舒
责任校对：李　霞

书　　号：ISBN 978-7-5591-2465-4
定　　价：198.00元

投稿热线：024-23280336
邮购热线：024-23280336
E-mail:cyclonechen@126.com
http://www.lnkj.com.cn

译者名单
Translators

主审

唐志辉　北京大学口腔医院第二门诊部

主译

侯晓玫　北京大学口腔医院第二门诊部

罗　旭　北京大学口腔医院第二门诊部

参译（按姓氏笔画排序）

白雨豪　首都医科大学宣武医院口腔科

冯广智　北京市海淀医院口腔科

李　会　北京大学口腔医院门诊部

杨殷杰　首都医科大学附属北京口腔医院口腔显微诊疗中心

姚　娜　北京大学口腔医院第二门诊部

校对（按姓氏笔画排序）

王梦珂　北京大学口腔医院第二门诊部

邓少纯　北京大学口腔医院第二门诊部

米姗姗　北京大学口腔医院第二门诊部

武欢欢　北京大学口腔医院第二门诊部

浦寅飞　北京大学口腔医院第二门诊部

曾佳俊　北京大学口腔医院第二门诊部

前言
Preface

　　牙齿酸蚀症，也称酸蚀性牙齿磨损，是由于内源性（胃）和外源性（饮食和环境）酸溶解因素导致的牙齿硬组织丧失。该病在全球范围内全年龄段的患病率持续增长，因此越来越受到人们的关注。一般认为，其患病率增长的主要原因在于饮食、社会生活和口腔卫生习惯的改变。未控制的牙齿酸蚀的牙齿硬组织被持续破坏，可能导致严重的组织损失，伴随牙本质暴露、牙齿敏感、美观不良和咀嚼功能下降。因此，现在的共识是，预防牙齿进一步磨损应该成为持续终生的口腔健康管理的基础。

　　迄今为止，大量研究已经确定了牙齿酸蚀症的病因和发病机制、影响牙齿酸蚀症临床表现的因素、可用于防控酸蚀的药剂和方法，以及可能影响牙齿酸蚀症监测管理的不同参数。现在适逢其会，将这些信息凝聚成注重临床实用性的书籍，供牙医、教育工作者、学生和其他卫生保健专业人员使用。本书可用于牙齿酸蚀症循证的临床管理，以及建立预防措施来控制此疾病的患病情况。

　　本书共16章，旨在向牙医、其他卫生保健专业人员和学生介绍牙齿酸蚀症管理的循证的临床指南。本书分为两部分：科学部分向读者介绍牙齿酸蚀症的病因和发病机制，以及患病情况；临床实践部分详细介绍了牙齿酸蚀症管理的各种治疗和预防策略。书中还包括有关牙本质敏感症的流行病学、病因学、发病机制和治疗，以及磨损牙列的修复和非龋性颈部缺损的修复等主题。本书最后一章介绍了回访、维护保健周期和疗效评估。

　　第7章介绍了牙齿酸蚀风险评估（DEWRA）量表，这是第一个评估个体患牙齿酸蚀症风险的工具，并提供个性化管理酸蚀症的指南。第8章和第9章分别介绍了患者和牙医在管理牙齿酸蚀症方面的职责。这些信息也在第10章～第12章中进行回顾，这3章详细说明了作为胃食管反流病（GERD）和饮食失调的并发症的牙齿酸蚀症的治疗方法。所有章节均以参考文献结尾，以提供所推荐的临床管理策略的科学依据，读者也可查阅原始文献以获得更多详细信息。

　　来自全球的国际化专家团队参与了本书各个章节的编写，我们衷心感谢他们的热情和贡献，同时对Springer出版社的专业性表示感谢。

San Antonio，TX

Bennett T. Amaechi

目录
Contents

第一部分

科学

第1章

牙齿酸蚀症：患病率、发病率及分布情况

Dental Erosion: Prevalence, Incidence and Distribution

D.H.J. Jager

摘要

　　牙齿酸蚀症是最常见的牙科疾病之一，且日益严重。不同人群的横断面调查报告很多，这些调查多在欧洲进行，分析了牙齿酸蚀症的患病率，发现其在不同国家、不同地区和不同年龄段人群中具有差异。据估计，29%的成人受此疾病困扰，除地区差异外，不同年龄段的发病率也有较大差异，9~17岁年龄段人群患病率最高（11%~100%），而18~88岁年龄段人群患病率为4%~83%。目前，牙齿酸蚀症的患病率正在逐年上升，尤其是在老年人群中患病率增加明显。流行病学调查还显示，胃食管反流病（GERD）是牙齿酸蚀症的促进因素。从病损好发部位看，牙齿酸蚀症常发生在牙齿的咬合面和腭侧面，但并不局限于此。咬合面酸蚀多发于下颌第一磨牙，而腭侧面酸蚀多发于上颌前牙的腭侧面，这种腭侧面酸蚀常与内源性酸有关。

D.H.J. Jager, DMD, PhD, Mpros RCSed
Department of Maxillofacial Surgery, Oral Pathology and
Center for Special Care Dentistry (SBT), VU University Medical Center,
Free University, Amsterdam and Stichting Bijzondere Tandheelkunde (SBT),
P.O. Box 7057, 1007 MB,
Amsterdam, The Netherlands
e-mail: d.jager@vumc.nl

1.1 引言

龋病和牙齿酸蚀症是儿童和青少年中最常见的两种牙齿硬组织疾病，而这两种疾病都受饮食习惯的影响很大。通常情况下，牙齿酸蚀症可能与酸性饮食，或者引起脱水、胃食管反流的因素有关。牙齿酸蚀症早期表现为釉质表面有丝绸样光泽（图1.1）。病损一般始发于颈部，病损的龈方边界为沿着龈缘的一条完好的釉质边缘[1]。这条釉质边缘可能是由于牙菌斑阻碍酸的酸蚀作用导致，也可能是龈沟液对酸的中和效应导致[2]。病损进一步发展，牙齿的原有形态发生改变（图1.2）。在牙齿的光滑面，凸起区域会变平，凹陷区域会变得更加凹陷。

图1.1 牙齿酸蚀症的典型临床表现：牙齿表面丝绸样光泽，颜色变化，咬合面杯口状或沟槽状病损

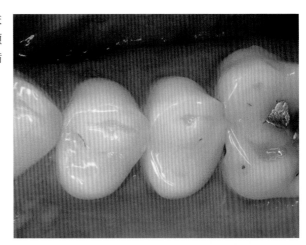

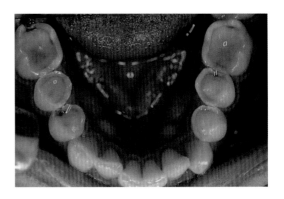

图1.2 重度牙齿酸蚀症的临床表现

图1.3　与胃反流有关的腭侧面
牙齿酸蚀症

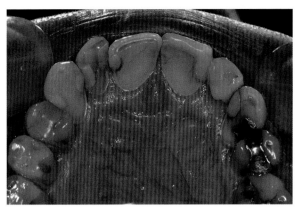

　　内源性因素和外源性因素均可引发牙齿酸蚀症。酸性饮料的过度消费是主要的外源性因素[3-4]。近几十年来，酸性饮料的消费持续上升。美国一项研究报道[5]，在1980—2000年，软饮料的消费比之前同期增长了3倍。近年来，墨西哥已经超过美国成为世界上软饮料消费最多的国家（墨西哥：136升/年，美国：118升/年）。高糖饮料和酸性饮料的过度消费除了会引起肥胖和糖尿病，还会使龋齿和牙齿酸蚀症的患病率增加。

　　呕吐或者反流过程中胃酸与牙面的接触是引起牙齿酸蚀症的内源性因素。呕吐和反流常发生于神经性厌食症、贪食症、胃肠紊乱、酗酒和孕妇人群[6]。由胃酸引起的牙齿酸蚀症，典型临床特征是腭侧面酸蚀（图1.3）。有研究表明，胃酸和饮食来源酸一样都会导致中度/重度牙齿酸蚀症[7]。基于以上分析，由于软饮料消费增长，以及人群中反流症状频繁出现，可以预计，牙齿酸蚀症的发病率将会持续增长。

　　牙齿酸蚀症的病因将在第3章和第4章中详细阐述。

1.2　流行病学研究中牙齿酸蚀症的评估方法

　　大量横断面流行病学研究调查了不同人群的牙齿酸蚀症患病率。由于这些研究使用了不同的方法和指标来评估患病率，因此无法进行直接比较。近几十年来，已经出现了多种用于诊断、分级和记录牙齿硬组织缺损情况的评分指数系统[8]。这些指数系统常常用数字表示病损的严重程度。一些指数只记录损伤程度，不考虑病因（如牙齿磨损指数）；另一些指数记录与病因有关的损伤（如牙齿酸

蚀症指数）。Smith和Knight牙齿磨损指数（Tooth Wear Index，TWI）是一种广泛
应用的牙齿磨损指数[6]。基本牙齿酸蚀检查标准（Basic Erosive Wear Examination，
BEWE）指数是一种最新的指数。它将牙齿分为6个区段，检查每个区段牙齿颊侧
面、咬合面、舌面的损伤程度，并赋以0~3分。0表示没有酸蚀症损伤；1分表示
表面纹理的早期丧失；2分表示有明显的硬组织缺损，而且缺损面积小于牙面总面
积的50%；3分表示硬组织缺损面积大于牙面总面积的50%。对于每一个区段，记
录最高分，然后计算所有区段总分[9]。

牙齿酸蚀症的评估方法将会在第6章中详细讨论。

1.3 牙齿酸蚀症的患病率和发病率

纵观发达国家和发展中国家的牙齿酸蚀症患病情况的研究结果，发现存在国
家、地区和年龄差异。多数研究来自欧洲，只有很少数研究来自美国和亚洲。总
体而言，牙齿酸蚀症非常普遍，乳牙及恒牙均可受累。

1.3.1 不同年龄组的患病情况

大量研究表明，牙齿酸蚀症患病率因年龄而异[10]。2~9岁儿童患病率为
6%~50%；9~17岁青少年患病率最高，为11%~100%；18~88岁成人患病率为
4%~83%[10]。有关不同年龄组牙齿酸蚀症发病风险的资料（发病率）非常少。目前
一些研究表明，牙齿酸蚀症的患病率逐年增长，在老年人群中较为明显[11]。

1.3.2 不同地区的患病情况

这部分将讨论不同地区的患病和发病情况。

1.3.2.1 欧洲

牙齿酸蚀症通常被认为是现代人的疾病，但是近年来的考古学研究表明，某
种程度上牙齿酸蚀症这种疾病一直存在。对中世纪冰岛农场人遗骨上的牙齿使用
TWI研究磨损程度，结果表明，有1464个（31%）牙面有牙本质暴露，按病损形态
分析病因，既有化学腐蚀，也有物理磨损[12]。

英国建立了关于牙齿酸蚀症和磨损患病率、发病率的最大数据库，包括不同

地区和全英国范围的调查数据。一项横断面研究对比英国儿童牙齿健康调查、国家营养和饮食调查（NDNS）数据，结果显示，在1993—1997年，随着时间的推移，牙齿酸蚀症在不同年龄组的年龄较小的人群中逐渐增加。与3年前的儿童牙齿健康调查相比，NDNS的数据表明乳切牙和恒切牙牙齿酸蚀症的患病率均升高。例如在4~6岁年龄段，由酸蚀引起的乳切牙唇面患病率从1993年的18%增加到1996年的38%。总体而言，切牙和磨牙的患病率均升高。牙齿酸蚀症与饮食、胃食管反流、社会人口变量（如地区和社会经济地位）之间有微弱联系[13]。

荷兰一项关于牙齿酸蚀症患病率和发病率的调查表明，24%的12岁少年患有牙齿酸蚀症[14]。另一项荷兰研究显示的发病率更高，10~13岁少年在2008年的患病率为32.2%。在后一项研究中有一个更令人吃惊的现象，24%的儿童在基线调查时没有牙齿酸蚀症，而在随访1年半后出现牙齿酸蚀症[11]。

一项关于牙齿磨损（包括牙齿酸蚀症）患病率的广泛研究于2013年在欧洲发表。该研究使用BEWE来评估18~35岁欧洲青年人牙齿颊唇侧面及舌腭侧面磨损的患病率。BEWE评分为0分的有1368人（42.9%），评分为1分的有883人（27.7%），评分为2分的有831人（26.1%），评分为3分的有105人（3.3%）。牙齿磨损情况在不同国家也很不一致，英国是牙齿磨损最严重的国家。牙齿磨损与胃酸反流、反复呕吐、居住在农村、使用电动牙刷和打鼾都有关系。29%的成人有牙齿酸蚀症症状，由此可见，牙齿酸蚀症在欧洲是一个常见问题[15]。

1.3.2.2　美国

到目前为止，美国关于牙齿酸蚀症患病情况的资料相对较少，只有一项全国范围内关于牙齿酸蚀症患病情况的研究[16]。该研究表明，有45.9%的13~18岁青少年至少有1颗牙齿患有牙齿酸蚀症。这项研究还发现，与正常体重儿童相比，超重（肥胖）儿童患牙齿酸蚀症风险较高，而有超重风险的儿童患牙齿酸蚀症的风险较低，但是两者差异没有统计学意义。2011年，美国发表了另一项关于牙齿酸蚀症患病率与软饮料消费关系的研究[17]。研究者使用改良的TWI来评估牙齿酸蚀症，并搜集软饮料消费的信息。牙齿酸蚀症在18~19岁青年中患病率高达56%，其中男性患病率为49%，非洲裔人患病率为31%。在校正了年龄、性别、种族因素后，患牙齿酸蚀症的儿童有明显的饮用苹果汁的嗜好，发现牙齿酸蚀症和苹果汁的摄入频率相关。

早期在得克萨斯州圣安东尼奥西南地区调查了12~17岁少年牙齿酸蚀症的患病情况。通过便利抽样使用TWI研究了307名12~17岁少年，结果显示其患病率为5.5%。所有受累少年牙齿酸蚀症程度较轻，仅局限在牙釉质，没有牙本质暴露。患病率与饮用苏打饮料有关[18]。

1.3.2.3　中国

与其他发展中国家一样，中国人的生活方式正在发生巨大改变。在中国，牙齿酸蚀症已经受到越来越多的重视，但有关牙齿酸蚀症患病情况的资料仍然非常少。一项关于12~13岁少年牙齿酸蚀症患病情况的研究表明，27.3%的儿童至少有1颗牙齿患有牙齿酸蚀症。54.6%的酸蚀症牙面出现牙釉质缺损。此外还发现，牙齿酸蚀症的患病率与每周碳酸饮料消耗和社会经济背景有关[19]。

使用TWI评估广西壮族自治区和湖北省的3~5岁学龄前儿童，发现5.7%的儿童上颌切牙有牙齿酸蚀症。在这些受累儿童中，4.9%的儿童病损只局限在牙釉质，17%的儿童病损累及牙本质。与以往研究相同，牙齿酸蚀症和社会经济背景呈正相关[20]。

1.3.3　与GERD相关的患病率

近年来，GERD被认为可以加重牙齿酸蚀症，牙齿酸蚀症与GERD有明确流行病学关系的共病综合征[21]。一篇综述文章分析了GERD患者中牙齿酸蚀症的患病率和牙齿酸蚀症患者中GERD的患病率。GERD患者中牙齿酸蚀症患病率的中位数为24%（范围是21%~83%），牙齿酸蚀症患者中GERD患病率的中位数为32.5%（范围是14%～87%）[21]。其他研究也表明，患病率存在巨大差异。Böhmer等[22]的研究表明，65%有GERD的智力残疾和收容在社会福利院的患者表现出牙齿酸蚀症。与之相反，对斯堪的纳维亚半岛军人的两项研究却发现，牙齿酸蚀症患病率与GERD没有关系[23-24]。

1.3.4　与职业相关的患病率

可以预见，暴露在酸性工作环境中的人更易患牙齿酸蚀症。这类行业涉及采矿、电池制造业、化学制剂、锡、染料、肥料及金属工业等[25]。然而，Wiegand和Attin[26]通过回顾职业暴露对牙齿酸蚀症影响的相关文献，发现只有电池厂和镀锌工厂工人患牙齿酸蚀症的风险增加。

参加奥运会的运动员的口腔健康问题比较严重[27-28]。来自302名参加2012年伦敦奥运会运动员的口腔健康数据显示，牙齿酸蚀症的患病率很高（44.6%），该项研究使用BEWE评估。这可能与饮用过量酸性运动饮料、脱水、长期暴露于游泳池的酸性水中有关。37.6%的前牙区和48%的后牙区都受到牙齿酸蚀症影响[29]。

品酒师每天会多次品酒，因此经常接触酒中的酒石酸、柠檬酸等各种有机酸[30]。研究显示，与普通人相比，专业品酒师牙齿酸蚀症的患病率较高，且牙面缺损程度较重[31]。口含酒反复品味的过程会延长酸性酒与牙面的接触时间，从而加重牙齿酸蚀症。与品酒有关的牙齿酸蚀症常位于上颌牙的唇颊侧面和切缘。

1.4 分布

牙齿酸蚀症多发于但不局限于牙齿的咬合面和腭侧面。咬合面的酸蚀多发于下颌第一磨牙。舌面的酸蚀多发于上颌前牙的腭侧面，常常与内源性酸蚀有关。Lussi等研究了瑞士人牙齿酸蚀症的分布情况，研究总结如图1.4和图1.5所示[32,10]。

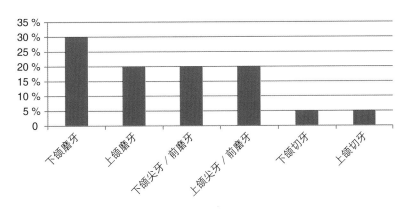

图1.4 咬合面酸蚀情况的分布（改编自Lussi等[32]的研究）

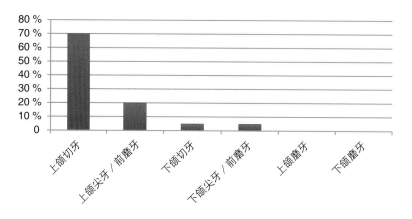

图1.5 舌面酸蚀情况的分布（改编自Lussi等[32]的研究）

扫一扫即可浏览
参考文献

牙齿酸蚀过程
The Dental Erosion Process

第2章

R.P. Shellis

摘要

　　酸蚀性磨损包括两个阶段。第一阶段（酸蚀），来源于食物中的酸使牙齿表面脱矿和软化。第二阶段（磨损），脱矿和软化的牙齿表面被口腔内的摩擦力磨损。牙釉质和牙本质的微观结构、孔隙结构和矿物质溶解度影响着酸蚀的组织学模式与相对速率。酸性产物的酸蚀潜力受氟化物和钙浓度的影响，但更大程度上是由pH和溶液性质决定的。升高温度和增加液体的流动性会加速酸蚀。酸蚀的牙齿表面能够被刷牙、磨耗、食物和软组织磨损。由于最初的磨损发生在所有暴露的牙齿表面，所以酸蚀导致的磨损的临床表现不单单只是机械磨损。行为上的差异，例如刷牙方式或饮用酸蚀性饮料的频率，导致每个人经历的酸蚀程度多有不同。唾液能够显著地改善酸蚀，以牙齿获得性膜的形式稀释和中和酸，进而保护牙齿表面免于脱矿。然而，牙齿的再矿化进程太慢，无法逆转酸蚀。

R.P. Shellis
Department of Preventive, Restorative and Paediatric Dentistry,
School of Dental Medicine, University of Bern, Bern, Switzerland

Klinik für Zahnerhaltung, Universität Bern, Freiburgstrasse, Bern, Switzerland
e-mail: peter.shellis@btinternet.com

© Springer International Publishing Switzerland 2015
B.T. Amaechi (ed.), *Dental Erosion and Its Clinical Management*,
DOI 10.1007/978-3-319-13993-7_2

2.1 引言

前工业时代的人类，日常饮食都是未经加工的，且受磨石、沙砾之类的颗粒污染，因此普遍存在牙齿的重度磨损。机械磨损过程导致牙齿组织的丧失：磨耗（源于与对颌牙的直接接触）、磨损（牙齿运动时，磨损微粒的作用）。机械磨损的特征性表现包括切缘和咬合面的磨平，以及邻接面的磨损。磨损随时间的演变，其进程是可以预期的，由于所有人有着相同的饮食结构，所以人与人之间的差异不大。

在现代西方人中，食物更软且更容易咀嚼，所以机械磨损程度已经降到最低。如果有可见的显著磨损，其不同于上述的临床表现[2-3]。因此，咬合面牙尖有部分磨损，并且由于邻近组织的磨损使修复体凸出于牙齿表面。磨损经常发生在牙齿根面的颈部（非龋性牙颈部损害）或牙齿颊面、舌面或腭侧面，因为这些部位不易受到来自食物的机械磨损。人们普遍认可这种现象既包含机械磨损又包含酸蚀磨损，暴露于酸性环境中，使牙齿表面部分脱矿，牙齿变得更脆弱，难以抵抗使其产生微小磨损的弱力。

本章的主要内容是阐述最初期的酸蚀损害。这是在口腔环境中，牙齿表面对于酸性条件的反应。牙齿表面特性及酸性物质作用特点影响着酸蚀过程。牙齿与酸之间的相互作用由牙齿获得性膜的形成和唾液其他方面的作用来调节。最终，酸蚀性磨损是长久以来的饮食及口腔卫生习惯导致的结果。

2.2 牙体组织

牙釉质和牙本质由有机基质、矿物质和水组成。这两个牙体组织的机械性能取决于上述3种成分的比例以及它们的组织结构。对于酸蚀发展有重要影响的两个方面是：第一是孔隙结构，第二是矿物质晶体的尺寸和形状。牙体组织中的水是溶解物质扩散到其中的介质，因此总的含水量（多孔性）和牙体组织中孔隙的分布情况影响着酸的渗透[4]。晶体形态十分重要，对于定量的矿物质，晶体尺寸越小，酸攻击的晶体表面积越大，即矿物质倾向于更快地溶解。

成分	牙釉质（%）	牙本质（%）
矿物质	91.3	48.7
有机基质（蛋白质和脂肪）	5.3	29.9
水	3.4	21.4

表2.1 牙釉质和牙本质的体积组成

2.2.1 牙釉质

如表2.1所示，牙釉质中矿物质的比例非常高，这是由组织的特殊硬度决定的。晶体大致为六边形，截面平均宽度70nm，厚度25nm[5]。晶体的长度远大于其宽度（大约>1000nm）。最大的孔隙在釉柱的边界，这个位置晶体走向突然变化，但是这部分组成仅占总孔隙的0.3%。其余的孔隙非常小，分布于剩余的釉质晶体之间。在占釉质体积约75%的釉柱中，晶体排列非常密集，因此孔隙非常小并且通常酸性物质不可进入[4]。在柱间区域，孔隙度稍大。通过了解釉质中晶体方向，可以推断出大部分孔隙与牙齿表面成70°～90°。

2.2.2 牙本质

牙本质与牙釉质完全不同，其中30%的组织由有机基质组成（表2.1），其中约90%是纤维性不溶性胶原蛋白。余下部分由多种蛋白质、碳水化合物以及少量脂肪组成。矿物质晶体呈层状结构，此不同于釉质中晶体的带状结构，同时晶体更小、更薄，宽度约30nm，厚度3nm。

在牙本质形成过程中，大量晶体沉积在胶原蛋白纤维中，与亚原纤维紧密连接，而其余的晶体沉积在纤维之间。纤维中晶体的比例是25%～80%。

在总孔隙率（约占体积的21%，表2.1）中，约有6.5%与牙本质小管相通，其从釉牙本质界连通至髓腔。越靠近牙髓的位置，这些孔隙排列得越广泛且紧密，在内部牙本质比外部牙本质所占比例更高，占内部牙本质体积的22%，占外部牙本质体积的1%。在管间牙本质中，平均孔隙率约为体积的15%。由于有机物和无机物的紧密包裹，纤维间区域较管间区域孔隙更少。由于晶体非常小，排列呈层状，牙本质的孔隙不能显示出方向性。

2.3　牙齿矿物质的化学特性

牙齿矿物质以一种微溶磷酸钙的形式存在，即羟基磷灰石，分子式为$Ca_{10}(PO_4)_6(OH)_2$。牙齿矿物质的一个重要特性是溶解度，其决定了一种给定的溶液能否继续进行溶解，下文描述此概念。

当微溶性固体，如羟基磷灰石，浸入水中时，将开始溶解。如果有过量的固体和有限的水溶液，溶解不会无限地持续，最终会终止。在这一点上，系统处于平衡状态，此时的溶液称为饱和溶液。分析饱和溶液能够确定固体的溶解度。基本热力学溶解度根据溶解固体的化学活性来定义，给定温度下的溶解度是恒定的。在本章中，将使用更实用的溶解度定义，即质量溶解度，溶液中溶解固体的浓度（每单位体积的质量）。

溶液溶解固体的浓度低于饱和溶液浓度的为不饱和溶液，浓度高于饱和溶液浓度的为过饱和溶液。不饱和溶液可以溶解固体但不能析出沉淀，过饱和溶液能够析出沉淀但不能溶解固体。

在牙齿组织中，矿物质含有大量的杂质离子，这些杂质离子可以替换羟基磷灰石结构中的离子。因此，Ca^{2+}被Na^+或Mg^{2+}替换；PO_4^{3-}被CO_3^{2-}替换；OH^-被CO_3^{2-}或F^-替换[5]。多数情况下，杂质离子的电荷或大小与所替换的离子不同。这将导致晶格紊乱进而干扰晶体结构，从而使矿物质化学性质变得不稳定，换言之，使晶体可溶解性增加。

表2.2显示了牙本质和牙釉质的矿物质中主要的无机物成分有碳酸盐、镁和钠。牙本质含有更多的碳酸盐和镁，纯粹晶体化程度更低。在图2.1中，曲线表示牙体组织中酸蚀相关的物质的平衡浓度，pH范围为从中性pH到常见的酸蚀性溶液的酸性pH。在任何特定的pH下，平衡浓度越高，溶解度越大。该图显示与较纯的

表2.2　牙本质和牙釉质的主要无机物成分（干重百分比）

成分	牙釉质（%）	牙本质（%）
Ca	36.6	26.9
P	17.7	13.2
CO_3	3.2	4.6
Na	0.7	0.6
Mg	0.4	0.8
Cl	0.4	0.06
K	0.04	0.02

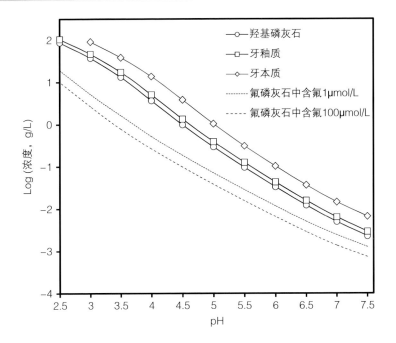

图2.1 酸蚀相关的固体溶解度图。曲线表示pH为2.5~7.5时的平衡溶解度。氟磷灰石的溶解度用被测溶液中最低和最高氟元素浓度表示（引自Lussi等[7]的研究）

羟基磷灰石比较，牙釉质稍微可溶，牙本质更易溶解。同时该图也显示这些固体的重量溶解度随溶液pH的降低而增加。

图2.1同时显示了另一种固体即氟磷灰石的溶解度，其结构上接近羟基磷灰石，但其中所有的OH⁻被F⁻取代。由于F⁻与OH⁻具有相同的电荷且略小于OH⁻，所以该取代物（指OH⁻）导致晶体结构更稳定并且溶解度降低。溶液中，氟磷灰石的溶解度取决于氟化物的浓度，因而图中曲线为被测溶液中氟元素浓度[7]。

2.4 酸与脱矿

引起酸蚀的酸（表2.3）可能是内源性酸也可能是外源性酸。内源性酸主要是胃液的主要成分，即盐酸。当胃液反流时，盐酸与牙齿接触，在GERD中，这种现象偶发或频发。外源性酸主要通过两种途径进入口腔。某些行业，如电池厂，可

表2.3 牙齿酸蚀症相关的酸

酸	存在形式
内源性酸	
盐酸	胃液
外源性酸	
硫酸、铬酸	与电池制造相关的蒸汽
磷酸	可乐
醋酸	醋、泡菜
乳酸	奶酪、酸乳酪、葡萄酒、发酵泡菜（如腌菜）
苹果酸	苹果、葡萄、葡萄酒
酒石酸	葡萄、酸角、葡萄酒
柠檬酸	柑橘类水果
抗坏血酸	维生素C补充剂

能接触强酸（如硫酸）的蒸汽，其通过吸入或是溶解在唾液中来酸蚀牙齿。更常见的导致牙齿酸蚀的酸是日常饮食中的酸，包括：软饮料、果汁、酸性水果、蔬菜、某些酒精饮料、某些维生素补充剂和药物。食物中的酸可能是水果或蔬菜的代谢产物（苹果酸、酒石酸、柠檬酸）或细菌发酵产物（醋酸、乳酸）。

上述这些酸提供溶解牙齿矿物质的氢离子（H^+）。以羟基磷灰石为例，该反应是：

$$Ca_{10}(PO_4)_6(OH)_2 + (2+3x+2y+z)\ H^+ \rightarrow 10Ca^{2+} + xH_3PO_4 + yH_2PO_4^- + zHPO_4^{2-} + 2H_2O$$

$$(x+y+z=6) \tag{2.1}$$

此处完全解离的PO_4^{3-}浓度很低，可以被忽略。其他形式的磷酸盐（x、y、z）的比例取决于pH。牙齿矿物质的反应与其相似，但也涉及碳酸根离子向二氧化碳和水的转化：

$$CO_3^{2-} + 2H^+ \rightarrow CO_2（气态）+ H_2O \tag{2.2}$$

盐酸和硫酸是强酸，即在所有pH下都是完全解离成H^+、Cl^-或是SO_4^{2-}。表2.3中其余的酸为弱酸。在低pH下，它们几乎全部由未解离的酸组成。随着pH的升高，酸逐渐解离。每个酸分子可以提供1个H^+（乙酸、乳酸）、2个H^+（苹果酸、酒石酸）或3个H^+（柠檬酸、磷酸）。酒石酸的解离反应是：

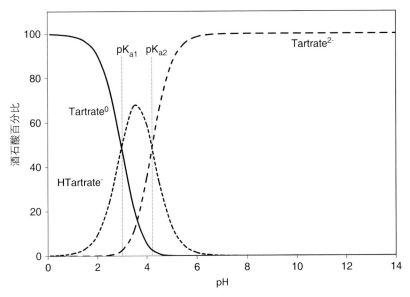

图2.2 显示酒石酸（Tartrate Acid）的电离图。随着pH的升高，酒石酸解离成HTartrate⁻，进而转化成Tartrate²⁻离子

$$H_2Tartrate^0 \rightleftharpoons HTartrate^- + H^+ \quad (pK_a=3.04) \quad (2.3a)$$

$$HTartrate^- \rightleftharpoons Tartrate^{2-} + H^+ \quad (pK_a=4.37) \quad (2.3b)$$

解离发生的pH由电离平衡常数K_a决定，其在上述方程式之后作为负对数（pK_a）给出。解离过程如图2.2所示。弱酸中，由于解离是渐进的，类似于缓冲剂，因而可以对抗pH的变化。当pH等于pK_a值时，缓冲能力最大。普遍认为pH范围在$pK_a \pm 1$时，存在有效的缓冲作用。多元酸可以在很宽的pH范围内缓冲，如柠檬酸pK_a值为3.13、4.74和6.42，pH为2.1～7.4时为良好的缓冲液。

缓冲能力与酸的总浓度有关，可以使用不同的碱基滴定技术，如氢氧化钠，以不同的方式进行量化。缓冲容量衡量的是溶液在特定的pH下的缓冲能力。可滴定酸度衡量的是把溶液从自身pH滴定到更高的pH，通常为5.5或7.0，所需要的缓冲液的量。其中滴定到pH为5.5的可滴定酸度更具有参考意义，这是由于pH为5.5～7.0，酸蚀极少或根本不发生。

弱酸的一个可能的重要性质是可以形成阴离子，1个以上的负电荷能够与诸如Ca^{2+}的阳离子形成离子复合物。复合物很稳定，可形成化学键而非简单的静电吸引。复合物通过螯合作用形成，其中两个或更多的阴离子基团与Ca^{2+}通过配位键形

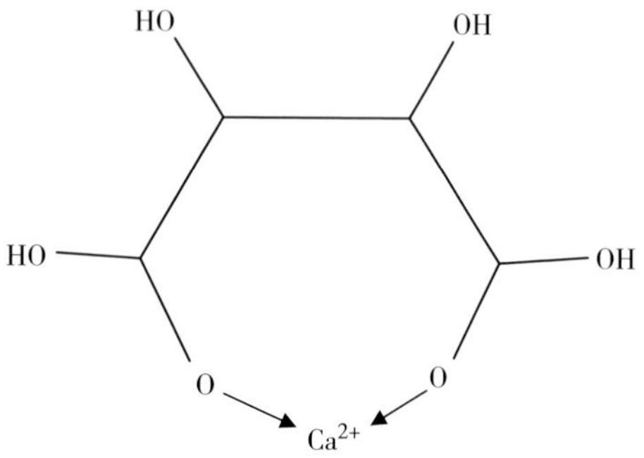

图2.3 螯合作用的示例：酒石酸钙复合体的示意图。箭头表示配位键，由Ca^{2+}与COO^-共享电子形成

成环状结构（图2.3）。螯合作用将去除溶液中的Ca^{2+}而降低它们的浓度，但同时更直接地加速矿物质溶解的过程。在固体表面，螯合阴离子与Ca^{2+}结合，进而弱化维持Ca^{2+}的键，使其溶解[6,8]。

2.5 牙齿表面的酸蚀

当腐蚀性溶液与牙齿接触时，牙齿表面开始溶解。同时，在表面以下，酸扩散到组织内并开始脱矿[9]。

2.5.1 牙釉质

酸扩散到晶体之间的狭窄孔隙中，导致矿物质的部分丧失，增加了孔隙度并降低了釉质外层的机械强度，因此被称为"软化层"[9]（图2.4）。即使在部分脱矿后，釉质内的孔隙仍非常狭窄，使酸性溶液只能在釉质矿物质饱和之前向内扩散一小段距离，至此失去酸蚀能力。因此，产生的软化层的厚度平均不超过几微米[9]。釉质中孔隙的高度定向意味着在软化层内存在矿物质含量的梯度，矿物质含量在外表面最少，朝向未受波及的釉质层逐渐增多[9]。

口内测量显示，饮用酸蚀性饮料会导致牙齿表面的pH降低几分钟[10]。来自酸的单次作用不太可能使釉质表面丧失。但是，长时间持续的酸蚀或是反复酸蚀，最外层釉质最终会完全脱矿，导致表面轮廓的丧失。酸性食物也可以产生这种效果，因为与牙齿接触的时间长于饮料，加之咀嚼的混合效应，会加速牙齿脱矿。然而，在酸性食物的咀嚼过程中，目前无法测量牙齿表面的pH。长时间的酸蚀过程，在初始接触的几分钟后，牙釉质矿物质的整体丧失速率趋于稳定[11]。

图2.4 牙釉质样本的表面暴露于0.3%的柠檬酸（pH为3.2）20min的扫描电镜图。酸蚀的表面可见釉柱的轮廓。与软化层更深处的晶体相比，外表面的晶体脱矿更完全

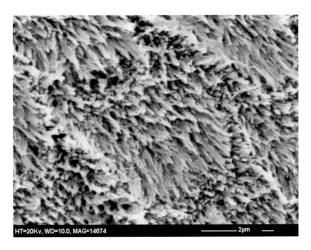

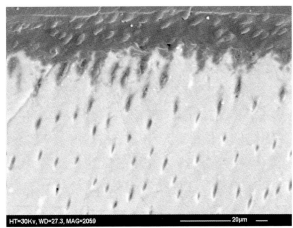

图2.5 暴露于0.3%的柠檬酸（pH为3.2）20min的牙本质的横断面。使用金刚石研磨膏逐级抛光其表面，然后在具有背散射电子检测器的扫描电子显微镜下观察。在这种模式下，与平坦表面的对比度由平均原子数量的不同引起，所以高矿物质含量的区域较低矿物质含量的区域更亮。顶部是一层脱矿的牙本质，以及斜切的牙本质小管（由于脱矿的牙本质相对较软，不能完全抛光平坦，所以看起来有一些表面不平坦导致的明暗差异）。暗色的脱矿区与浅色的完好的牙本质之间的边界非常清晰。这个连接处以及其下方附近的管周牙本质已经发生少量溶解

2.5.2 牙本质

牙本质的酸蚀模式不同于牙釉质[9]。牙釉质的酸蚀最终导致表面组织的丧失，而牙本质的酸蚀会形成富含脱矿胶原基质的遗留层[12]（图2.5）。持续暴露于酸

图2.6　牙本质暴露于0.3%、pH
为3.2的柠檬酸溶液中20min后的
抛光表面。显示了扩大的牙本质
小管和管周牙本质的缺失。表层
下方可见牙本质小管开口（箭头
所指）很小，在这个水平上，管
周牙本质是完整的

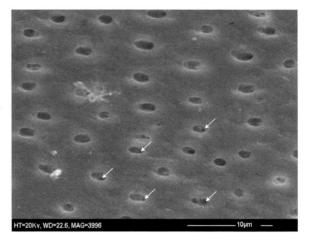

中，这一层就会逐渐变厚，说明牙表面和脱矿前沿之间，酸向内扩散和矿物质的
终产物向外扩散的速度减慢，换言之，随着酸蚀的进展，总的脱矿率降低[11]。由
于牙本质晶体的溶解度高、尺寸小，使其在短距离内完全溶解，因此在未受酸蚀
的牙本质和脱矿外层之间，部分脱矿的牙本质很少，该层很薄。由于胶原纤维能
抑制酸的扩散，纤维内结构域比纤维内部区域脱矿更慢[6]。酸首先侵蚀管周牙本
质，再侵蚀管间牙本质：在观察牙本质表面（图2.6）及正常牙本质与脱矿牙本质
表层的界面时发现此顺序（图2.5）。

　　牙本质矿物质较牙釉质的矿物质更易溶解，因而理论上牙本质更易受到酸
蚀。但是实际中，酸蚀的相对速率随pH变化。在低pH（pH<3）下釉质酸蚀更
快[11]，可能是由于高浓度的H^+促进了外层釉质表面的溶解，而牙本质中的酸损失
受到胶原纤维的阻碍作用。牙本质和牙釉质的相对酸蚀速率随pH变化，可归因于
单个矿物质晶体的溶解速率和相应组织的扩散速率。

2.6　调控酸蚀脱矿的因素

2.6.1　化学因素

　　酸蚀速率受酸蚀溶液的多种化学性质影响。为了了解哪些是重要因素，需要
进行两种补充类型的研究。在这两种研究中，标准化样品暴露于限定条件的溶液
中达到预定的时间，限定条件包括预设的温度和搅拌速率，并通过适当的技术，

表2.4　与酸蚀具有统计学意义上的双变量和多变量的相关性酸性商品的化学性质

组织	变量	参考文献
双变量相关		
牙釉质	相对于羟基磷灰石的饱和度	[7, 14]
牙釉质	相对于氟磷灰石的饱和度	[7]
牙釉质	pH	[14–15]
牙釉质	缓冲能力	[14]
牙釉质	氟化物的浓度	[15]
牙釉质	磷酸盐的浓度	[14–15]
牙本质	缓冲能力	[15]
牙本质	钙的浓度	[15]
多变量相关		
牙釉质	pH	[7, 16–17]
牙釉质	缓冲能力	[7, 16–17]
牙釉质	氟化物的浓度	[7, 16–17]
牙釉质	钙的浓度	[7]
牙釉质	磷酸盐的浓度	[16–17]

如显微硬度测量法和表面轮廓测量法衡量酸蚀的程度。限定溶液的试验允许化学变量（如pH或离子浓度）根据需要进行调控，从而可以在较大的数值范围内研究酸蚀溶液的变量对酸蚀的影响。这些研究不能表征酸蚀性商品中各成分之间的相互作用，因而这些实验结果需要与这些产品的酸蚀潜力研究结果进行对比分析。由于这两种类型的研究都是在体外进行的，都没有考虑到口腔环境（特别是唾液）的多样性效应。当然，原位试验可以解决这个问题，但由于任何试验都具有较大的可变性，需要不断重复且费用昂贵。现有研究表明，虽然体外酸蚀速率和原位酸蚀速率差别很大，但是在两种研究中测试相同的酸蚀性商品，得到酸蚀潜力的评估等级基本相同[13]。因此，体外实验似乎能够可靠地评估酸蚀潜力。

　　在酸蚀潜力的测试中，通过统计分析以建立酸蚀与商品的化学性质的相关程度。某些研究采用了简单的双变量检验，即依次评估酸蚀程度（因变量）与测试产品（独立变量）的各项性质之间的关系。多变量检验更有意义，这是因为其考虑了自变量之间的关联性，因此可以同时检验因变量和多个自变量之间的相关性。表2.4总结了酸蚀潜力的测试结果。

固体溶于溶液中的基本要求是溶液为不饱和状态（见上文）。在限定溶液的实验中，首先溶解速率随着不饱和的程度（即溶液与解离平衡的差距）而增加。最终，溶解速率趋于稳定，即不饱和程度进一步降低也不会影响溶解[6]。举例来说，酸蚀速率最快的应该是完全不饱和溶液（不含钙或磷酸盐）。

一般来说，酸蚀潜力符合这些原则，即大部分不饱和状态的产品能够酸蚀牙釉质，而饱和或过饱和状态的产品不会酸蚀[6]。两项研究已经证实，酸蚀与羟基磷灰石的饱和度之间有显著的双因素相关性（表2.4）。然而，少数不饱和的产品似乎不具备酸蚀性[6]。这些产品很可能实际上具有酸蚀性，但是，由于酸蚀度太低而不能被现有方法检测到。还有一种可能，没有出现酸蚀是由于溶液中同时存在溶解抑制剂。这些物质吸附在发生溶解的矿物质晶体的表面。因此，它们阻碍矿物质固体与溶液之间进行离子交换[6]。在钙浓度远高于磷酸盐浓度的不饱和溶液中，溶解进程会减速甚至消失[18]。

对于牙釉质，已证实具备酸蚀潜力的重要因素是pH和缓冲能力（表2.4）。实验室研究表明，在pH约为2.5时，牙釉质的酸蚀非常迅速，但随着pH增加而减慢，直至pH为5~5.5时，酸蚀速率非常缓慢，难以测量[19-20]。

缓冲十分重要，在牙釉质酸蚀时，矿物质的溶解发生在近表面组织内。矿物质溶解消耗H^+（见分子式2.1和分子式2.2），意味着pH会升高。孔隙内发生溶解时，由于矿物质的表面积与孔隙内非常小的液体体积之间的比例悬殊，所以pH可以迅速升高。因此，如果溶液无法充分缓冲pH的变化，矿物质的溶解将终止。缓冲能力越高，孔隙内溶液pH升高越少，总酸蚀速率越快。由于矿物质溶解的位置距离溶液浸泡的牙齿表面很近，溶液的缓冲容量不易被直接抵消，但是未解离的酸分子浓度可能降低[21]。由于酸分子不带电荷，它们不会被孔隙表面上的电荷吸引或排斥，因此更容易向组织内扩散，一旦进入组织，酸分子可以解离出H^+，以此方式缓冲溶液的pH升高[22-23]。

目前发表的不多的研究显示，牙本质的酸蚀速率与牙釉质相比，更少地受到pH或缓冲能力的影响[11]。这可能是由于牙本质表层会出现脱矿胶原层。

双因素和多因素模型均显示，酸蚀的一个重要相关因素是氟化物浓度。图2.1显示氟磷灰石较羟基磷灰石更不易溶解，即如果羟基磷灰石中的所有OH^-被F^-置换，则溶解度会大幅降低。而且，无须100%完全置换即可降低溶解度。在羟基磷灰石晶体周围的酸性溶液中，有F^-存在即可降低溶解速率[24]。F^-吸附在晶体表面，使表面Ca²⁺稳定，可以认为这部分晶体表面被转化为氟磷灰石。晶体表面这种修饰越多，晶体的总溶解度越低[25]。

既往研究证实钙和磷酸盐的浓度是影响酸蚀的因素。向酸性溶液中添加钙能够降低酸蚀性[18,26]。理论上，磷酸盐对于酸蚀潜力没有作用，原因是在低pH的情况下，与矿物质溶解度直接相关的PO_4^{3-}的浓度可以忽略不计[7]。

如上所述，理论上，螯合作用可以加速pH对酸蚀的影响。然而，目前酸蚀中螯合作用的重要性只是猜测性的，需要通过对照实验验证。在一般的酸蚀性商品的酸性pH范围内，螯合作用所需的多价阴离子只占总酸的一小部分（图2.2）。因此，不能形成足够高浓度的螯合剂以产生重要影响[6]。

2.6.2　物理因素

除上述化学因素外，酸蚀速率主要受到两个物理因素的影响：温度和流体运动。

2.6.2.1　温度

温度影响大多数化学反应的速率，酸蚀也不例外。研究表明，早期酸蚀（用硬度降低来表征）和晚期酸蚀（用表面缺损来表征）均在4～75℃范围随温度升高逐渐增加[27-28]。

2.6.2.2　流体运动

流体运动确保了参与化学反应的成分不断得以补充，以使反应不会减慢。在牙齿组织与酸蚀性液体交界面的液体层大致是静态的。因此，H⁺和酸分子从液体向组织中的转运，以及溶解的矿物质从组织向溶液中的转运，只能通过扩散实现，速度相对较慢。如果溶液充分搅拌，即处于主动运动，液体的静态界面层变得更薄，流体的运动会输送更多的H⁺，同时带走更多矿物质离子的终产物。可见，流体运动的增加能加速溶解。牙釉质的酸蚀在低流速范围内随流速增加增速非常迅速，在更高流速时随流速增加而减慢增速[29]；牙本质的酸蚀随流速增加而逐渐增速[30]。

2.7 体内试验：唾液在牙体组织腐蚀中的作用

在体内，唾液对酸蚀性液体的稀释作用和唾液缓冲体系的升pH作用，可使牙齿所受酸蚀显著降低。进食酸性饮食时会刺激唾液流，同时使唾液缓冲容量增加，从而进一步增强唾液的抗酸蚀作用。通过监测牙齿表面pH，发现唾液的稀释作用和缓冲作用可以在几分钟内有效地限制住酸蚀[10]。很多研究表明，唾液流量少和缓冲能力弱是酸蚀的危险因素[31-33]。

在稀释作用和缓冲作用之后，唾液最重要的作用可能是在暴露的牙齿表面形成一层保护性薄膜。牙齿获得性膜是一种主要由蛋白质和脂质组成的薄膜，牢固地吸附在牙齿表面。众多研究证实，牙齿获得性膜可以抑制酸对其下方硬组织的脱矿作用。完全清洁的牙齿表面，在口腔内暴露1min后就可以看到10～20nm厚的质稠的有机膜[34]。在恒牙上，牙齿获得性膜开始沉积为直径100～300nm的球状结构，从而厚度逐渐增加，60～90min后，达到最大厚度[34]，随后薄膜质地变得更致密[35]。在乳牙上，牙齿获得性膜仅由一层致密的薄膜组成，并且在24h内没有看到恒牙牙齿获得性膜上所见到的球状结构的痕迹[36]。

蛋白质吸附形成薄膜是有选择性的，因此唾液组成不同，所形成的薄膜也有显著差异。比较确定的、可形成牙齿获得性膜的蛋白质有：高分子量黏液糖蛋白、α-淀粉酶、白蛋白、分泌型免疫球蛋白A、富含脯氨酸的蛋白和半胱氨酸蛋白酶抑制剂SA-1[37-38]。吸附后，牙齿获得性膜的蛋白质会发生改变，特别是通过唾液和细菌酶的作用。一些蛋白质被部分降解[38]，但也有证据表明薄膜成分中存在酶介导的交联结构。

除蛋白质和多肽外，牙齿获得性膜中还包含碳水化合物（很有可能与糖蛋白有关）以及脂质：在体内2h形成的唾液保护膜中含有约23%的糖脂、游离脂肪酸和磷脂[39]。

许多研究表明，若是牙齿上有牙齿获得性膜存在，牙体组织的脱矿作用减少（尽管没有被阻止）（近期综述见参考文献38）。牙釉质和牙本质所受酸蚀均有减少，但是牙齿获得性膜对牙釉质层的保护效果更为显著[40]。已经表明，牙齿获得性膜在减少阴离子扩散的同时不影响水的扩散[41]。这种选择性渗透，可能与脂质成分有关，去除脂质会加快乳酸扩散[39]。因此，一般认为牙齿获得性膜的渗透选择性是抑制脱矿发生的基础。然而，目前还不清楚牙齿获得性膜是否对不同电荷的离子都有选择性，这对防止牙体组织脱矿很重要。一些牙齿获得性膜的蛋白质能够吸附到羟基磷灰石上并充当牙体组织酸蚀的抑制剂，这也可能有助于牙齿获得性膜的保护作用[38]。

在一项体外研究中，发现牙齿获得性膜的保护作用在个体间差异很大，用供体的唾液处理牙釉质，甚至加速酸蚀[42]。因此，牙齿获得性膜保护作用的个体差异性值得进一步调查。

牙齿获得性膜的保护作用不会无限期地持续下去，因为暴露在酸性环境下，会使牙齿获得性膜大面积减少，只在牙体表面留下薄而致密的附着层[43]；因此尽管剩余的牙齿获得性膜仍然有一定的效果，牙齿表面的保护会显著减少，只有在新的牙齿获得性膜形成后才能完全恢复。一项体外研究显示，在牙本质上形成具有显著保护作用的牙齿获得性膜需要2min，在牙釉质需要1h[44]。原位研究显示，牙釉质表面形成3min、60min和120min后的牙齿获得性膜均可保护牙釉质免受酸蚀[45]，同时，形成2h、6h、12h或14h的牙齿获得性膜提供的保护程度基本一致[43]。值得进一步研究的是，在每次酸蚀发生后，牙釉质会在多长时间内仍然处于被酸蚀的高危状态。

少量研究分别在体外和体内对比相同的酸性物质对牙齿的酸蚀情况，结果显示，在体外的酸蚀速率显著快于体内：可能快达10倍[13]。普遍认为导致这样的结果是上述唾液因素引起的，但这种解释在一定程度上存在不足，因为体外环境和体内环境在各方面条件均存在显著差异。特别是样本表面酸蚀性液体的流动，在体内显著低于体外，这会产生深远的影响，尤其是在低液体流率范围内。因此，唾液和牙齿获得性膜可减少牙体酸蚀程度，但其效果可能不足体外实验效果的1/10。

2.8 牙齿酸蚀

2.8.1 牙釉质层

在现今的工业化社会中，牙齿磨损的主要因素是用牙膏刷牙。由于牙膏的磨损力一般在ISO磨损力标准范围内，所以牙膏刷牙导致的磨损程度十分有限。据估计，正常牙刷的釉质磨损量仅为约每年10μm[46]。

由于被酸蚀的牙釉质生成的软化层相比未酸蚀的牙釉质更容易被磨损，因此酸蚀会加剧牙釉质磨损：酸蚀和磨损一起引起的损耗均大于单独酸蚀或单独磨损引起的[19]。牙釉质软化层很脆弱，甚至于没有牙膏刷牙和舌头等软组织的摩擦，软化的牙釉质也容易被磨损掉[47-49]。当然，用牙膏刷牙引起的牙釉质磨损程度仍然是临床上最重要的牙齿酸蚀的原因。使牙齿首先承受类似饮用饮料时产生的酸蚀，随后刷牙，将导致0.25～0.5μm牙齿硬组织丧失[50-51]。大约是单纯牙膏刷牙一整年牙釉质磨损量的2.5%～5%，这代表了耐磨性的极大损失。酸蚀产生的软化层的外部区域脱矿更为严重，磨损去除的主要是该区域，软化层的内部区域更加耐磨，被余留下来。与使用牙膏刷牙相比较，单用牙刷会磨损掉更多软化层[50]。除此之外，刷牙的力度也会影响磨损。因此，磨损程度会随着手动刷牙力度的增加而加重，同时，电动牙刷和声波牙刷比手动牙刷产生更多磨损[50,52]。

2.8.2　牙本质

酸蚀后形成的牙本质脱矿层，是一种坚韧的物质，其组成主要是交联的胶原纤维，从体外实验看，这种脱矿层对刷牙有一定耐受性[12]。由此猜测，酸蚀性攻击之后形成的牙本质脱矿层可以在一定时间内起到机械性的保护作用，也可以作为扩散屏障，从而减缓牙齿酸蚀的发展进程，其还可以充当氟的储层，以抑制酸蚀[53]。

牙本质脱矿层不仅受到磨损力的作用，而且还会受到唾液和内源性蛋白水解酶的作用。虽然有一些证据表明，在存在蛋白酶的情况下，牙本质基质分解会加速[54]，但具体的影响程度还不确定[6]。

2.8.3　牙齿酸蚀的临床表现

酸蚀除了可使牙齿磨损超过正常速度，还会改变磨损的临床表现。酸蚀会影响没有被牙菌斑覆盖的所有牙齿表面，牙菌斑具有足够的缓冲能力来抵抗酸蚀性的作用。因此，可以在单纯机械性磨损条件下不会产生磨损的颊/唇面和舌/腭侧面观察到磨损。这些表面因为细微的凹凸结构（如釉面横纹）丧失，所以通常看起来有光亮或有丝绸样光泽[2-3]。

在咬合面上，磨耗和磨损会产生平坦的磨损小平面，与相邻未磨损表面之间形成清晰角度，因此界限分明。磨耗面是光滑的，具有平行且细小的划痕，而磨损表面则具有不同深度和方向的划痕，这反映了下颌运动的复杂性以及产生划痕的物质的多样性[1]。牙本质上的磨耗或磨损表面被玷污层覆盖，其封闭了牙本质小管开口并防止敏感反应[1]。当磨损发生在酸蚀软化的表面时，在咬合面，病损大多具有圆钝边界并平滑过渡到相邻的牙齿表面[1-3]。这反映了磨损可以由弱力产生，并且不局限于受到咬合力的区域。这种机制也可用于解释后牙咬合面牙尖的杯口样病损以及咬合面的广泛凹陷性组织丧失，后者会导致充填体凸出于牙齿硬组织表面。在牙齿酸蚀进展期时，当牙本质小管口未闭合，可能产生牙齿过敏症状[1]。一般认为，暴露根面上酸蚀和磨损协同作用也是非龋性牙颈部病变的发生与发展的原因[55-56]。这种损害很少发现，一般在机械磨损较重的人群中出现[1]。

2.8.4　行为因素

在大多数牙齿酸蚀的人群中，主要风险来自外源性酸，特别是果汁和软饮料（包括碳酸和非碳酸饮料）。在许多流行病学研究中，这些酸性物质已被确定为酸蚀的危险因素[31,57-59]。牙齿酸蚀的高风险还与食用含有大量酸性水果的生食有关[60]，酸性食物和饮料的摄入被认为是酸蚀发展的危险因素[61]。

饮用饮料的方法可能也会影响个人所遭受的酸蚀。吞咽前口含饮料延长了饮料与牙齿的接触时间[62]。某些酸蚀性商品，如一些果汁，可以冷饮或热饮，体外研究清楚地显示热饮会导致更高的酸蚀风险[27-28]。此外，流体运动速度的增加引起了脱矿速率的增加，由于在不同的饮用酸性饮料的方法中，流体运动的速度变化很大，导致酸蚀作用差异较大。使用杯子或玻璃杯饮用酸性饮料或用吸管喝，液体流向上腭表面，与牙齿表面接触最小，酸蚀作用显然相对较低。相反，同样使用吸管饮用饮料，但是把吸管头放在切牙的前面，或者让饮料在口内流动，会使牙齿表面的液体流动最大化，并因此导致严重的酸蚀作用[62]。

胃内容物反流的频率增加也会增加酸蚀的风险。最重要的原因是胃食管反流障碍和饮食失调，如贪食症[63]。酒精摄入过量与更频繁地呕吐有关。另一个导致反流增加的原因是运动水平过高[62]。

由于牙齿磨损的主要来源是刷牙，因此可以预期刷牙的频率和强度与酸蚀的程度相关。尽管在很多研究中证实了与磨损有关的因素与非龋性牙颈部病损的发展有关[55]，但许多有关牙冠部酸蚀的研究并未发现与刷牙有关[57,59,64]。考虑到软化的牙釉质比软化的牙本质更容易受到机械磨损，这些结果可能反映了清除酸蚀牙本质需要做出更多的工作。

2.9　酸蚀是否可逆

由于酸蚀所产生的软化层是不完全脱矿的，它保留了部分溶解晶体构成的框架，可以作为晶体生长的基质。由于唾液中含有溶解的Ca^{2+}和PO_4^{3-}，并且相对于羟基磷灰石而言是过饱和的，理论上可能支持在酸性刺激之间对酸蚀病损的再矿化，这将修复软化层的机械完整性。许多研究已经探索了这种可能性，并证明了把酸蚀后的牙齿硬组织样本置入口内，与唾液接触不同时间后，会在一定程度上减少酸蚀性组织的损失[65-70]。这些结果显示，在食用酸蚀物后的30~60min应该避免刷牙[65-66,69]。目前为止，对酸蚀修复的研究显示即使使用极高水平的氟化物后，短时间内也不能完全修复牙齿表面[71-72]。必须记住的是，与龋损不同，酸蚀性损伤在口腔内无法形成保护性表层，因此容易受到摩擦力的影响。由于即使是口腔软组织[47-49]或食物的摩擦力就具有去除软化牙釉质的作用，因此在实际的日常酸蚀性饮食的口腔环境内，在原位试验中观察到的唾液的有限的再矿化作用，可能不会有显著抗酸蚀的效果。限制再矿化的主要因素似乎是相当低的唾液过饱和度和唾液蛋白的存在，如富酪蛋白，其抑制晶体生长。长期暴露或在严重的酸蚀性环境中导致的最外层牙釉质完全丧失时，不能通过再矿化来修复，这是因为晶体生长的框架已经不复存在。

由于不能寄希望于牙齿酸蚀的再矿化，因此避免酸蚀的形成是更好的方式，如减少酸蚀性饮食的摄入或应用口腔保健产品以降低牙齿表面对酸蚀的易感性。

扫一扫即可浏览
参考文献

牙齿酸蚀症的病因：内源性因素

Causes of Dental Erosion: Intrinsic Factors

第3章

Taís Scaramucci, Joana C. Carvalho, Anderson T. Hara,
Domenick T. Zero

摘要

　　由于内源性酸蚀会引起严重的牙齿磨损，修复严重牙齿磨损时治疗费用高且过程复杂，因此早期诊断、预防性/治疗性措施的实施非常重要。牙医应该了解牙齿酸蚀症的特征和症状，以及会导致胃食管反流病，如此可将这些患者转诊给相应的专科医生。本章从临床角度讲述了与内源性酸蚀有关的疾病及其临床特征与症状。

T. Scaramucci, DDS, PhD (✉)
Department of Restorative Dentistry, School of Dentistry, University of São Paulo,
Av. Prof. Lineu Prestes 2227, São Paulo, SP 05508-000, Brazil
e-mail: tais.sca@usp.br

J. C. Carvalho, DDS, PhD
Faculty of Medicine and Dentistry, School of Dentistry, Catholic University
of Louvain, Louvain, Belgium
e-mail: Joana.Carvalho@uclouvain.be

A. T. Hara, DDS, MS, PhD • D. T. Zero, DDS, MS
Department of Cariology, Operative Dentistry and Public Health, Oral Health Research Institute,
Indiana University School of Dentistry, Indianapolis, IN, USA
e-mail: ahara@iu.edu; dzero@iu.edu

© Springer International Publishing Switzerland 2015
B.T. Amaechi (ed.), *Dental Erosion and Its Clinical Management*,
DOI 10.1007/978-3-319-13993-7_3

3.1　引言

牙齿酸蚀症可因牙齿表面长时间且频繁地与内源性酸接触而引发。胃产生的胃酸是内源性酸的主要来源，具有较高的酸蚀潜力[1-3]。胃液进入口腔是由于多种多样的机体及心理失调引起，如胃食管反流病和贪食症。上颌前牙腭侧面的酸蚀是其主要的临床特征。随着疾病的发展，酸蚀范围进一步扩大[4]，在一些患者中，可以观察到全牙列的损害，因此早期诊断和适当干预是非常重要的，包括转诊给相应的专科医生[5-6]。有些患者没有明显的身心失调症状，或者其失调行为不被社会接受从而被隐瞒，因此牙医可能是最早诊断这些疾病的专业人士，通过对患者进行口内检查，发现牙齿酸蚀的特征，或者通过口腔软组织的改变发现，如患贪食症情况下的腮腺增大。

3.2　病因学

口腔内反复出现胃酸的主要疾病是复发性呕吐综合征、反流或反胃[2,4,8]。每一种疾病都会在独立的标题下进行讨论，应该考虑到，在很多情况下，可能同一患者具有多个紊乱综合征，还可能同时伴随外源性酸摄入[5]。胃产生的胃液主要成分是盐酸（0.084~0.04mol/L）、电解质、有机酸、碳水化合物、含氮物、蛋白质、维生素、胃蛋白酶[9]。胃液的pH为1.6~2.9[1,3]，当胃液进入口腔后，由于唾液的稀释和缓冲作用，pH会升高[10]。一些研究使用盐酸模拟内源性酸蚀[11-13]，结果显示，使用10mmol/L的盐酸（pH为2）含漱，30min之后口腔内的pH仍然无法恢复到正常基线水平[14]。唾液对酸的中和作用在牙齿酸蚀症进展过程中发挥着重要的作用[15]。有反流和饮食紊乱的患者，重度牙齿酸蚀症表现越严重，越说明低pH的长时间接触[1]。此外，以往的研究表明，胃液比一些普通外源性酸，如碳酸饮料[11]和橙汁[3]的酸蚀性更强。胃液同时含有蛋白水解酶，如胃蛋白酶和胰蛋白酶，其在一定程度上可以分解牙本质内的胶原基质，从而降低牙齿对刷牙产生的机械力的抵抗能力，会增加牙本质的损伤程度[16-17]。

3.2.1　复发性呕吐症

呕吐是指由于胃肠运动引起胃内容物通过口腔排出的过程[18]。引起呕吐的原因很多[8]，尽管一些患者仅为暂时性呕吐，如晕动病，但是大部分患者为慢性呕吐[5]。很多流行病学研究显示频繁呕吐与牙齿酸蚀症有关[19-26]。复发性呕吐的原因可以按照疾病分为进食障碍、全身疾病、周期性呕吐综合征、药物副作用、心因性呕吐综合征、酗酒、妊娠诱发的呕吐。

3.2.1.1 进食障碍

进食障碍是一种不正常的进食行为，包括食物摄入不足和过多，常常与对体重和体型的担忧有关，可以与代偿行为伴随发生，导致健康受损[27]。一项系统性综述表明，进食障碍患者患牙齿酸蚀症的风险是正常人的12.4倍[28]。在进食障碍疾病中，贪食症与牙齿酸蚀症的关系最为密切。贪食症的特征是复发性的放纵饮食，以及随后的呕吐代偿行为。而与牙齿酸蚀症相关的进食障碍是厌食症。厌食症表现为营养摄入不足以及无法维持最低健康体重。有时这些综合征交错出现，即厌食症的患者同时表现出贪食行为，反之亦然。在其他情况下，患者有类似厌食症和贪食症的症状，但是不符合这些疾病的诊断标准，可以诊断为进食障碍，不做进一步详细诊断[27,29]。

贪食症和厌食症都被认为是精神病学疾病，有多因素的复杂病因，包括身体的、情绪的、家族性的和社会性的问题[30-31]。西方社会，在年轻女性中出现最频繁，并且贪食症的患病率高于厌食症[31-32]。由于进食障碍呈现不同的形式，口腔表现也不尽相同[5]。表3.1列出了论证进食障碍与牙齿酸蚀症相关性的流行病学调查研究。

神经性厌食症常常始于青春期的无限制节食习惯。对于一部分患者，这种紊乱持续时间短，不需要干预[30]。但是对于其他患者，紊乱发展为慢性，只有不到50%的患者可以完全恢复正常[50]。死亡率总计5%[50]，在心理疾病中是最高的[51]。神经性厌食症的体征主要由营养不良导致，会影响全身所有器官。常见的症状和体征包括对寒冷敏感、皮肤干燥、低血压、血清中低性激素水平[52]。

有很多研究显示伴随慢性呕吐的进食障碍与牙齿酸蚀症相关，但是，只有少量的研究探讨无呕吐的限制性厌食症是否与牙齿酸蚀症相关。既往研究报道，厌食症患者倾向于进食"纤体食物"，尤其是未加工的柑橘类水果，如橘子、柠檬、葡萄柚和它们的果汁。在这些患者中，牙齿酸蚀症好发于切牙唇面，因为在进食过程中，这是最先接触到酸的牙面[19]。研究报道，几乎所有反复呕吐的厌食

表3.1 进食障碍与牙齿酸蚀症关系的部分研究

研究	人群	牙齿酸蚀症评估标准	进食障碍类型	结果
Hurst等[19]	英国伦敦一家医院的17例（13~34岁）厌食症患者	未注明	伴或不伴呕吐和反胃习惯的厌食症	与无呕吐者相比，有呕吐和反胃者的牙齿酸蚀症更常见（$P<0.04$）
Hellstrom[33]	瑞典1个研究所的厌食症患者39例，分为呕吐组［平均年龄（26.2±1.2）岁］和无呕吐组［平均年龄（24.5±1.2）岁］	Eccles和Jenkins指数	厌食症	牙齿酸蚀症患病率呕吐组为85%，无呕吐组25%。酸蚀症与呕吐者相关
Roberts和Li[34]	美国国家牙科研究所的47例女性（17~36岁）	未注明	30例贪食症患者和17例厌食症患者	6例（35%）厌食症患者和10例（33%）贪食症患者上颌前牙的舌面显示牙齿酸蚀症
Milosevic和Slade[35]	英国一家牙科医院和一家诊所的进食障碍患者58例（23.6~25岁），健康对照组50例（平均年龄23.1岁）来自利物浦大学	Smith和Knight牙齿磨损指数（TWI）	33例伴呕吐的贪食症者，7例无呕吐的贪食症患者，18例厌食症	牙磨损与进食障碍显著相关，牙磨损在对照组为6%，贪食症组为33%，无自诱发呕吐行为的贪食症组为28%，有自诱发呕吐行为的贪食症组为42%
Jones和Cleaton-Jones[36]	南非约翰内斯堡一家私立牙科诊所，女性贪食症患者11例［平均年龄（29.8±8.4）岁］，对照组22例［平均年龄（28.9±9）岁］	专家自己设计的指数	神经性贪食症	贪食症组酸蚀症病患率为69%，对照组为7%。贪食症者对牙齿酸蚀症易感性显著增高（$P<0.001$）。贪食症组酸蚀症更加严重

续表

研究	人群	牙齿酸蚀症评估标准	进食障碍类型	结果
Howat等[37]	美国一所大学的贪食症患者8例（平均年龄24.6岁），对照组10例（平均年龄22.2岁）	未注明	神经性贪食症	两组牙齿酸蚀症患病率差异无统计学意义
Jarvinen等[20]	芬兰赫尔辛基牙齿酸蚀症患者106例（13～73岁），对照组100例（17～83岁）	Eccles和Jenkins指数	—	牙齿酸蚀症患者中7人患神经性厌食症。对照组没有。呕吐≥1次/周与牙齿酸蚀症显著相关（OR=31）
Robb等[38]	英国伦敦精神病院进食障碍患者122例，对照组122例	Smith和Knight牙齿磨损指数（TWI）	神经性贪食症（39例）和神经性厌食症（伴呕吐29例，无呕吐54例）	所有试验组的牙齿磨损均显著重于对照组（$P<0.005$）
Rytomaa等[21]	芬兰赫尔辛基一所大学的女性贪食症患者[平均年龄（25.3±6.8）岁]35例，来自大学口腔诊所和口腔医学院的对照组105例[平均年龄（25.7±7）岁]	Eccles和Jenkins指数	神经性贪食症。25例每天呕吐，8例每周呕吐，2例无呕吐	贪食症患者中22例（63%）有牙齿酸蚀症，对照组中12例（11%）有牙齿酸蚀症。牙齿酸蚀症最常发生于牙齿的颊侧面、舌面、咬合面/切缘
Ohrn等[39]	瑞典斯德哥尔摩一所医院的进食障碍患者81例（17～47岁），对照组52例（19～41岁）	经Lussi修改的Eccles指数	3例诊断为神经性厌食症，7例厌食症和贪食症，46例神经性贪食症，25例进食障碍未进一步细分	进食障碍患者中45例可观察到2度牙齿酸蚀性磨损（牙本质受累），77例可观察到1度牙齿酸蚀性磨损（局限于牙釉质）。与对照组相比，进食障碍患者牙齿酸蚀症显著增多。同时，牙齿酸蚀性磨损与素食/不良饮食习惯的持续年限有显著相关

续表

研究	人群	牙齿酸蚀症评估标准	进食障碍类型	结果
Ohm和Angmar-Mansson[40]	瑞典德哥尔摩一家诊所的进食障碍的女性患者35例（20~48岁）	经Lussi修改的Eccles指数	1999年Ohm等研究中的患者的追踪报道	作者发现进食障碍患者中16例的牙齿酸蚀性磨损加重，19例无变化。两组对比，前组刺激唾液流量更低
Montecchi等[41]	意大利罗马一家医院的76例女性和4例男性（9~18岁）神经性厌食症患者	未注明	限制性或者暴食/催吐类型的神经性厌食症	20例患者有牙齿酸蚀症，主要见于有呕吐习惯者
Willumsen和Graugaard[42]	挪威进食障碍群体的197例女性进食障碍者（16~69岁）	问卷	13.7%患有神经性厌食症，8.9%患有神经性贪食症，26.7%患有暴食症，50.7%属于混合型（超过一种诊断）	这些女性中56.1%有自发的呕吐行为。29.9%认为自己有牙齿酸蚀症，但是曾经被诊断为牙齿酸蚀症的为19.7%。有自诱发的呕吐行为的患者患牙齿酸蚀症者（45.3%）显著多于无呕吐行为者（9.2%）
Linfante-Oliva等[43]	西班牙阿尔巴塞特一家私立医院的17例进食障碍患者（13~32岁）	未注明	41%为厌食症，59%为贪食症	20%的厌食症患者和超过90%的贪食症患者发生牙齿酸蚀症
Dynesen等[44]	丹麦哥本哈根一家私立心理工作室和哥本哈根大学招募的20例女性贪食症患者[平均年龄（23.8±4）岁]和20例健康对照者（23.1±2）岁]	改良Larsen指数	神经性贪食症	与对照组相比，贪食组的牙齿酸蚀症评分显著增高（P=0.019）。在贪食症组，进食障碍持续年限与牙齿酸蚀症评分显著相关（P=0.007）

续表

研究	人群	牙齿酸蚀症评估标准	进食障碍类型	结果
Shaughnessy等[45]	美国波士顿一家儿童医院的23例女性神经性厌食症患者（15～30岁）	未注明	神经性厌食症	所有受试者均未观察到牙齿酸蚀症，26%的受试者曾有暴食和催吐行为
Emodi-Perlman等[46]	以色列特拉维夫进食障碍中心的女性慢性进食障碍患者（18～35岁）79例，从牙科学校匹配健康对照48例（18～36岁）	Johansson等（1993）	79例女性中，43例自报有呕吐行为，36例无呕吐行为	与对照组相比，进食障碍女性的牙齿酸蚀病损显著增多（$P<0.001$）。呕吐组和无呕吐组的牙齿酸蚀症严重程度无显著差别
Ximenes等[47]	巴西累西腓的公立学校的650例青少年（12～16岁）	未注明		215例（33.1%）青少年有进食障碍风险。牙齿酸蚀症与进食障碍的症状显著相关（$P<0.001$）
Johansson等[22]	瑞典厄勒布鲁一家进食障碍门诊的54例（10～50岁）进食障碍患者和54例匹配的健康对照者	使用逐级定量表给每颗上颌切牙和牙尖牙的磨损程度打分	28%神经性厌食症，14%神经性贪食症，58%进食障碍，未细分	25例（46.3%）进食障碍患者有呕吐习惯。进食障碍患者牙齿酸蚀症的风险高8.5倍。其中，有呕吐和暴食行为者牙齿酸蚀病损多5.5个
Hermont等[48]	从巴西贝洛奥里藏特的公立和私立学校随机选取的1203例女性（15～18岁），其中72例（6%）受试者经修订版贪食症测量表评分≥20，即患神经性贪食症可能性很高	O'Sullivan牙齿酸蚀症指数	神经性贪食症	神经性贪食症患者中，45%有牙齿酸蚀症，而对照组只有8.8%（$P<0.001$）

续表

研究	人群	牙齿酸蚀症评估标准	进食障碍类型	结果
Uhlen等[26]	挪威奥斯陆一家进食障碍诊所的进食障碍伴自诱发呕吐行为的患者（20～48岁）66例	牙齿酸蚀症视诊评分（VEDE）	有自诱发呕吐行为的进食障碍患者	46例（69.7%）有牙齿酸蚀症。进展到牙本质质损害最常见于咬合面（58%）和前牙腭侧面（19%）。自诱发呕吐行为持续时间最长（>10年）的患者中，71.7%有牙本质酸蚀，40.4%有牙釉质酸蚀
Conviser等[49]	来自美国不同的进食障碍治疗中心，被诊断为神经性贪食症的201例女性	自述	神经性贪食症	63.8%的患者自述有牙齿酸蚀症。83%的患者自述在催吐后使用水或者漱口水漱口，32.5%的患者自述在催吐后立即刷牙

症患者，都可以见到严重的舌面酸蚀和中等程度的颊侧面酸蚀。然而，无呕吐的厌食症患者却不常见到牙齿酸蚀症[33]。与之不同，在一项厌食症和贪食症患者的研究中，牙齿酸蚀症患病率分别为35%和33%[34]。另一些研究报道，在23例厌食症的年轻女性中却没有发现牙齿酸蚀症。需要指出的是，在这项研究中有26%的受试者曾有暴食和呕吐史[45]。近来一项系统性综述指出，有自诱发呕吐习惯的厌食症患者患牙齿酸蚀症的风险比没有呕吐习惯患者高19.6倍[28]。所以，已经明确的是，牙齿酸蚀症与厌食症可能具有相关性，其相关性的证据在有自诱发呕吐习惯的厌食症患者中更强。然而，值得一提的是，厌食症和贪食症患者可能都有唾液分泌过少的情况，这是由于他们在治疗过程中使用的药物（抗抑郁药、神经松弛剂、镇静剂）引起，或者是因为过度使用利尿剂和泻药导致电解质紊乱引起[33,41,44,53]。唾液流降低会显著增加牙齿酸蚀症进展的风险[20,54-56]，在第2章中已详细阐述。

神经性贪食症可表现为暴食和代偿行为的交替出现，代偿行为包括控制饮食、禁食、滥用泻药、呕吐等[57]。暴食期时常常伴随着失控感[58]。典型的贪食症，应该在3个月内，暴食和代偿行为至少每周出现2次[59]，呕吐的频率可更高，有报道高达20次/天[60]。与厌食症相反，贪食症患者的体重可能正常并易于随体内液体量而波动[61]。贪食症的全身症状是患者为了清除摄入的食物所采取的催吐方法带来的后果[52]。这些后果都有可能发生：心脏综合征；继发于暴食、反胃/呕吐之后的胃肠综合征；肾功能受损；食管炎；腮腺肿大；电解质紊乱（低钾血症、低磷酸盐血症）[61-62]。此外，贪食症患者的性格常常比厌食症患者更内向和压抑[52]。

贪食症患者的口腔表现已有很多报告，其中伴呕吐者更明显。最常见的症状和体征是腮腺肿大、唾液分泌减少、口干和牙齿酸蚀症[57]。腮腺肿大是一种无痛性疾病，29%的贪食症患者有此表现[63]，发病机制尚不完全清楚。有报道，频繁呕吐导致胆碱受刺激，后者以慢性方式激活唾液腺，从而导致腺泡增生，引起腺体肿大[64-65]。另有研究报道，反复的呕吐能引起包括交感神经损伤在内的神经性疾病，该疾病会导致酶原颗粒充盈，从而引起腺泡细胞肿大[60,66]。关于唾液分泌问题，有报道，与健康对照组相比，贪食症患者刺激唾液流量和重碳酸盐浓度均较低，但是平均pH没有差异[67]。其他研究显示，与对照组相比，贪食症患者非刺激唾液流量较低，其中高达55%的患者唾液分泌过少（非刺激唾液流量≤0.2mL/min）[21,44]。同时，也有报道，有牙齿酸蚀症的贪食症患者与对照组的酶活性不同（如静息唾液中的蛋白酶、胶原酶、胃蛋白酶及刺激唾液中的蛋白酶）。有理论假说认为这可能是牙齿酸蚀症进展的加重因素，这是由于这些酶在牙本质有机基质降解以及牙齿获得性膜保护作用被削弱的过程中发挥作用[68]。口干的自觉症状与唾液流量降低有关，也可能是由于唾液成分变化导致[69]。Blazer等报道，其研究的贪食症患者中77%自觉口干[69]。

尽管贪食症常常与牙齿酸蚀症伴发，但是并不是所有贪食症患者均表现出牙齿酸蚀症。是否罹患牙齿酸蚀症以及其严重程度受到多因素影响。在贪食症患者中，牙齿酸蚀症似乎与贪食症持续时间、呕吐频率和唾液量有关[21]。平均呕吐频率2.5次/天，持续7年，很有可能罹患牙齿酸蚀症[68]。研究发现，呕吐频率≥1次/周的个体罹患牙齿酸蚀症的风险比呕吐频率更低的个体高31倍[20]。其他研究显示，伴呕吐习惯的进食障碍患者与无此习惯的进食障碍患者相比，酸蚀病损多5.5个[22]。在芬兰的一项研究中，63%的贪食症患者可观察到牙齿酸蚀症，对照组中只有11%，该研究同时显示，贪食症患者的牙齿酸蚀症严重等级更高[21]。最近的一项研究证实了以上结果，在70%的有自诱发呕吐行为的贪食症患者中观察到牙齿酸蚀症。呕吐持续时间最长的组（超过10年）酸蚀程度更严重，71.7%的病损累及牙本质[26]。

反刍是一系列症状的综合征，包括近期摄入的食物自发地返回至口腔，经过再次咀嚼、再次吞咽，有时直接吐出[70-71]。与贪食症和厌食症一样，反刍也被归类为一种喂养和进食障碍[72]。这种胃内容物的反刍，不伴有胃灼热感、腹痛和恶心[73]。这种紊乱可见于婴儿和智障人士，但是也有研究可见于青少年、智力正常的成人和贪食症患者[73-75]。反刍的并发症包括体重减轻、营养不良、口臭和牙齿酸蚀症[4,73-74]。在牙科文献中，仅见零星病例报告涉及反刍对牙齿的影响。根据Moazzez和Bartlett的报道，反刍患者的牙齿酸蚀症的病损表现与由胃酸反流引起的牙齿酸蚀症相似。累及上颌切牙的腭侧面，随着酸蚀症进展，其他牙面也会累及[4]。

由于进食障碍者可能受到社会歧视，所以这些患者很难自述罹患该病[76]。牙医常常定期检查患者，因此在早期识别进食障碍中发挥重要的作用[77]。从这个意义上讲，牙医非常有必要掌握进食障碍患者的口腔表现。

3.2.1.2　全身疾病

与呕吐有关的主要全身疾病包括胃肠紊乱（胃溃疡、慢性胃炎、胃动力问题）、代谢和内分泌紊乱（糖尿病和甲状腺功能亢进），以及神经性和中枢神经系统紊乱（偏头痛和颅内肿瘤）[5,8]。

3.2.1.3　周期性呕吐综合征

周期性呕吐综合征的特征性表现是反复遭受恶心和呕吐症状，可持续数天至数月，无症状期和有症状期交替出现[78]。研究报道儿童的患病率是2%[79]，但是所有年龄段均可患病，包括青年人和中年人[80-81]。这种紊乱病因不清，但是与恶心和呕吐的脑肠通路中的中枢神经通路和神经内分泌介质的功能障碍有关[80,82]。绝大多数症状期没有任何可供预警的前导事件[83]。常见的诱发因素包括压力、情绪激动和感染[80]。Milosevic报道1例具有18年周期性呕吐病史的23岁女性患者呈现典型的腭侧面牙齿酸蚀症[84]。

3.2.1.4　药物副作用

药物副作用是呕吐最常见的原因之一。大量药物可导致呕吐，机制为中枢性呕吐副作用或胃部激惹引起的继发性呕吐效应[8]。引起中枢性呕吐反应的药物有阿片类镇痛药[85]和化疗药[86]。其他药物可导致胃部激惹后的继发性呕吐，如阿司匹林、利尿剂和酒精[5]。

3.2.1.5　心因性呕吐综合征

心因性呕吐综合征通常影响年轻女性，包括反复呕吐症状，可能由潜在的情绪扰动引起[87]。这类疾病可以通过与呕吐有关的临床特征来诊断，这些特征包括持续数年的慢性或间歇性发作史，餐中或餐后发作，无恶心且常为自我诱导的结果，患者很少觉察到该病，无食欲变化。该病住院治疗后可能减轻[5]。

3.2.1.6　酗酒

酗酒是一种神经性行为紊乱，特征性表现为强迫性寻求酒精、过量且无限制地饮酒、当没有酒精时情绪消极[59]。此类病痛的隐蔽性和对这类问题的否认，可能导致临床诊断困难[5]。在一项美国的调查中，终身酒精滥用和酒精依赖概率分别为11.8%和13.2%，并且男性的风险高于女性[88]。酗酒可引起一系列口腔并发症，如由于忽视口腔卫生而引起的高龋病发病率、酒精刺激性夜磨牙导致的牙齿磨损以及口腔癌[89]。酒精滥用导致牙齿酸蚀症的机制既可以通过内源性因素（呕吐和反流）解释，也可以通过外源性因素解释[5]，后者取决于所饮用酒精饮料的酸蚀潜力，如葡萄酒和含酒精软饮料的pH低[90-91]，对牙齿的酸蚀性强。有病例报告是关于酗酒与牙齿酸蚀症的关系[92-94]、还见于病例对照研究[95]以及横断面研究[96]。Robb和Smith报道，40%的酗酒者在上前牙腭侧面发生牙齿酸蚀症[95]。检查酗酒者人群的一共1064颗牙齿，发现49.1%有牙齿酸蚀症。牙齿酸蚀症在前牙腭侧面最常见[96]。研究报道，过度摄入酒精会导致慢性症状和体征，如胃食管反流[8,92,97]，会进一步诱发牙齿酸蚀症。

3.2.1.7　妊娠诱发的呕吐

在妊娠早期，高达52%的女性都受到妊娠诱发的呕吐影响[98]。由于这种情况是暂时性的，不被认为是牙齿酸蚀症的主要危险因素[8]。然而，有一些患者，呕吐持续时间很长，或者在多次妊娠中均发生，导致总时间很长[5]。此外，有一种妊娠剧吐，是一种严重的难治性的恶心反胃，据报道大约1.5%的妊娠女性受其影响[99]。剧吐的后果是脱水、体液和电解质失衡、营养摄入和新陈代谢紊乱、身体和心理的衰弱，常常需要住院治疗[100]。脱水的继发效应之一是唾液分泌减少，也会增加牙齿酸蚀症的风险[5]。Evans和Briggs报道了一个腭侧面牙齿酸蚀症的29岁患者，其在两次妊娠过程中均经历严重的超长时间呕吐[101]。牙齿酸蚀症与妊娠呕吐有关的证据大多是零星的病例报道。目前，需要科学设计的研究来论证牙齿酸蚀症与妊娠诱发的呕吐之间可能存在的因果关系。

3.2.2　胃食管反流病

胃食管反流病（GERD）可能也是牙齿酸蚀症的一个重要危险因素。GERD被定义为"一种胃内容物反流（至食管或者超出食管——喉、口腔、肺）的疾病状况，会引起棘手的症状和/或并发症"[102-103]。GERD是最常见的胃食管疾病，10%～20%的西方人群和5%的亚洲人群患病[104]。食道下段括约肌位于胃食管连接处，主要功能是确保胃黏膜分泌的酸停留在胃中，不会反流到食管。食管括约肌可以阻止胃液和摄入的食物反流到食管中，引起食管鳞状黏膜的损伤或吸入到上呼吸道[105-106]。食管下段括约肌的松弛是一个生理过程，发生在气体从胃内排出或者吞咽过程中；非吞咽时发生的松弛叫作"一过性食管下段括约肌松弛"，绝大多数反流发生在这个时候[106-108]。很多因素可诱发食道下段括约肌松弛，如咖啡因、脂肪、吸烟、某些药物、胃胀，这些因素会增加反流的风险[108]。如果伴发食管裂孔疝，可能会增加一过性松弛中的反流[108]。这种类型的反流主要发生在白天的饭后[106]。然而，不正常的一过性松弛似乎不是严重反流性疾病的主要决定因素，前者与导致高压梯度穿过横膈膜的食道下段括约肌低压的关系更为密切[106,108]。这种类型的反流常在夜间发生[106]。根据Banks的报道[108]，由于在睡眠过程中唾液分泌降低，而唾液在食道内有中和酸的作用，因此夜间反流会引起更严重的损伤。食道中的酸也可以通过食道蠕动清除，这种功能的损伤会导致反流之后酸暴露时间增加[108]。其他胃反流的危险因素包括会引起腹压增高的情况，如肥胖和妊娠[109]。需要注意的是，每天发生很多次胃内容物反流到食管中，但是常无临床症状。然而，在一些患者中，反流会引起不舒服的症状，如胃灼热和反胃，这种情况可判断为GERD[102,110]。反流区别于呕吐，是在反流发生时没有恶心、干呕和腹部收缩[5]。

研究表明，反流物是胃酸的多种成分的混合物；少量的未消化的食物颗粒和胃蛋白酶、胆汁酸；伴随十二指肠胃反流时还有胰蛋白酶[111]。GERD会引起一些食道疾病，如食道炎、食道狭窄、在正常鳞状上皮的位置出现柱状化生（巴雷特食管），以及腺癌。常见的食道外并发症主要包括喉炎、慢性咳嗽和牙齿酸蚀症[103]。然而，并不是所有出现并发症的个体都有典型的GERD的特征和症状。罹患牙齿酸蚀症的情况具有很大个体差异，依赖于反流物的成分和pH，反流入口腔的频率和形式（通过反流物形式或是通过嗳气酸性气体形式），唾液的流率、缓冲能力和清除作用，反流之后刷牙的习惯等[112]。GERD的诊断和治疗将在第12章详细讨论。

3.2.2.1 GERD与牙齿酸蚀症的关系

很多病例报告[113-119]，病例对照研究[120-129]，关于成人[20,130-131]、青少年[23]和儿童[132-133]的临床观察研究，阐述了GERD与牙齿酸蚀症或者GERD与牙齿磨损的关系（表3.2）。在一些病例对照研究中，牙齿酸蚀症与22%～47%的GERD患者有关[121,127,129]。2008年，一项系统性综述评价了GERD患者中牙齿酸蚀症的患病率，以及牙齿酸蚀症患者中GERD的患病率，结果显示GERD患者中牙齿酸蚀症患病率的中位数为24%，牙齿酸蚀症患者中GERD患病率的中位数为32.5%[153]，但是很

表3.2 GERD与牙齿酸蚀症关系的部分研究

研究	人群	酸蚀评价指数	GERD评价方法	结果
Jarvinen等[130]	有GERD症状的109例患者	Eccles和Jenkins指数	内镜检查	牙齿酸蚀症7例，均来自35例反流性食道炎（牙齿酸蚀症患病率为20%）或者十二指肠溃疡（牙齿酸蚀患病率为13%）的患者组。结论是，胃酸反流增多的患者更易发生牙齿酸蚀症
Jarvinen等[20]	芬兰赫尔辛基一所大学的牙科门诊，106例牙齿酸蚀症患者和100例对照（13～73岁）	Eccles和Jenkins指数	问卷调查	病例组和对照组分别有35例（33%）和12例（12%）经过内科医生诊断有胃病。来自病例的72例（68%）和来自对照组的24例（24%）自述有GERD症状的。每周至少表现出1次GERD症状的患者患牙齿酸蚀症风险更高（OR=7）
Bartlett等[120]	腭侧面酸蚀的36例患者和无腭侧面酸蚀的对照组10例（15～74岁）	腭侧面酸蚀	24h食管pH监测	23例（64%）腭侧面酸蚀患者有GERD。GERD与牙腭侧面酸蚀症显著相关
Bohmer等[134]	来自荷兰的3个研究所的63例智力障碍患者（年龄在15～78岁）	Eccles和Jenkins指数	15h食管pH监测	29例（46%）患者有牙齿酸蚀症。这些患者中有19例（65.5%）患者被诊断为GERD。GERD与牙齿酸蚀症显著相关
Milosevic等1997[135]	英国利物浦多所学校的80例腭侧面和/或咬合面牙本质暴露的儿童和对照组22例（15岁）	Smith和Knight的牙齿磨损指数（TWI）	问卷调查	牙齿磨损与反胃无显著相关

续表

研究	人群	酸蚀评价指数	GERD评价方法	结果
O'Sullivan等[136]	英国利兹一家儿童医院的53例GERD儿童（2~16岁）	本文作者设计的检查指数	食管pH监测	只有9例（17%）儿童有牙齿酸蚀症表现，只有1例累及牙本质。GERD患儿的牙齿酸蚀症患病率低于英国全国流调结果
Bartlett等[137]	英国伦敦210名在校学生（11~14岁）	Smith和Knight的牙齿磨损指数（TWI）	问卷调查	57%的儿童口内有超过10颗牙齿表现出牙磨损，但是累及牙本质的极少。上颌牙齿磨损与GERD之间无显著相关（P=0.06）
Gregory-Head等[138]	转诊到胃肠科的成年GERD患者10例和对照组10例（18~69岁）	Smith和Knight的牙齿磨损指数（TWI）	24h食管pH监测	GERD患者的TWI评分显著高于没有GERD的对照组（平均分数分别为0.95和0.30）。GERD与牙磨损之间有显著相关
Dahshan等[132]	诊断为GERD的儿童24例（2~18岁）	Aine指数	选择性食管、胃、十二指肠镜检查	表现出牙齿酸蚀症的为20例（83%），其中，轻度10例、中度6例、重度4例。牙齿酸蚀症在后牙发生率更高
Linnet等[139]	澳大利亚布里斯班一家儿童医院招募的有GERD病史的儿童52例和对照组52例（17个月至16岁）	改良Aine指数	病历记录	虽然两组之间的牙齿酸蚀症患病率无显著差别（GERD组患病率为14%，对照组10%），但是GERD组的恒牙患病（4%）显著高于对照组（0.8%）
Munoz等[121]	西班牙一家医院的胃酸反流患者181例（平均年龄47.8岁）和对照组72例（平均年龄44.43岁）	经过Hattab和Yassin修订的Eccles和Jenkins指数	GERD症状超过6个月，选择性食管、胃、十二指肠镜检查、24h食管pH监测	GERD组牙齿酸蚀症患病率（47.5%）显著高于对照组（12.5%）

续表

研究	人群	酸蚀评价指数	GERD评价方法	结果
Nunn等[140]	数据来自1993年英国儿童口腔健康调查（17061名儿童）和1992/1993年全国饮食与营养调查（NDNS）中1.5~4.5岁的1451名儿童和1996—1997年4~18岁的1726名儿童	改良Smith和Knight牙齿磨损指数（TWI）	问卷调查	有GERD症状的4~6岁儿童牙齿酸蚀症患病率（79%）高于没有GERD症状的儿童（62%），$P<0.05$
Jensdottir等[141]	冰岛，23例曾被诊断为GERD但是在研究期间没有症状的青年人，对照组57例（19~22岁）	改良Lussi指数	24h食道pH监测，压力测量，选择性食管、胃、十二指肠镜检查	两组之间牙齿酸蚀症患病率无显著差别（GERD组35%，对照组40%）
Milosevic等[142]	英国西格兰的儿个地区的2385名儿童（14岁）	牙齿磨损的简化评分标准	问卷调查	牙磨损与反胃显著相关（OR=1.45）
Moazzez等[143]	转诊到英国伦敦的一家医院的GERD患者104例和对照组31（年龄在18~75岁）	改良Smith和Knight牙齿磨损指数（TWI）	24h食管pH监测和压力测量	有GERD症状的患者累及牙本质的牙齿磨损患病率高于对照组。GERD与牙齿腭侧面磨损显著相关。
Moazzez等[122]	转诊到英国伦敦的一家医院的GERD患者31例和对照组7例（平均年龄分别为43.2岁和22.6岁）	改良Smith和Knight牙齿磨损指数（TWI）	24h食管pH监测和压力测量	腭侧面牙磨损只见于GERD组（29%GERD患者），且与夜间反酸相关
Ogimni等[123]	非洲尼日利亚GERD患者125例（18~72岁）和对照组100例	Smith和Knight牙齿磨损指数（TWI）	问卷调查	GERD患者中有上前牙酸蚀的为20例，GERD组的牙齿酸蚀症患病率显著高于对照组（分别为16%和5%）

续表

研究	人群	酸蚀评价指数	GERD评价方法	结果
Ersin等[124]	38例GERD患者和42例对照组（平均年龄6岁）	Eccles和Jenkins指数	24h食管pH监测	GERD组的牙齿酸蚀症患病率（76%）显著高于对照组（24%），GERD与牙齿酸蚀症显著相关
Di Fedi等[144]	意大利巴勒莫一家大学医院GERD患者200例和对照组100例（19~78岁）	Smith和Knight牙齿磨损指数（TWI）	24h食管pH监测，选择性食道、胃、十二指肠镜检查	GERD组的牙齿酸蚀症患病率为9%，对照组患病率为13%。GERD与牙齿磨损没有显著相关性
Corrêa等[125]	巴西博图卡图一家大学医院GERD患者50例和对照组50例（17~75岁）	Eccles和Jenkins指数	24h压力测量，内镜和食管pH监测	GERD患者的牙齿酸蚀病病损个数（共273个）高于对照组（共5个）。牙齿酸蚀在前牙腭侧面更多见
Holbrook等[131]	冰岛，共检查351例（6~65岁），其中36%有GERD症状，21.3%通过24h食道检测确定有GERD	改良Lussi指数	胃镜，食管压力测量，24h食管pH监测	牙齿酸蚀症与确诊的胃酸反流病之间有显著相关（OR=2.77）
Wang等[145]	转诊到中国不同地区的医院的GERD患者88例和对照组36例（20~73岁）	改良Smith和Knight牙齿磨损指数（TWI）	内镜，24h双探针食管pH监测检，食管压力测量	GERD患者中43例有牙齿酸蚀症（48.86%），对照组只有5例发生牙齿酸蚀症（13.89%）。GERD患者的TWI评分更高。GERD患者在前牙区和后牙区均可见牙齿酸蚀症，而对照组的牙齿酸蚀症只见于后牙区
Wang等[146]	中国广东多所学校的1499名儿童（12~13岁）	Eccles和Jenkins指数	问卷调查	416名儿童至少有1颗牙有牙齿酸蚀症表现（27.8%）。牙齿酸蚀症与GERD之间无显著相关

续表

研究	人群	酸蚀评价指数	GERD评价方法	结果
Murakami等[133]	巴西迪亚德马一家健康中心招募的967名儿童（3～4岁）	O'Brien指数	问卷调查	51.6%的儿童至少有1颗牙齿发生牙齿酸蚀性磨损。GERD与牙齿酸蚀性磨损有显著相关（OR=1.96）
Vargas-Ferreira等[147]	巴西圣玛利亚944名学生（11～14岁）	O'Sullivan指数	问卷调查	牙齿酸蚀患病率较低（7.2%）。最易受累的牙齿是上颌切牙。105名（11.1%）儿童自报有GERD症状，839名（88.9%）儿童没有。GERD与牙齿酸蚀损无显著相关
Wild等[148]	美国旧金山加利福尼亚大学儿科胃肠门诊和普通儿科门诊招募的，有GERD症状儿童59例（食道pH测试确诊为GERD的45例），对照组20例（年龄9～17岁）	简化牙齿磨损指数（STWI）	24h食管pH监测	在有症状和对照儿童中，至少有1颗牙齿发生牙齿酸蚀的患病率相似（分别为85%和70%）。但是，有症状的牙齿酸蚀患牙的数目更多。有症状儿童中，咬合面/闭缘的酸蚀患病率高于对照组，但是唇面/腭侧面患病率相似
Yoshikawa等[127]	日本岛根大学医院，GERD患者40例和对照组30例（42～79岁）	改良Smith和Knight牙齿磨损指数（TWI）	自报和内镜	GERD组牙齿酸蚀的患病率为24.3%（9例），对照组患病率为0
Mulic等[23]	挪威奥斯陆一家公共健康门诊招募的3206名青少年（18岁），其中198例自报有GERD	牙齿酸蚀症视诊检查（VEDE）评分系统	问卷调查	在所有的青少年中，38%至少有1颗牙齿患有牙齿酸蚀症。GERD与较高的牙齿酸蚀性磨损患病率有显著相关（OR=2）

续表

研究	人群	酸蚀评价指数	GERD评价方法	结果
Correa等[126]	巴西博图卡图一家大学医院的GERD患者30例和对照组30例（17～60岁）	Eccles和Jenkins指数	临床检查、内镜、压力测量、pH结果	GERD患者平均牙齿酸蚀症患牙数目（4.7）显著高于对照组（0.06）（$P<0.001$）
Tantbirojn等[149]	美国明尼苏达州GERD患者12例和对照6例（20～65岁）	光学扫描仪扫描的牙列印模	内科医生诊断为GERD的患者，或者服用治疗反流的非处方药的患者	在6个月内，GERD患者的牙面丧失量大于对照组
Al-Zarea[150]	沙特阿拉伯未本地区儿童门诊的400例患者（15～65岁）	Carlsson等推荐的分级量表	问卷调查	90%的患者表现出牙齿酸蚀性磨损，GERD症状与牙齿磨损显著相关
Gatou 和 Mamai-Homata[151]	希腊比雷夫斯各个小学的243名儿童（5～7岁）	Smith和Knight牙齿磨损指数（TWI）	问卷调查	只有1.6%儿童没有牙磨损，41.6%具有累及牙本质的中度牙磨损，4.1%具有严重的牙本质磨损。牙磨损与胃液暴露之间无显著相关
Holbrook等[152]	2010年Arnadottir和2009年Holbrook的研究的回顾性分析	评分转换成BEWE分数		内源性酸蚀明显导致BEWE分数升高
Farahamand等[128]	伊朗德黑兰一家儿童医院GERD患者64例和对照组58例（3～12岁）	Aine指数	问卷调查、内镜、24h食管pH监测	GERD儿童中59例查出牙齿酸蚀症（92.2%），对照组只有11例（19%），GERD与牙齿酸蚀症之间有显著相关
Bartlett等[24]	来自7个欧洲国家的3187名年轻人（18～35岁）	基本牙齿酸蚀检查标准（BEWE）	问卷调查	牙磨损与经常发作胃灼热和反流症状有强相关（OR=3.21）

续表

研究	人群	酸蚀评价指数	GERD评价方法	结果
Alavi等[129]	伊朗设拉子一家医院的GERD患者31例和对照组71例	未注明	问卷调查和内镜	内镜检查证实GERD的患者有22.6%患有牙齿酸蚀症。GERD与牙齿酸蚀症有显著相关
Hamasha等[25]	来自约旦3个省的81所学校的3812名儿童（12～14岁）	Millward等修订的牙齿磨损指数（1994年）	问卷调查	1229例儿童查出牙齿酸蚀症（32.2%），有规律性胃灼热、消化不良和口内酸味的儿童，牙齿酸蚀症患病率显著增高（74.1%）

难明确阐述GERD与牙齿酸蚀症的关系[154-155]。2013年，一项近期的系统性综述证实，GERD与牙齿酸蚀症之间确有相关；但是，专家指出综述所引用研究使用了不同的指数评价酸蚀症和牙齿磨损，使得不同研究之间的对比很复杂[156]。有文献报道，智力和发育障碍患者中，GERD与牙齿酸蚀症具有对应关系[157-158]。收容在福利机构患有牙齿酸蚀症的智力障碍者，其中65.5%被诊断为GERD[134]。Abanto等报道，脑瘫和GERD与牙酸蚀性磨损有显著相关[158]。除了以上研究以外，应该指出，也有一些文献报道并没有发现GERD与牙齿酸蚀症显著相关[141,144,148]。

需要指出的是，反流发生时可能没有任何症状[159]，即静息反流。对于这些患者，牙医在检查到牙齿酸蚀症而且病因不明时，警惕GERD存在的可能性对患者进一步诊治非常重要[109]。

3.2.2.2　GERD患者牙齿酸蚀症的分布和严重程度

GERD患者的牙齿酸蚀性磨损似乎好发于上颌前牙的腭侧面及磨牙区[121,131,156]。胃酸反流过程中，胃酸经过舌背后1/3，接触上颌磨牙的腭侧面，然后流过下颌磨牙的颊侧面。这个过程中，下颌磨牙的舌面可被舌腹保护。酸还会经过舌背，接触上颌前牙的腭侧面[131]。另一个重要的临床特点是，有些GERD患者牙齿酸蚀症严重程度较高。磨牙累及牙本质的酸蚀病损与≥1个GERD检查结果阳性（内镜结果和/或24h食道pH监测伴食道压力测量）有显著相关[131]。超过1/3的GERD患者查出重度牙齿酸蚀症，但是没有GERD的患者只查出轻度牙齿酸蚀症[121]。Tantbirojn等检测6个月内平均每颗牙齿的牙体组织丧失体积，发现GERD患者显著大于对照组[149]。

3.2.2.3　GERD患者的唾液参数

GERD患者的唾液量和质量，以及与牙齿酸蚀症的关系已有相关的研究。据报道，54%的GERD患者唾液缓冲能力较低[160]。相反，另一项研究并未发现GERD患者与健康匹配对照之间在唾液缓冲能力，唾液流量，钙、磷、氟浓度等方面有显著差异[161]。同时，Silva等报道在GERD患者与对照组之间未发现唾液pH、流量、缓冲能力的显著差异[162]。

3.3 内源性牙齿酸蚀症的临床特征和症状

内源性牙齿酸蚀症——无论由频繁呕吐还是反胃引起的，一个典型特征是上颌切牙腭侧面的磨损。随着病损进展，前磨牙和磨牙的舌面开始受累，更进一步发展，累及到磨牙的咬合面和所有牙齿的唇颊侧面[2,4]。

内源性牙齿酸蚀症的临床特征通过以下3个临床病例图片阐述。图3.1显示了一名罹患自诱发呕吐习惯的厌食症的26岁女性，接受药物辅助治疗超过7年。这例患者因为上颌中切牙美观不佳而寻求牙科治疗。临床检查发现，上颌中切牙切嵴厚度和高度由于酸蚀和磨耗而变薄变短（图3.1a）。告知患者内源性牙齿酸蚀症的病因和后果，然后进行包括家庭氟化治疗在内的口腔健康指导。在随后的复诊中，复合树脂修复上颌中切牙（图3.1b）。从那以后，约患者规律复诊，患者报告自我诱导的呕吐情况仍然存在，以频繁和不频繁期交替出现。图3.1c~f拍摄于初次治疗2年后。由于酸蚀的病因未被消除，酸蚀的致病因素继续作用。结果是，观察到树脂破坏，21腭侧面为重，以及牙本质暴露（图3.1c）。在上前牙的唇侧面，可以见到牙龈边缘的一条薄牙釉质带，部分牙釉质被酸蚀（图3.1d）。此外，在上颌及下颌牙的咬合面均有酸蚀病损，上牙比下牙严重（图3.1e，f）。上颌前磨牙和磨牙的腭侧面已经受累。在咬合面，可见边缘嵴和牙尖变圆钝，以及牙尖杯口样病损导致的点状牙本质暴露（图3.1e）。这个病例是一个例证，进食障碍患者的牙齿酸蚀症，难于成功治疗而且修复效果有限。

图3.2a~e显示了一例28岁女性贪食症患者。问诊中，患者的主诉是上前牙敏感而且变短。临床检查发现，全牙列均诊断为重度牙齿酸蚀症。在上颌牙及下颌牙的颊侧面，病损特征性表现为牙釉质丝绸样外观，同时上前牙变短（图3.2a~c）。上颌牙腭侧面的酸蚀导致牙釉质完全缺失，在牙龈边缘有一条薄的牙釉质带，合并前牙及后牙的牙本质暴露。在未行修复治疗的前磨牙和磨牙的咬合面，除了杯状病损之外，还可见边缘嵴和牙尖变圆钝。修复过的磨牙咬合面表现为修复体比周围牙体组织高。需要注意的是，甚至在这样一个严重的病例中，牙齿邻面的牙釉质虽然有一定程度的酸蚀，但是仍然不会完全丧失（图3.2d，e）。告知患者内源性病因和酸蚀的后果，随后进行口腔健康指导。

图3.3a~e显示了一例罹患GERD的34岁男性患者。近期经胃肠病专家诊断为GERD，并转诊到口腔科。患者主诉症状是反胃。值得注意的是，该患者既有牙齿

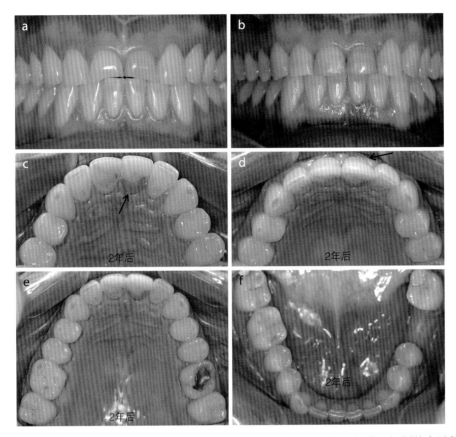

图3.1 女性，26岁，罹患伴自诱发呕吐习惯的厌食症。因为前牙（a）美观问题前来牙科就诊。上颌中切牙使用复合树脂修复（b）。2年后复诊，复合树脂破损，同时21牙本质（箭头所指）暴露（c）。上前牙唇面（d）在牙龈边缘可见一条薄的牙釉质带（箭头所指）。上颌牙的酸蚀程度（e）比下颌牙（f）更严重

酸蚀症又有龋损表现。上前牙唇侧面、后牙颊侧面及后牙腭侧面，以及多个暴露根面可见牙颈部龋损（图3.3a~c）。在上牙腭侧面，可见重度牙齿酸蚀症，特征表现为牙釉质几乎完全丧失以及牙本质暴露。在上颌及下颌后牙咬合面有相同表现（图3.3d，e）。窝沟等解剖性形态几乎完全丧失。如此复杂病例的口腔治疗花费较高，涉及充填和固定修复治疗。

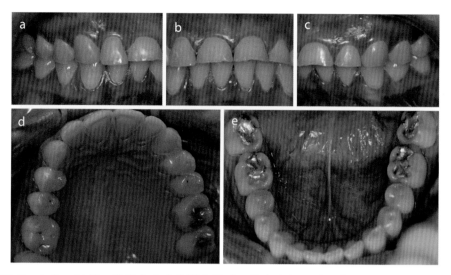

图3.2 女性，28岁，罹患贪食症及牙齿敏感。注意右侧后牙咬合面（a）、前牙切嵴（b）、左侧后牙咬合面（c）、上牙舌面、腭侧面（d）和下牙舌面（e）的重度牙齿酸蚀性磨损

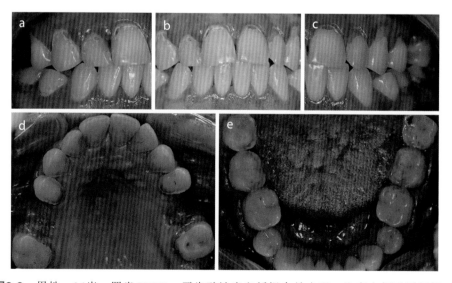

图3.3 男性，34岁，罹患GERD，牙齿酸蚀症和龋损合并出现。注意右侧后牙颊侧面（a）、前牙唇侧面（b）、左侧后牙颊侧面（c）的多个牙颈部龋损。同时，上颌腭侧面（d）、上颌咬合面（d）和下颌咬合面（e）的多个牙齿酸蚀症病损

3.4   内源性牙齿酸蚀症的预防和治疗策略

减少酸暴露是预防牙齿酸蚀症最重要的策略，在第10～12章将讨论具体预防方法。当内源性酸是主要致病原因时，为了永久地降低酸暴露，牙医应该转诊患者到相应专科医生处[6,163]。同时，还可以采取预防性措施来抵消反复酸暴露的影响。牙齿酸蚀症的预防和治疗策略见第8～13章。

3.5   总结

牙医可能是第一个察觉牙齿酸蚀症患者可能罹患相关疾病的专业人士，帮助患者认识到可能患有相关疾病，并辅以适当的复诊。应该注意到，一些患者可能对他们的不良习惯进特保密，常见于进食障碍者和酗酒者。还有一些病例，相关疾病并无症状，如静息性胃酸反流。这些情况下，良好的医患沟通和全面的病史搜集非常重要。如果内源性酸蚀引起牙列的严重磨损性破坏，需要立即进行牙科治疗，包括预防性措施和适当的牙体修复治疗。

扫一扫即可浏览
参考文献

牙齿酸蚀症的病因：外源性因素

Causes of Dental Erosion: Extrinsic Factors

第4章

Anderson T. Hara, Joana C. Carvalho, Domenick T. Zero

摘要

本章中，讲述了牙齿酸蚀症外源性因素的相关问题，从以下几个小节对现有的文献进行回顾：饮食、药物/口腔保健产品以及环境（职业）因素。此外，还会涉及影响外源性牙齿酸蚀症的生活方式和行为习惯。各个等级的证据，从实验室研究到临床试验，许多方面的证据均证实外源性酸与牙齿酸蚀症有关。相关的饮食因素包括各种各样的酸性食物和饮料，但是一些补剂（尤其是含钙的复合物）有降低或者消除酸蚀的潜力。酸性药物及口腔保健产品似乎也会增加牙齿酸蚀症的风险。还有报道称环境因素会影响特定人群，尤其是电池厂和镀锌厂工人。

4.1 引言

牙齿酸蚀症的报道已有很长时间[1]，但是，直到近来才引起患者、牙医、研究

A. T. Hara, DDS, MSD, PhD (✉) • D. T. Zero, DDS, MS
Department of Cariology, Operative Dentistry and Dental Public Health,
Oral Health Research Institute, Indiana University School of Dentistry, Indianapolis, IN, USA
e-mail: ahara@iu.edu; dzero@iu.edu

J. C. Carvalho, DDS, PhD
Faculty of Medicine and Dentistry, School of Dentistry, Catholic University of Louvain,
Louvain, Belgium
e-mail: Joana.Carvalho@uclouvain.be

者、口腔保健行业的广泛关注。尽管平均寿命和牙齿保存率的增高可能使牙齿酸蚀症更常见，但是外源性酸的接触（尤其是饮食来源的）成为牙齿酸蚀症日益受到关注的主要原因。关于外源性酸蚀性物质的资料非常多，包括与牙齿酸蚀症不同相关度的资料，从酸蚀潜力的推测性实验室研究到酸蚀实际效果的临床研究。需要对这两种研究结果区别对待，才能更好地理解和应用现有资料。酸蚀潜力，是指一种物质从化学成分方面分析具有导致牙齿酸蚀症的固有能力，这种潜力在实际情况下可能引起或不引起牙齿酸蚀的进展。但是，酸蚀效果是指一种酸基于其成分和特征，在特定临床情况以及实验条件下，实际导致牙齿酸蚀形成的能力。制定这两个定义，是基于对牙齿酸蚀症形成的相关因素的复杂性的认识。虽然牙齿暴露于酸蚀性酸中是引起牙齿酸蚀症的首要原因，但是在酸侵蚀牙齿表面时，有很多可以影响其侵蚀能力的因素。例如一种酸性饮料（pH为3.6）具有引起牙齿酸蚀症的潜力，因为它的pH低于牙釉质脱矿的临界pH（4.5～5.5），但是，当唾液（清除作用、缓冲作用、形成获得性薄膜）等保护性因素存在的时候，这种潜力可能并不能转化成引起牙齿酸蚀进展的实际酸蚀效果。综上所述，酸蚀潜力是大部分局限于实验室研究结果的描述，但是酸蚀效果更能反映临床条件下的结果。理论上讲，酸蚀效果更有意义，但是，绝大部分现有资料只报道酸的酸蚀潜力。

4.2　饮食

　　饮食和进食习惯对牙齿酸蚀症的影响已有相当数量的资料。大量的研究阐述了酸性食物和饮料的酸蚀潜力，这些实验室和临床证据绝大多数着眼于酸性饮料的影响。表4.1显示了与牙齿酸蚀症相关的食物和饮料类型。

4.2.1　饮料

4.2.1.1　饮料消费趋势

　　讨论牙齿酸蚀症和饮食因素的时候，大多数集中于酸性饮料，尤其是软饮料。美国一项关于青少年饮食摄入趋势的调查显示，1965—1996年，软饮料消费大幅增长（高达300%）[3]，青少年暴露于潜在的酸蚀性环境下，增加患牙齿酸蚀症的风险。美国人饮食结构的变化，起源于1980年代，可乐饮料的流行，加之大

表4.1　与牙齿酸蚀症相关的食物和饮料，以及影响其酸蚀潜力的化学性质

ª饮食	化学性质
柑橘果汁和其他酸性水果汁	pH
碳酸和非碳酸饮料	缓冲能力
酸性运动饮料	酸的种类（pKa值）
柑橘和其他酸性水果及浆果	表面黏附性
沙拉调味料	钙浓度
用醋腌制的蜜饯	磷酸盐浓度
葡萄酒	螯合性能
酸性水果味的糖果	
酸性口香糖	
苹果汁	
酸性花草茶	
酒精混合饮料	

ªZero[2]的更新数据

型软饮料公司推行的大规模营销策略的推波助澜。与之对应，从20世纪50年代至20世纪90年代，当软饮料的消费到达顶峰之时，饮料的包装容量已扩充了3倍（6.6～20盎司；1盎司≈0.028kg）。

从20世纪90年代至今，软饮料（尤其是含糖饮料）开始与美国主要健康问题相关，如饮食质量不佳、体重增加、肥胖、成年人患2型糖尿病[4]。软饮料还会影响到牙齿健康，与患龋齿[5]和牙齿酸蚀症的风险增加有关。学校是软饮料消费增长的主要渠道之一，对此各国政府采取措施限制学校售卖软饮料。超过30个国家和地方政府机关为了限制软饮料做出努力，并且软饮料业也在一定范围内采取了自愿行动[6]。无论是否巧合，饮料的总消费量从1998年的每年每人54加仑（204L）降低到2013年的每年每人44加仑（166L）（出自《饮料消费报告》；https://www.cbsnews.com/news/americans-rekindle-love-for-drinking-water/）。

同时，一些研究显示，在同一时间段瓶装水的消耗量增加，水已经部分取代了软饮料[7]。然而，这种一般趋势并不适用于所有类型的饮料，如2000—2010年，无糖软饮料的消费轻微上升（美国男性和女性消耗量分别上升3.4%和5.1%）[8]。由于实验室研究表明，无糖和常规软饮料的酸蚀潜力是近似的[9]，所以，从牙齿酸蚀症的角度看，这种饮食结构的变化没有明显的好处。此外，我们也认识到其他类型饮料的流行和贩卖有大幅增加，包括加味水/强化水、运动饮料、能量饮料和果

表4.2 论证酸性饮料与牙齿酸蚀症相关性的临床证据

作者	年份（年）	国家	年龄（岁）	样本量（例）
有显著相关				
Lussi等[10]	1991	瑞士	26～30；46～50	391
Millward等[11]	1994	英国	12～14	101
Johansson等[12]	1997	沙特阿拉伯	19～25	95
O'Sullivan和Curzon[13]	2000	英国	3～16	309
Moazzez等[14]	2000	英国	10～16	21
Al-Malik等[15]	2001	沙特阿拉伯	2～5	987
Harding等[16]	2003	爱尔兰	5	202
Dugmore和Rock[17]	2004	英国	12～14	1149
Luo等[18]	2005	中国	3～5	1949
El Karim等[19]	2007	苏丹	12～14	157
Mungia等[20]	2009	美国	12～17	307
Sanhouri等[21]	2010	苏丹	12～14	1138
Murakami等[22]	2011	巴西	3～4	967
Okunseri等[23]	2011	美国	13～19	1314
Aidi等[24]	2011	荷兰	10～12	572
Huew等[25]	2011	利比亚	12	791
Bartlett等[26]	2011	英国	18～30	1010
Mulic等[27]	2012	挪威	18	1456
Nayak等[28]	2012	印度	5	1002
Chrysanthakopoulos[29]	2012	希腊	13～16	770
Hamasha等[30]	2014	约旦	12～14	3812
没有显著相关性				
Bartlett等[31]	1998	英国	11～14	210
Williams等[32]	1999	英国	14	525
Deery等[33]	2000	美国、英国	11～13	129（美国）；125（英国）
Milosevic等[34]	2004	英国	14	2385
Wiegand等[35]	2006	德国	2～7	463
Gurgel等[36]	2011	巴西	12～16	414
Manaf等[37]	2012	马来西亚	19～24	150
Aguiar等[38]	2014	巴西	15～19	675

汁，这些饮料大多都具有与软饮料相近或更大的酸蚀潜力。因此，虽然在美国软饮料的消费已经达到一个平台期或者有所下降，但是可以认为大众仍然广泛暴露于有酸蚀潜力的酸性饮料的风险中。

一项全球性饮料消费分析显示，不同国家之间有极大差异（http://a.tiles.mapbox.com/v3/slate.soda.html；来源：欧睿国际，2011）。过去数十年间，美国酸性饮料消费的增加，与其他发达国家相似，这个历程可以作为发展中国家近期经历的饮食习惯变化的前车之鉴。流行病学研究显示牙齿酸蚀症患病率增加，其中

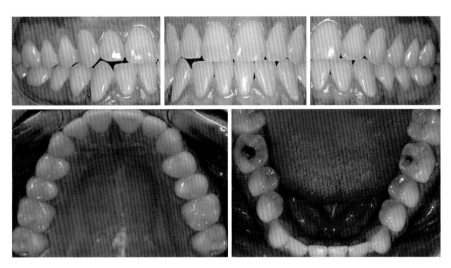

图4.1　男性24岁，频繁饮用软饮料。全口均可见牙齿酸蚀症的早期表现，上颌及下颌牙齿的唇颊面，釉面横纹消失，釉质表面非常光亮。恒磨牙咬合面边缘嵴和牙尖变圆钝。36和46的咬合面可观察到杯口状病损，充填物区域高出周围牙体组织

一些研究提示此现象与酸性饮料的消费有关（表4.2）。总之，虽然在一些发达国家饮料的消费已经到达一个平台，但是在全球范围内软饮料的消费仍然有增加的趋势，预计从2007年的每年每人不及83L（相当于5520亿升），增长到2012年的每年每人95L[39]。

4.2.1.2　牙齿酸蚀症中饮料的作用

随着酸性饮料消费的增长，近年来，关注酸性饮料与牙齿酸蚀症相互关系的临床研究的数量也相应增加。虽然绝大多数研究显示了两者有相互关系，但是也有一些研究显示没有相关性，见表4.2。由于牙齿酸蚀症的多因素致病特点，很难辨别单独的病因因素，如酸性饮料。其他重要的因素可能是受试者参加调查时的饮食结构与其牙齿酸蚀症发生时的有很大不同，因此填报的饮食信息有误[37]。此外，由于牙齿酸蚀症病程进展相对缓慢，而且牙齿酸蚀症不同发展阶段的临床诊断较困难，因此既往饮食信息不完备会有混淆作用。无论如何，一项流行病学调查显示，美国56%～85%的在校儿童每天至少饮用1瓶软饮料，男性青少年饮用量最多。这个人群中的20%饮用饮料≥4次/天[40]。这些结果令人不安，据报道，饮用碳酸饮料会使患牙齿酸蚀症的可能性增加59%，而且碳酸饮料≥4杯/天会引起牙齿

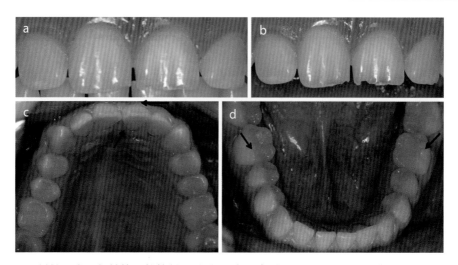

图4.2 男性18岁，频繁饮用软饮料。（a）患者咬合时11、21的明显的牙齿酸蚀被掩盖；（b）11、12切缘可见透明到呈蓝色的酸蚀缺损；（c）唇面和舌面酸蚀，龈缘可见薄的釉质带（箭头所指）；（d）36、46轻度的杯口状病损（箭头所指）

酸蚀症的可能性增加252%[17]。

目前仅见中等数量临床研究，而且受试者数目较少，但是对其综合分析显示，软饮料会使牙齿酸蚀症的风险增加2.4倍[41]。临床研究提供了酸性饮料频繁暴露会引起牙齿酸蚀症的最直接证据。基于表4.2列出的临床数据，酸性水果和果汁、碳酸和非碳酸饮料、运动饮料与牙齿酸蚀症发生有关。尽管临床试验研究对饮用或含漱酸性饮料（苹果汁、柑橘类水果汁、果汁饮料、加味饮料、无糖饮料）后，口内pH进行测量，结果显示绝大多数酸性饮料仅导致口内液体pH的一过性降低[42]。但是基于病例报告研究，提示不正常的或过度的特定饮食，如柠檬汁、橙汁、碳酸可乐饮料、橙子甘露酒、水果味饮料与酸蚀症相关[42]。图4.1～图4.3显示了不同严重程度的牙齿酸蚀症。所有病例均与频繁饮用碳酸饮料有关。

尽管动物模型[43-48]和体外研究[49-50]的临床推论性有限，但是也被用来评价不同食物和饮料的酸蚀潜力。这些研究模拟特定的临床情况，在严格控制其他条件下对比大量的食物和饮料的酸蚀潜力。但是，研究结果推论到临床实际比较困难，这是由于这些研究的实验设计和方法不同，而且临床意义可能有限[2]。虽然有这些局限性，但是在临床研究中已被确定是牙齿酸蚀症病因的酸性饮料在动物试验和体外研究中得到证实。

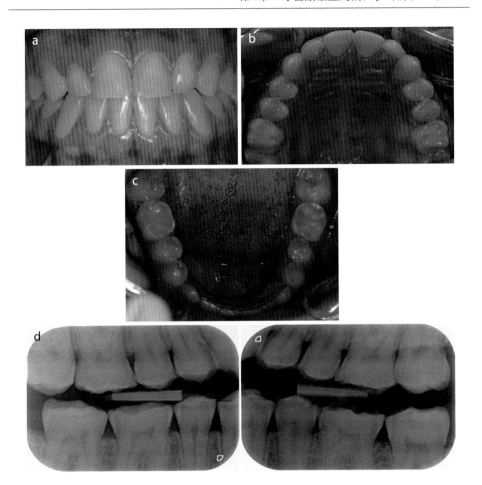

图4.3 男性33岁，频繁饮用软饮料。（a）牙齿酸蚀症更进一步表现，前牙无光泽；（b）上颌前牙舌侧牙齿酸蚀，后牙咬合面窝沟结构消失；（c）第一恒磨牙咬合面局部牙本质暴露；（d）咬合翼片显示咬合面变平

4.2.1.3 饮料的酸蚀潜力评价

尽管饮料的消费情况已经有广泛的研究，但是应该注意它们的酸蚀潜力有很大差异。饮料可以分为九大类：水（瓶装或水龙头接取）、牛奶（包括加味牛奶）、果汁（100%）、苏打/软饮料（常规的或无糖的）、水果饮料、运动/能量饮料、咖啡、茶、酒精饮料[51]。根据Lussi等[39]的研究，软饮料主要由纯净水、人工添加剂、精制糖组成；运动饮料是用来补充运动过程中的水分丢失的，一般包括水、电解质、糖；能量饮料与运动饮料基本相似，包含各种形式的维生素、咖

啡因以及其短时供能的化学物质。牙齿酸蚀症相关的饮料具有较低的pH和较强的缓冲能力，包括数百种的商品。即使同一种产品，品牌不同和产地位置不同，其酸蚀潜力都各不相同。例如，有报道显示相同配方的饮料却具有明显不同的酸蚀潜力，原因就是在于不同地方的厂家用来制作饮料的当地水源里面含钙和氟的成分不一样[9,52]。不同的味道也会影响饮料和食物的酸蚀潜力，即水果味或其他酸性口味会使酸性降低、酸蚀潜力增加[39]。一项研究比较了酒石酸、苹果酸、乳酸、抗坏血酸、磷酸和柠檬酸溶液，当调节其浓度使它们口感酸度相同时，它们具有不同的酸蚀潜力[53]。饮料的一些物理特征，如黏附性和置换性增加，将会增加其与牙齿表面接触的时间[54-56]，同样会增加酸蚀潜力。

由于现有饮料的种类非常多，不太可能通过临床测试得到所有饮料商品的酸蚀效果，所以，需要基于其酸蚀潜力数据来给出预防牙齿酸蚀症的建议。通过实验室筛选测试可以更加简单快速地测定饮料的酸蚀潜力[57]，这种方法一般考察饮料的pH、缓冲能力（可滴定酸度）、饱和度、钙磷浓度、是否存在潜在的酸蚀抑制剂。pH被认为是与牙齿酸蚀症相关的最重要的决定因素之一[57]，但是一定要了解饮料的其他特性和临床饮用情况（包括酸的用量、频率和暴露时间）[58-59]也会影响酸蚀潜力。例如，富含钙的橙汁pH较低（3.8），但是高钙含量使其没有酸蚀潜力[60]。可滴定酸度是一个表征饮料中酸抵抗唾液保护作用能力的性能[61]，也被认为是一个重要的预测酸蚀潜力的指标[62]，特别是当溶液与牙面持续接触并无法被唾液快速清除的时候，可滴定酸度对酸蚀潜力的预测作用显得尤其重要。

Larsen[63]提出酸蚀潜力可以基于羟基磷灰石和氟磷灰石的饱和度而计算出来，具体方法需要测定饮料的pH、钙磷氟的含量。Lussi等[39,64]通过一种更复杂的思路，发明了一种酸蚀预测模型，包括测量饮料的一些特性，这个模型的酸蚀预测结果与饮料软化牙釉质表面的能力有良好的相关性。为了更加动态评估饮料的酸蚀潜力，可以使用一种叫作pH稳态性（pH-stat）的实验室方法[65]。pH稳态性是以H^+与测试物的反应为基础，测试物往往是羟基磷灰石（HAp）晶体，需要测定羟基磷灰石的溶解率，还要测定持续饮料恒定pH需要加入的H^+量。既然羟基磷灰石的溶解需要消耗H^+，那么用以维持测试饮料初始pH所加入的H^+的速率/量就会与羟基磷灰石的溶解率成一定比例[66]，从而可以表征饮料的酸蚀潜力。表4.3列出了不同酸性饮料基于pH稳态性的酸蚀潜力，对照是柠檬酸（酸蚀性最强）和饮用水（无酸蚀性）。

表4.3　决定饮料酸蚀潜力的化学性质（均数和标准差）

饮料	pH	[a]TA	[b]pH稳态性
柠檬酸（1%）	2.3（0.0）	3.8（0.0）	4.3（0.2）
可乐类饮料	2.5（0.0）	0.6（0.2）	3.5（0.2）
橙汁	3.8（0.0）	2.5（0.0）	1.2（0.0）
能量饮料	3.3（0.0）	2.9（0.1）	2.0（0.0）
水果饮料——柠檬	3.2（0.1）	4.8（1.3）	0.8（0.2）
水果饮料——橙子	3.1（0.0）	3.4（0.1）	0.5（0.3）
水果饮料——葡萄	2.9（0.0）	3.0（0.0）	1.1（0.5）
运动饮料	3.1（0.0）	2.2（0.0）	1.0（0.2）
果茶——柠檬	2.8（0.0）	1.6（0.0）	1.0（0.6）
饮用水	6.1（0.4）	0.0（0.0）	0.2（0.1）

红色：最高；蓝色，最低

[a]TA：滴定酸度。0.1mol/L NaOH滴定到pH为7需要的体积（mL）

[b]pH稳态性：在羟基磷灰石溶解反应过程中，使用0.1mol/L HCl维持饮料初始pH的体积（mL）

　　这些筛选实验是非常有价值的，可以通过相对快速价廉的方式提供酸性饮料酸蚀潜力的数据。酸蚀效果的确定，则需要依赖很多其他的生物学和行为学变量，只能在更偏临床的实验条件下才能获得。无论如何，酸蚀潜力是一个重要的参数，可以用来给患者提供指导。

4.2.1.4　调整饮料酸蚀潜力的方法

　　建议牙齿酸蚀症患者减少摄入酸性饮料的行为，理论上讲是最佳方法，但是需要注意的是患者有可能并不遵从建议。在这种情况下，可以考虑饮用酸蚀性较低的其他饮料。上面提到的任何一种相关性质（pH、缓冲能力、饱和度、钙磷浓度）的调整，都会降低饮料的酸蚀潜力。在饮料中添加Ca^{2+}和/或P^{5+}，形成相对牙齿矿物质的饱和溶液，从而降低使牙齿表面溶解的驱动力[67]。可见到商品化的添加钙的酸性饮料，是为了补偿钙摄入不足，从而预防全身疾病，如骨质疏松症。这些饮料虽然主要不是为了预防牙齿酸蚀症，但是钙的添加恰好可以降低酸蚀效果或使酸蚀效果消失。一些研究显示，与不含钙的饮料相比，这些含钙的饮料可以减少或者抑制釉质脱矿[58,60,68-69]。目前，一些含钙饮料面市，研究证实它们的酸蚀潜力较低[59]。实验室研究中，除了添加钙，同时添加其他离子（Fe、P、F）[70-71]和蛋白质（如卵清蛋白）[72]，也使酸蚀潜力降低。表4.4列出了一些含添加剂的饮

表4.4 含添加剂的饮料商品的酸蚀潜力

饮料	添加剂	pH	[a]pH稳态性
橙汁	—	3.8（0.0）	1.2（0.0）
橙汁	钙	4.1（0.0）	0.0（0.0）
橙汁	[b]HMP	3.8（0.0）	0.2（0.0）
可乐类饮料	—	2.5（0.0）	3.5（0.2）
可乐类饮料	钙	3.9（0.0）	0.2（0.0）
沙冰	钙	4.2（0.0）	0.0（0.0）

红色饮料酸蚀潜力更高
[a]pH稳态性：在羟基磷灰石溶解反应过程中，使用0.1mol/L HCl维持饮料初始pH的体积（mL）
[b]HMP：六聚偏磷酸钠，实验性的加到橙汁里

料，同时列出pH稳态性以表征其降低的酸蚀潜力。

添加较高浓度的钙似乎是降低酸蚀潜力的最佳方法。但是，钙会改变饮料的口感和稳定性[67]。另外一个潜在的负面影响是，过量的钙添加将会超过可耐受的钙上限（60mmol/d），超过这个上限将会对身体有害，增加肾结石的风险并阻碍其他矿物质（包括Zn、Mg、P）的吸收[73]。所以，应该选择较低的有效浓度。此外，有对添加的钙复合物类型的影响的研究，如乳酸钙水合物含有乳酸离子，由于其可以与钙形成稳定的钙复合物，所以有助提高抗酸蚀效果[74]。其机制为，这种钙复合物的结合力恰好足够稳定，可以保护Ca^{2+}不与果汁中其他更稳定的复合物形成化学结合，从而可以保证钙与牙齿表面发生反应[65]。

有实验室研究尝试将酪蛋白磷酸多肽–无定形磷酸钙（CPP-ACP，利卡顿公司）添加到运动饮料[75]和柠檬口味软饮料（含或不含碳酸）里[76]。CPP-ACP改良的饮料酸蚀潜力降低或无酸蚀潜力。可能的机制与牙釉质表面钙磷离子增多有关，以及牙釉质表面CPP-ACP纳米复合物的形成，可以减少牙釉质可能发生溶解的位点[76]。也有实验室研究添加纳米级羟基磷灰石。虽然，羟基磷灰石比其他钙复合物的溶解度更低，但是纳米级颗粒增大表面积，似乎具有更高的反应性和释放钙磷的作用[77-78]。添加到一种运动饮料后，使其酸蚀潜力降低，但是出现pH变化、沉淀物，而且口味很可能也发生变化[77]，需要进一步研究。

与钙相反，无机磷酸基团（Pi）的添加并没有使饮料的酸蚀潜力降低。根据Lussi等的研究[39]，在酸性饮料的pH（2~4）范围内，全部磷酸基团中只有一小部分是以PO_4^{3-}的形式存在，只有这种形式的磷酸基团才在HAP和FAP等离子活性产

物中有重要作用。因此，要看到抗酸蚀效果，需要大量的磷酸基团来升高酸性溶液的饱和度。食物和饮料不太可能出现这么高水平的磷酸基团。

关于含氟的酸性饮料和食物的酸蚀潜力，文献报道莫衷一是。一些实验室研究显示，在18种测试软饮料中添加氟，低于产生毒性副作用的浓度时，并不能阻止酸蚀[79]。在pH高于3的饮料中加入氟，体外实验显示可降低28%的酸蚀进程，在pH低于3的饮料中加氟，即使总氟浓度达到20ppm而且形成CaF_2饱和溶液，对酸蚀过程仍然没有影响[80]。但是，也有研究显示，不同饮料的酸蚀能力与氟浓度呈显著负相关[39,64,81]。不同的研究方法，也可能是引起这些矛盾结果的原因。然而，需要重点强调的是，加入不同载体的不同浓度的氟（牙膏、漱口水、保护漆）是预防牙齿酸蚀症的重要措施，这些内容在第8章和第9章中讲述。

研究显示，添加食品多聚物，可能通过吸附于牙齿表面，形成抗酸保护层，从而减少酸蚀。这个保护层可以减少牙齿表面羟基磷灰石和溶液之间的H^+与Ca^{2+}、P^{5+}的交换[66]。然而，这些保护作用与多聚物的类型和试验条件有关。相对长链的多聚磷酸盐（如六偏磷酸钠），比较短链多聚物（如三聚磷酸盐、焦磷酸盐）更能降低牙齿酸蚀症。与钙联合应用时，它们同样可以提高抗酸蚀性能[65]。但是，由于其保护作用的证据并不一致，其临床有效性尚不确定[60,82]，需要进一步研究。有报道称卵清蛋白也有相似的表面保护作用[72]。然而，另外一种食品添加剂，黄胶原的结果却相互矛盾[65-66]。可能是由于黄胶原的保护作用本身就很小，而且添加入酸性饮料更大的作用是改善加钙饮料的口味，而不是作为抗酸蚀剂[65]。

添加剂本身或者口味掩饰剂，导致饮料口感轻微的变化，都会使饮料在消费者接受度上略输一筹。然而，一项关于加入添加剂橙汁的简单的口味评价显示，只有部分受试者品出测试橙汁（添加钙和多聚磷酸盐）和原橙汁之间有差异，而且这些受试者中绝大多数表示是可以接受的[60]。像含钙泡腾片和一种酸/碱调和粉这样的食品添加剂也可以降低橙汁的酸蚀潜力，而且口味上没有变化[69]。这些研究是鼓舞人心的，但是还是有必要研究饮料中添加其他不同类型和剂量的添加剂的口味。虽然添加剂饮料是一种可行的、有前景的酸性饮料替代品，但是不能认为是唯一的牙齿酸蚀症预防措施，因为从化学角度来说，不太可能调整所有的酸蚀性溶液[83]。事实上，添加剂饮料应该作为一种牙齿酸蚀症辅助预防措施。

4.2.2　其他酸性食物

除了饮料，其他酸性食物也与牙齿酸蚀症有关，已有一些关于以下几种食物的临床证据，包括醋和醋腌制蜜饯、柠檬类水果、酸性果浆及其他水果（苹果、梨、葡萄干）[10,26,84-86]。酸性蔬菜，临床研究往往不会涉及，而且喜食酸性蔬菜者往往也喜食其他酸性食物，导致无法分辨酸性蔬菜本身的酸蚀效果，但是有研究显示其也与牙齿酸蚀症相关[87]。

4.2.3　酸性糖果

有报道酸性糖果是牙齿酸蚀症发展的显著因素。虽然并没有强有力的临床证据，但是一些报道和模拟研究支持其酸性潜力。酸性糖果通过有机酸（如柠檬酸、苹果酸）来产生特殊的酸性口味[88]。即使唾液有保护作用，但是在吮吸酸性糖果的时候，会使唾液pH降低到牙齿脱矿临界pH以下，从而产生牙齿表面酸蚀的风险[58-89]。这些在实验室研究[45]及临床研究[27,30,58,90]中均有报道。把酸性糖果紧贴于牙齿表面，溶解的高浓度糖果溶液是低pH的，这是历来就确认的牙齿表面软化和缺失的危险因素[91]。

固体糖果或硬糖果（如棒棒糖和魔法糖果[88,92]）一般很难咬碎，因此常常需要吮吸和舔。在这个缓慢溶解过程中，糖果在口内存在的时间很长，使得牙齿长时间持续地暴露于酸中。进食魔法糖果的绝大多数是儿童，一些儿童还会相互比赛，看谁能含最长时间[88]。糖果的口味受到酸的类型和浓度影响，因此，不同口味的糖果有不同的酸蚀潜力。研究表明，酸性口味糖果的酸蚀潜力高于普通口味糖果[93]。糖果的大小也是一个重要因素，因为这会决定牙在酸蚀性环境中暴露的总时长。另外一种酸性糖果——糖果喷雾，直接喷到口腔内，立即产生酸爽感和舌头刺激感[89]。这种糖果由于低pH和高缓冲能力，具有高酸蚀潜力。有报道重度牙齿酸蚀症与大量食用这种糖果有关[89]。

在特定人群中，酸性糖果可有高酸蚀风险。儿童和青少年无法控制过量食用糖果的行为，所以更易受累。有报道，70%的家长不知道他们的孩子在食用酸性糖果[89]。对于口干症患者，如接收头颈部放射治疗者，食用酸性糖果也会存在问题，其唾液流量和缓冲能力均较低[94]。这些患者的饮食变化可能逐渐倾向于进食酸性的刺激唾液产生的食物，如酸性糖果和含片[94]。虽然唾液流刺激有一些好处，但是健康受试者在进食酸性硬糖（含酒石酸的加味糖）之后，唾液相对于牙矿物质的不饱和程度显著增加，而且无法恢复到临床正常值[94]。综上所述，口干的高风险人群，应该给予酸性糖果的选择和食用的指导。

与饮料相似，有研究尝试在酸性硬糖果中添加抗酸蚀制剂（如钙）。含钙和不含钙的糖果都会刺激唾液的分泌，前者会释放更大量的钙到唾液中，导致牙齿矿物质脱矿能力降低，使酸蚀潜力降低[95]。

4.2.4 口香糖

口香糖可以增加唾液流量并升高其pH，提高口腔潜在的清除和中和酸的作用，并促进牙釉质再矿化，因此口腔专业人员认为对牙齿是有好处的[96]。此外，口香糖还可以作为载体，持续释放一些有助预防龋病的治疗性成分[97]。因此，无糖口香糖在龋病管理中是重要的。但是，有研究认为频繁咀嚼一些酸性口香糖具有导致牙齿酸蚀症进展的潜力，其中损伤以后牙咬合面为重[98]。在咀嚼草莓味酸性口香糖的初始几分钟，唾液的pH下降到3.98，低于牙齿脱矿的临界值，但是咀嚼薄荷味口香糖却没有观察到pH降低[98]。虽然在随后的几分钟，pH上升到正常水平，但是一般口香糖没有味道了，就应更换新口香糖，反复几次，这会使牙齿表面长时间保持低pH，从而增加牙齿酸蚀症的风险。例如，每4min更换1颗口香糖将会引起明显的牙本质酸蚀性磨损[98]。为了更好地理解酸性口香糖对牙齿酸蚀症的重要性，需要更多的临床证据。

4.3 药物

酸性药物的频繁使用（与牙齿直接接触）已经被证实是牙齿酸蚀症的一个病因因素。一般而言，酸是作为缓冲物质发挥作用的，有助于药物的化学稳定性、生理相容性、药物分散、口味的改进[99]。病例报告和/或实验室研究表明，阿司匹林[100]、盐酸[101]、抗坏血酸（维生素C）[102]、补铁剂[103]、可卡因[104]、酸性口腔保健产品[105]或者含钙螯合剂的口腔保健产品[106]、酸性唾液替代物[101]、刺激唾液分泌药物[106]、医用口腔清洁用品[107]均与牙齿酸蚀症相关。与牙齿酸蚀症相关的一些药物的研究结果见下文。

4.3.1 止痛药

很多可溶解止痛剂含有柠檬酸。研究表明，止痛药表现出酸蚀潜力[108-109]，并有病例报告过度服用会导致牙齿酸蚀症[110-111]。英国市场6个品牌的止痛剂的实验室测试显示，它们具有不同的酸蚀潜力。虽然绝大部分对牙釉质无害，但是其中有1个品牌的止痛剂在临床条件下可能具有潜在的酸蚀性[109]。这个止痛剂是Aspro™，可滴定酸度最高、钙浓度最低、没有检测到磷。需要进一步临床研究来确认其临床酸蚀潜力。在一项研究中，在实验室模拟暴露时间1min、5min、60min后，一种含缓冲剂的阿司匹林咀嚼片（500mg阿司匹林、300mg碳酸钙）对牙釉质表面结构没有影响。相反，在无缓冲剂的阿司匹林咀嚼片中暴露1min后，就可以观察到牙釉质酸蚀，在5min、60min后加重[108]。咀嚼增加了药片和牙齿表面接触时间，相当程度地增加了酸蚀风险。青少年类风湿病需要服用大剂量阿司匹林，一项研究发现咀嚼方式服药的患儿比吞咽方式的有更多酸蚀。所有咀嚼阿司匹林的患儿（42例中的25例）在上颌乳磨牙、下颌乳磨牙和第一恒磨牙表现出重度酸蚀症；而吞咽阿司匹林的患儿（42例中的17例）没有任何牙齿酸蚀[100]。该文作者得出结论，阿司匹林是牙齿酸蚀症的病因。基于现有的病例报告和一些止疼药酸蚀潜力的报道，由于治疗慢性疾病需要长期服用冲剂型/咀嚼型止疼药的患者，牙医应该建议其选择无酸蚀潜力或者酸蚀潜力最低的止痛药。

4.3.2 维生素

维生素的摄入与牙齿酸蚀症进展有关[87]；但是，在咀嚼维生素和吞咽维生素之间没有进一步对比。研究者指出，服用维生素可能代表一种新型生活方式，这种方式往往伴随酸性饮食等导致牙齿酸蚀症进展的风险。有证据显示，咀嚼维生素C与牙齿酸蚀症有关[86,112-113]，该结果也被一项饮食因素与牙齿酸蚀症关系的Meta分析研究证实[41]。

4.3.3 哮喘药物

一项临床研究报道，牙齿酸蚀症风险增高与哮喘药物（皮质醇吸入器）的使用有关[30]，但是以往的一项研究中未发现两者有相关性[17]。大多数这类药物是酸性的，从而具有酸蚀潜力，这可能导致其与牙齿酸蚀症相关。此外，哮喘药物可以降低唾液缓冲能力和流率[114]。对于频繁使用哮喘药物造成的口干和口苦，可以饮用酸性饮料来抵消这种口感，这是发生牙齿酸蚀症的间接因素，也需要考虑[30]。如果患者合并呕吐、胃灼热、胃源性问题，分析会变得更加复杂。

治疗儿童贫血、哮喘、支气管炎、咳嗽，经常给予液体口服物，这些药均为酸性[115-116]。Nunn等[115]测量了8种液体口服物和两种泡腾片的酸蚀潜力（pH和可滴定酸度），这些药都是常规给予患儿长期服用的。结果显示，其中一些药物，特别是泡腾片，表现出酸蚀潜力。Maguire等[99]检测了97种含糖和无糖的液体药物的酸蚀潜力。其中一半以上（57%）pH低于5.5。液体/糖浆以及泡腾片的pH最低，分别为5.31和4.96。需要特殊关注泡腾片，因为其可滴定酸度相当高，提示长时间维持低pH的潜力较强。强效药物的酸蚀潜力也更高，因为需要更多的酸（主要是柠檬酸）来遮盖味道或者缓冲添加的大量有效成分[99]。23种儿童用液体药物中的大部分观察到有相似的酸蚀潜力，这些药包括抗组胺药、止咳药、支气管扩张药、黏液溶解剂[117]。进一步的体外试实证实了液体药物对牙釉质的酸蚀潜力[118]。Scatena等[116]测试了硫酸沙丁胺醇糖浆（平喘药）、硫酸亚铁（补铁剂和/或抗贫血药）和愈创甘油醚（祛痰剂）。在模拟暴露28天后，所有药物均降低了乳牙釉质表面硬度，提示酸蚀潜力。硫酸沙丁胺醇的酸蚀潜力最高，可能是因为pH更低且可滴定酸度更高。

健康专业人员应该了解口服药物的酸蚀潜力和对牙齿组织的影响。此外，其他因素也应该被考虑，因为它们会增加药物诱导的牙齿酸蚀症的风险，这些因素包括长时间频繁服用药物、睡前以及餐间服用药物、药物导致唾液流降低引发的附属效应（如止痛药、抗组胺药、止吐药、抗帕金森病药）。

4.4 口腔保健产品

4.4.1 低pH的牙膏和漱口水

一些口腔保健产品（如牙膏和漱口水）pH低，可能是牙齿酸蚀症的危险因素。这些产品大多是酸性的，这是为了加强产品内的一些复合物（包括氟）的化学稳定性，但是也会加强氟离子进入牙齿的矿物质内，以及牙齿表面CaF_2的沉积[119]。一些研究显示，CaF_2是抗牙齿酸蚀症的保护因素[120]。口腔保健产品与牙齿酸蚀症关系的证据是有限的且并不充足。牙釉质在体外暴露于一种含EDTA

的抗牙石漱口水（Calcusan）2h后，可以引起酸蚀症的进展[106]。有研究报道11种漱口水商品的酸蚀潜力各不相同，一些漱口水的pH低至3.4。缓冲能力同样差别很大[105]。在更偏临床的条件下检测3种酸性漱口水：酸化次氯酸钠漱口水（pH为3.02）、精油漱口水（李施德林®，pH为3.59）、海克替啶漱口水（0.1%，pH为3.75）[121]。所有漱口水随着使用的时间延长均会导致进行性的牙釉质表面丧失，丧失量与橙汁相似，高于矿泉水。该文作者建议，低pH漱口水可以辅助用于短中期的口腔卫生维护，但是不能用于刷牙前漱口，因为这可能会加重具有磨损性牙膏的磨损效果[121]。在另一项体外研究中，李施德林漱口水是测试漱口水中仅有的pH低于5.5的，提示其酸蚀潜力。但是，牙齿持续暴露于其中14h，才观察到损伤效果[122]，这种暴露方式几乎没有临床意义。频繁使用或者滥用低pH口腔保健产品可能是牙齿酸蚀症的潜在危险因素。

在一项体外研究中，Lussi和Jaeggi[123]评价了低pH的牙膏和漱口水的酸蚀潜力，结果显示含氟的产品均不会引起牙釉质表面软化。相反，10~20min后，大多数测试产品可以导致牙釉质表面的微硬度显著增加，即有矿物质沉积。在两个评价时间段内，只有阳性对照（橙汁）和一种无氟牙膏（Weleda Green Toothpaste，Weleda，pH3.7）会引起牙齿酸蚀症。无氟牙膏的酸蚀性是由于牙膏中不含氟，同时却含有柠檬酸/柠檬酸盐。该研究作者假设，其他酸性却含氟的产品，可以观察到较高的酸蚀抵抗力，是由于氟结合和/或氟沉积到牙面上。其他研究证实了这个假设[124-125]。

4.4.2　棉签

一次性棉签或海绵常用来清洁和湿润卧床患者或者其他无法活动的人的口唇和牙齿。在一项体外研究中发现，这些物品pH低、含酸高，因此具有酸蚀潜力。重复使用可能会引起牙齿酸蚀的进展。特别是，这些人往往伴发唾液流量降低，所以其使用要注意，应该换用酸蚀潜力较小的口腔清洁辅助用品[107]。

4.4.3　唾液替代品

口干的患者被推荐使用唾液替代品，一些产品（如Biotene®，pH为4.15；Glandosane®，pH为4.08）有酸蚀潜力，并且已经证实可以引起牙釉质和牙本质的矿物质流失。同时，另外一些配方中含Ca、P、F的唾液替代品，不但不引起酸蚀，而且有助于已经酸蚀的牙釉质再矿化，因此应该推荐使用这些产品[126]。

4.4.4　磨损性牙膏

牙膏的磨损度是一个重要的、应关注的方面，其可能是牙齿酸蚀症的加速因素。高磨损性牙膏可能在牙齿获得性膜的破坏中起作用，同时将已经被酸蚀软化的牙表层磨损掉。这个过程对于暴露的根面牙本质影响更大。这是由于牙本质更易遭受磨损和酸蚀的损伤，而且不易发生再矿化[127-128]。尽管不同品牌牙膏的磨损度差别很大，但是可以根据其类型大致判断。牙膏的标准磨损试验显示美白牙膏的磨损度最高，普通牙膏和抗敏感牙膏则为中低磨损度。后者应该推荐给牙齿酸蚀症高风险的患者，尤其是有牙本质暴露者。

4.4.5　刷牙

刷牙和牙齿酸蚀症相关性的临床证据是相互矛盾的。刷牙时间过长和过于频繁会增加牙齿酸蚀性磨损的可能[30,129]。但是，一项临床研究却显示，在有牙齿酸蚀症的青少年中，每天刷牙少于1次者（68%），每次刷牙少于半分钟者（53%）的比例显著高于健康人群。此外，每天刷牙≤1次的人，牙齿酸蚀症的风险显著高于每天刷牙≥2次的人[27]。这些结果的解释非常困难，基于牙齿酸蚀症的多因素致病特点以及该研究的横断面设计特点。这个研究很可能忽略了一些饮食和/或行为因素。

4.4.6　牙齿美白

近年来，由于大众对牙齿美学的关注越来越多，有一些关于牙齿美白对牙釉质和牙本质损伤的研究出现。研究表示，一些过氧化氢基质凝胶会影响牙釉质的表面形态[130-132]，并软化牙釉质[130,133]，因此这些制剂具有酸蚀潜力。也有数据证实一些美白剂含有高浓度过氧化氢和低pH。但是，以上酸蚀实验结果是在实验室条件下得到的。其中一些并没有使用人工唾液或者人类唾液来模拟口内环境。那些使用了模拟唾液的实验显示，美白剂对牙釉质和牙本质表面没有破坏效果[134-137]。体外研究显示，低过氧化氢浓度和中性pH的漂白剂对牙齿结构没有损害，也没有增加牙釉质对酸蚀[137]和牙齿酸蚀[138]的易感性。6%浓度过氧化氢的酸蚀效果与橙汁相比无显著差异[139]。

需要更多的临床证据来更好地理解酸性口腔保健产品、高磨损性牙膏与酸蚀的关系，还要特别关注这些产品与其他酸性来源物质协同作用的效果。

4.5 环境（职业）因素

Zero[2]和Zero与Lussi[42]的综述文献详尽地回顾了职业因素对牙齿酸蚀症风险的影响，概述如下。

4.5.1 工厂工人

任何工业生产过程使工人暴露于酸雾和酸性气溶胶中，就会具有导致牙齿酸蚀症的潜力。主要影响前牙切嵴，也有报道后牙磨损发生率也会增加。体外研究[140]、病例报告[141]、横断面研究[142-143]、病例对照研究[144-149]显示，硫酸、硝酸、醋酸、盐酸均可能有相关性。镀锌、电镀、金属和玻璃蚀刻、打印、实验室酸的移液、军需品、电池制造、肥料、化学生产等职业均有牙齿酸蚀症风险，需要采用适当的防护措施。接触无机酸的手工匠和业余爱好者同样具有潜在的牙齿酸蚀症风险，特别是他们的操作往往没有标准化步骤。

Wiegand和Attin[150]详细地回顾了职业酸蚀的文献，得出结论，有充分的证据表明电池厂和镀锌厂工人患牙齿酸蚀症的风险更高。下文将介绍其他职业相关的证据，包括职业品酒师、竞技性游泳运动员，这些证据的强度不如前述高，需要更多的研究进一步证实。

4.5.2 职业品酒师

近年来，职业品酒被证实是一种牙齿酸蚀症的职业危险因素。研究报道，葡萄酒的pH为2.8~3.8[151]。Ferguson等[152]报道，新西兰酒的pH为3.3~3.8，酒石酸和苹果酸占总酸量的95%。依赖于麦芽糖-乳酸发酵的程度，也可能含有乳酸。有病例报告显示，牙齿酸蚀症是职业品酒师的职业风险。一名52岁的职业品酒师平均每天品尝30种葡萄酒超过23年，出现严重的腭侧面酸蚀症[153]。与另一项病例报告相似，一名在葡萄酒市场工作10年的38岁从业者，每天平均品尝20种酒，可以观察到显著的牙齿酸蚀症，同时有冷、热、葡萄酒敏感症状史[154]。一项对于瑞典19名品酒师的研究，他们通常每周5天品尝20~50种酒，其中有74%的人患有牙齿酸蚀症[155]。这些研究者报道，牙齿酸蚀破坏的严重程度与品酒师从业年限有关。另一项临床研究比较了21名品酒师（暴露组）和其配偶（非暴露组）的牙齿酸蚀症患病率与严重程度，品酒师组牙齿酸蚀症显著增多[156]。

4.5.3 竞技性游泳运动员

很多病例报告显示，竞技性游泳运动员由于在pH调节不恰当的游泳池游泳，会引起牙齿酸蚀症[157-158]。由气体氯化的游泳池需要每天监测和调节pH，以维持游泳池水在推荐范围，即pH7.2～8.0。对于经常规律游泳的游泳爱好者来说，这也是一个问题。

4.6 行为/生活方式因素

尽管已有清晰的证据显示，大多数酸性饮料、食物、药物都具有酸蚀潜力，但是它们是否转化成临床酸蚀效果或者确实导致牙齿酸蚀症的进展并不明确。如前所述，包括行为因素在内的很多因素都可以改变牙齿酸蚀症的进程。牙齿酸蚀症的多因素致病特点，可以用来解释为什么酸暴露有限的健康人（如酸性饮食摄入情况为仅仅在餐中饮用一杯橙汁）很难出现牙齿酸蚀症。而且，保护性因素（牙齿获得性膜、唾液的缓冲和清除、再矿化）也会抵消酸蚀性侵袭（见第2章）。但是，这种健康平衡可以被一些特定的行为和生活方式打破，增加外源性酸侵袭牙齿表面的能力，导致牙齿酸蚀症出现。

所以，除了外源性酸蚀物的酸蚀潜力之外，多种因素，包括酸摄入的频率、个人饮食习惯（吸吮、狼吞虎咽、鼓漱、使用吸管）[159]、唾液流量、唾液的成分和清除能力、牙齿获得性膜的存在，都会影响牙齿酸蚀症的进程[160]。同时，大多数外源性酸蚀的证据与行为/生活方式因素有关。

病例报告显示，牙齿酸蚀症与药物滥用或者患者的不正常行为有关。包括频繁和过度地食用某些食物，如柑橘类水果、柠檬汁、橙汁、果汁汽水、可乐味软饮料、柑橘口味饮料等[85,161-162]。虽然在一些研究中，牙齿酸蚀症与酸性饮食之间的关系并不是十分明确（表4.2），但是强有力的临床证据表明酸性饮料与牙齿酸蚀症之间有关，无论是过量饮用的儿童[13]、青少年[13,16,34,85]，还是成人[163]，均有报道。与之相辅相成的是，在食用水果较少的儿童和青少年中，并没有发现牙齿酸蚀症风险增高[27]。病例对照研究也显示，每天进食柑橘类水果超过2次会明显增加牙齿酸蚀症风险[161-164]。研究指出，虽然食物和饮料的酸性很重要，但是与牙齿酸蚀进展最相关的是食用频率[26]。

酸性饮料吞咽之前先含一会增加了酸性物质与牙面的接触时间，从而增加酸蚀风险[13]，这种习惯与其他饮用饮料方式相比，口内pH降低是最明显的[165]。睡前饮用酸性饮料同样是危险因素，尤其是儿童。睡前摄入酸性饮料（柠檬和碳酸饮料）增加牙齿酸蚀症进展的风险，特别是在刷牙之后饮用尤为有害，因为刷牙过程去除了牙齿获得性膜，后者是牙齿表面天然的有机保护层，可以保护牙齿不受酸酸蚀[30]。其他与牙齿酸蚀症进展相关的危险因素是睡前食用柠檬或酸性糖果[17,32,67]。以外，酸蚀性酸的过度暴露和牙齿磨损之间的关系又将会进一步使酸蚀风险提高[87]。

十多岁青少年在狂欢聚会上进食非法致幻药会增加牙齿酸蚀症的风险。这是过度饮用酸性饮料和该药的降低唾液分泌的副作用协同作用的结果[2]。

更健康的生活方式，包含富含酸性水果和蔬菜的饮食，可能增加牙齿酸蚀风险。经常通过大量进食柑橘类水果和果汁以降低体重，可能也是危险因素。Linkosalo和Markkanen[84]比较了仅进食乳品和素菜的素食者和匹配了性别和年龄的对照之间的牙齿酸蚀症情况。75%的乳品素食者有牙齿酸蚀症，绝大多数与醋和醋腌制蜜饯、柑橘类水果、酸性浆果的食用有关。剧烈运动和训练中，如果频繁摄入酸性运动饮料、果汁、其他酸性饮料来补充体液和能量，可能导致牙齿酸蚀风险提高。除此以外，剧烈运动还会导致唾液流减少，这是继发于剧烈运动导致的体液丧失增加[27,166]和胃食管反流[167]的现象。

有健康意识的个体往往有比普通人更好的口腔卫生状况[42]。良好的口腔卫生确实可以预防牙周疾病和龋病，但是频繁使用磨损性的口腔保健产品刷牙可能使牙齿更易发生牙齿酸蚀症[129]。尤其是在酸性饮料酸蚀牙齿后立刻刷牙[127,168]，没有给被酸蚀的牙面再矿化和恢复其物理强度预留时间就使用高磨损性的牙膏刷牙[169]可能导致问题的发生。临床上，酸蚀常常不会发生在有菌斑覆盖的区域，主要是因为菌斑可以缓冲酸，而且菌斑可以作为物理屏障，阻止酸和牙齿表面的接触。有研究表明，使用牙膏刷牙频繁去除牙齿获得性膜可能会使牙釉质表面更易受到酸蚀。

4.7 总结

虽然有大量关于外源性因素酸蚀潜力的资料，但是需要注意有一些资料并不能明确显示与牙齿酸蚀症有关，说明进一步的设置有良好对照的临床试验研究是十分必要的。未能显示相关性，可能是由于牙齿酸蚀症的多因素致病特点，很难识别单一致病因素。再加上生活方式和行为因素很大程度上改变牙齿酸蚀症的风险，使得分析更加复杂。口腔专业人士应具有充分的牙齿酸蚀症的外源性病因的知识，通过降低个体患病风险，运用有效的非手术和手术方式，来减少新的临床可见的牙齿酸蚀的出现和/或减缓已形成病损的进展，以控制牙齿酸蚀症病情。

扫一扫即可浏览
参考文献

第二部分

临床实践

牙齿酸蚀症的诊断

Diagnosis of Dental Erosion

第5章

Carolina Ganss, Nadine Schlueter

摘要

　　牙齿酸蚀症是一种没有细菌参与的酸介导的组织丧失，是一种表面现象，可发生于咬合面和平滑面；因此，其诊断可以直接通过视诊来完成。在病变早期，牙釉质表面的正常结构和光泽丧失。当酸作用进一步持续时，牙齿上的凸起结构变平，进而出现明显的缺损。在平滑面上，牙齿酸蚀主要位于釉牙骨质界（CEJ）的冠方，牙面变平、变钝，可见光泽降低，沿龈缘处遗留完整的釉质窄带。在咬合面，牙尖变平并出现杯口状缺损；充填体可高于周围牙面。在重度酸蚀症期，咬合面的解剖形态可能完全消失。牙齿酸蚀性必须与磨耗、磨损，以及内部碎裂/楔状缺损相鉴别。为了进行分级诊断，采用基本牙齿酸蚀性检查标准（BEWE），该标准也用于指导临床治疗。此外，牙齿酸蚀症是贯穿人一生的功能牙列的生理性磨损的一部分。因此必须综合考虑患者年龄、组织丧失范围和进展速度，以及患者主观症状，如疼痛、功能和社交影响等，进行准确的诊断以辨别病损所处在生理性还是病理性阶段。使用疾病–病痛–患病状态三联体概念是整合临床专业判断和主观的/社会学维度的评定。

C. Ganss (✉) • N. Schlueter
Department of Conservative and Preventive Dentistry,
Dental Clinic Justus Liebig University Giessen, Giessen, Germany
e-mail: Carolina.Ganss@dentist.med.uni-giessen.de;
Nadine.Schlueter@dentist.med.uni-giessen.de

© Springer International Publishing Switzerland 2015
B.T. Amaechi (ed.), *Dental Erosion and Its Clinical Management*,
DOI 10.1007/978-3-319-13993-7_5

5.1　引言

　　形成直接且依据充分的诊断是成功治疗的前提。对于牙齿酸蚀，诊断过程包括：区分不同形式的牙磨损，判断病损所处阶段，评估病损是否处于进展期，以及评估牙齿酸蚀所处的特定阶段是否为病理性。进而，需要考虑患者主观和社会学维度的状况。这种复杂的诊断过程是现代的以患者为中心的对因和/或对症治疗的基础。

5.2　牙齿酸蚀症的鉴别诊断

　　将人类牙齿的牙冠浸入酸性溶液会形成无定形的，从外表面开始的向心性矿物质丧失的病损状态（图5.1）。但是，在口腔中，一般不会见到这种酸蚀形态，因为口腔中并不只有酸作用于牙面。相反，天然牙列的生理性或病理性功能（如紧咬牙或夜磨牙）将产生许多化学及物理影响。物理影响包括与口腔健康相关的（如口腔卫生行为）和文化相关的（如使用牙齿作为工具、戴牙饰品和嚼槟榔）。但是，无论影响因素如何多样，牙齿的组织丧失不会毫无规律。事实上，可以根据主要病因，对很多种类的病损进行相对准确的分类。因此，病损被分

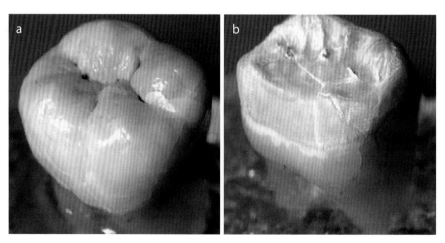

图5.1　人类第三磨牙持续暴露于10%的柠檬酸溶液中。无定形、向心性矿物质丧失十分明显：（a）未受损牙齿；（b）浸泡12h后的矿物质丧失（引自Ganss[1]的研究）

图**5.2**　咬合面酸蚀。典型的特征是咬合面尖窝形态变得模糊，牙尖杯口状病损，充填体高出牙面（箭头所指）

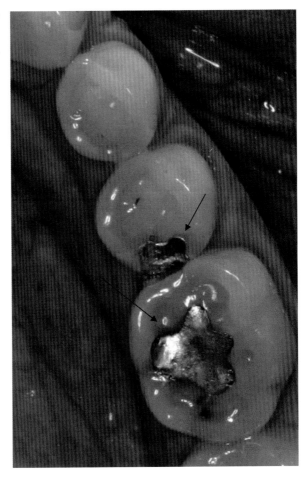

成磨耗、磨损、内部碎裂/楔状缺损和酸蚀[2]。总的来说，牙齿磨损是一种表面现象，发生于平滑面和咬合面区域，易于被肉眼识别。其诊断主要依靠视诊；一般不需要进一步辅助检查。

　　牙齿酸蚀症的诊断标准最早形成于一些确定暴露于酸性环境的小样本人群的病损的观察结果[3-4]，同时建立了临床诊断[5]和牙齿酸蚀症的分级指数系统[6]。这种类型的牙齿磨损是由酸介导，且没有细菌参与。在病损发展的初期，牙面变暗，牙釉质的表面正常结构变扁平。随后，形成明显的缺损。在咬合面，牙尖出现杯口样病损，整个咬合面形态变平，充填体可能高于牙面（图5.2）。一般情况下，病损区域没有咬合接触。最后，牙冠高度会显著降低。在平滑面，酸蚀病损发生于釉牙骨质界的冠方，遗留颈缘处的牙釉质窄带（图5.3）。病损呈浅碟状且会累

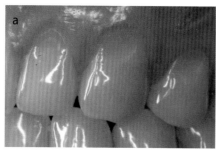
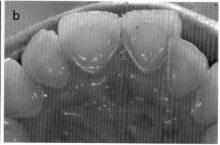

图5.3 平滑面酸蚀。（a）颊侧面釉牙骨质界冠方的浅碟状病损。可见牙龈边缘的完整釉质窄带；（b）腭侧面酸蚀：腭侧形态消失，可见牙颈部完整釉质窄带

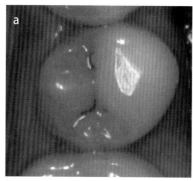
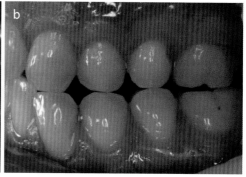

图5.4 磨耗。（a）上颌第二前磨牙颊尖，典型的边缘锐利的磨耗小平面状组织丧失。（b）与（a）同一患者，可以看到对颌牙的磨耗

及整个牙面。

　　需要与牙齿酸蚀性磨损相鉴别的是主要由物理力造成的组织丧失，即磨耗、磨损以及内部碎裂/楔状缺损（又称非龋性颈部病损）。

　　磨耗是牙与牙相接触形成的两物体间磨损的结果。病损（图5.4a）可以仅发生于牙列的咬合接触区域，通常位于咬合面。其典型病损形态为边缘锐利的平面，且表面高度抛光。典型的病损发生于上下颌相对牙的咬合接触区（图5.4b）。

　　磨损是三物体间磨损的结果，如牙膏参与的牙刷刷牙或是对颌牙咀嚼接触中间有食物块。这种形式的牙齿磨损主要发生于抵抗磨损能力不如牙釉质的牙本质区域[7]。因此，在平滑面上，磨损主要位于釉牙骨质界的根方及暴露的牙根表面（图5.5）。在咬合面上，暴露的牙本质被挖空而形成牙尖杯口样病损及切嵴的沟槽样病损（图5.6a）。这些病损看起来和咬合面牙齿酸蚀性病损非常相似（图

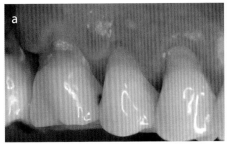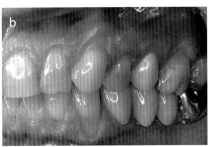

图5.5 女性，65岁，平滑面磨损。病损位于釉牙骨质界的根方，合并有牙龈退缩。（a）16–14牙齿病损；（b）23、24、26、33和32牙齿病损，30岁女性。可以看到患者两侧上颌第一磨牙的病损形态十分相似，但是在年轻患者中出现此类病损的话，病情会更为严重

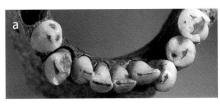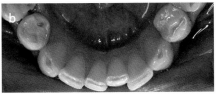

图5.6 （a）中世纪人头骨，磨损性饮食导致咬合面和切缘的磨损病损；（b）现代人由于磨损性饮食和慢性呕吐导致病损，与前者惊人相似（引自Ganss[1]的研究）

5.6b）。磨损性病损的边缘平滑不锋利，且由于致病原因的不同导致的形态各异。

内部碎裂/楔状缺损（又叫非龋性颈部病损）位于釉牙骨质界，其冠方壁基本呈垂直向切入牙釉质且边缘锐利清晰，而其根方壁平滑地与牙根表面相衔接（图5.7），病因尚不明确。有人认为是由于不正确的刷牙方式或者是异常功能性咬合力在牙颈部产生挠曲应力而导致牙釉质晶体分解，或者两者交互作用的结果[8]。非龋性颈部缺损及其临床处理策略见第14章。

平滑面和咬合面的鉴别诊断见图5.8和图5.9。鉴别咬合面或切缘的磨损和牙齿酸蚀症是最困难的，因为两者有可能看起来十分相近（图5.6）。一篇关于完全不同营养状况人群的牙齿磨损的研究证实了这一点[9]。中世纪食用粗糙食物的人群的咬合面磨损程度要重于当今酸性饮食结构的人群，但病损形态相似。两组人群普遍具有切缘沟槽样病损，与不同的饮食无关。需要注意的是，粗糙饮食的人群中，牙齿平滑面没有发现病损，但在酸性饮食人群中，平滑面常见釉牙骨质界冠方的浅碟形病损。该研究的结论认为，这种平滑面的浅碟形病损可以作为鉴别磨

图5.7　内部碎裂/楔状缺损：病损位于釉牙骨质界处。病损的冠方壁与牙面釉质大约成直角，龈壁在与牙根表面平缓相接

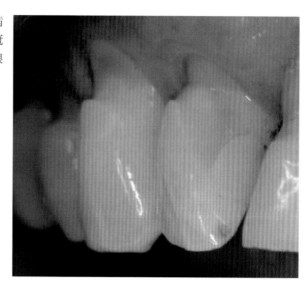

损和牙齿酸蚀症的可靠的标准。

　　在具体病例中，牙齿磨损的临床鉴别诊断，还可以根据详尽的既往史和患者饮食记录来确认[5]。既往史应该涵盖关于牙齿磨损的各个致病因素，包括饮食、口腔卫生习惯、相关个人爱好、运动习惯和职业等，不仅获取当前的信息，还要获取既往曾有过的相关行为信息（见第3章和第4章）。很多患者没有意识到所摄入食物的酸蚀潜力，因此嘱患者进行饮食记录有助于识别出其饮食中的酸性饮食，还有助于识别出其他可能导致牙齿磨损的饮食习惯。牙齿酸蚀症患者的饮食管理见第10章。

5.3　牙齿酸蚀症的不同阶段和病损进展的评估

　　无论牙齿酸蚀症处在何种阶段，一旦致病因素得到有效控制，牙齿酸蚀症的进展就会停止。然而，一旦发展成临床上肉眼可辨的病损，就不可能恢复原状，失去的牙体硬组织不会再生。不同阶段的牙齿酸蚀性组织丧失需要相应的预防和治疗策略[10]。早期阶段的诊断十分重要，可以尽早启动适当的预防性措施以避免进一步组织丧失。更严重的组织丧失，可能需要更加复杂的干预。重度酸蚀症病例，丧失的组织可能需要牙体修复治疗。

　　因此，学者们致力于对牙齿酸蚀的严重等级计分，从而能通过指数值反映出

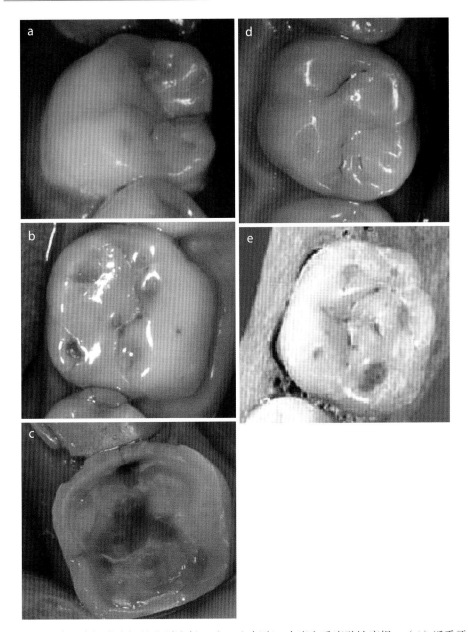

图5.8　咬合面磨损类病损的鉴别诊断。（a~c）轻度、中度和重度酸蚀病损；（d）近舌牙尖的典型的磨耗小平面病损，边缘锐利；（e）中世纪人头骨，磨损性饮食导致的牙齿磨损，形态与（b）惊人近似

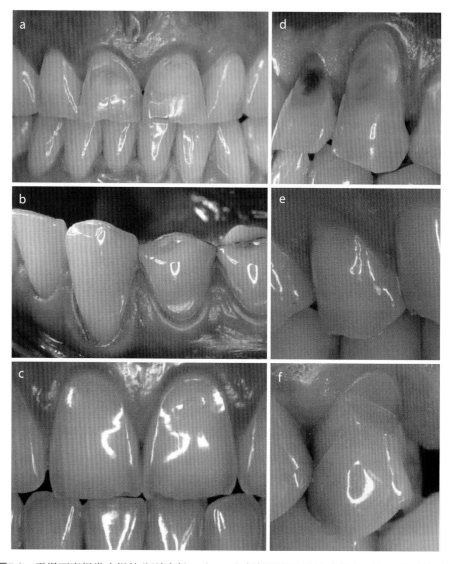

图5.9 平滑面磨损类病损的鉴别诊断。（a~c）颊侧面的酸蚀性病损主要位于釉牙骨质界冠方，颈部有牙釉质窄带；（d）磨损病损一般边界平滑，主要位于牙根表面；（e，f）内部碎裂/楔状缺损一般位于釉牙骨质界

病损情况。出现了很多指数系统，有的对所有原因的牙齿磨损综合评分，有的专门为牙齿酸蚀症评分[6]，但目前尚未有统一的分级评分标准。纵观这些标准，一般原则是，病损的严重程度等级按照受累区域占整个牙面的百分比，以及是否有牙本质暴露来划分。但是，临床上很难区分病损局限于牙釉质还是累及牙本

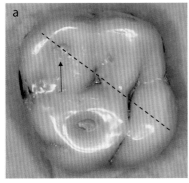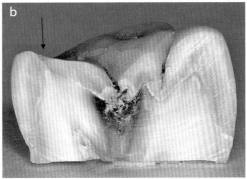

图5.10　（a）上颌第一磨牙牙尖的杯口状病损和中度组织丧失；（b）沿（a）中虚线的纵剖面：可见牙釉质的整体厚度尚可，牙本质在杯口状病损凹陷处暴露。说明牙本质暴露与整体组织丧失量之间没有相关性。另外，可见中央窝严重的牙本质龋

表5.1　Bartlett等[10]提出的牙齿酸蚀分级标准

计分	牙齿酸蚀严重程度
0	无酸蚀性磨损
1	表面纹理丧失
2	明确缺损，硬组织丧失<牙表面积50%
3	硬组织丧失≥牙表面积50%

质，因为临床检查方法很难准确判断牙本质是否暴露[11]。此外，牙本质暴露不一定意味着大范围组织缺失。例如，杯口状病损可能在早期就会有牙本质暴露（图5.10）。类似的情况也见于牙颈部病损，该区域的牙釉质较轻薄，在早期就可能出现牙本质暴露。

　　绝大多数分级标准适用于流行病学调查，而不适用于日常临床工作中的个体患者，更不适用于患者的治疗需求。

　　基于上述状况，出现了BEWE[10]。一个病损的严重程度评分，是按照其在牙齿表面的累及范围而被分为四级（表5.1）。牙列被分为6个区段，每个区段只记录受损最严重的牙面的分数。6个区段的评分之和为最终指数，为临床医生进行临床治疗提供相应的参考建议（表5.2）。

　　除了评价特定时间点上的病损等级，监测病损进展也十分重要，可以明确病损是否处于活动期，并且核查对症或者对因治疗策略是否成功有效。静止期病损的一个可见表现是外源性着色，相反，无着色以及牙面变暗则可能提示病损处于进展期。但是，这些评判标准都是主观的，不十分适用于监测记录。一个简单且

表5.2   Bartlett等[10]提出的用于指导临床处置的复杂度分级

复杂度分级	6个区段的累积得分	临床处置
0	≤2[a]	1. 日常维护和观察 2. 每3年复诊1次
1	3~8[a]	1. 对口腔卫生和饮食行为进行评估，给予建议，日常维护和观察 2. 每2年复诊1次
2	9~13[a]	1. 对口腔卫生和饮食行为进行评估，给予建议，明确组织丧失的主要病因，制定针对病因的策略 2. 考虑氟化或其他措施来增加牙面抵抗力 3. 一般应避免充填治疗，通过研究模型、口内照片或硅橡胶印模监测牙齿酸蚀进展情况 4. 每6~12个月复诊1次
3	≥14[a]	1. 对口腔卫生和饮食行为进行评估，给予建议，明确组织丧失的主要病因，制定针对病因的策略 2. 考虑氟化或其他措施来增加牙面抵抗力 3. 一般应避免充填治疗，通过研究模型、口内照片或硅橡胶印模监测牙齿酸蚀进展情况 4. 特别的，当病损快速进展时，可以考虑特殊护理措施，如充填治疗 5. 每6~12个月复诊1次

[a]：临界点数值基于其中一名作者（A.L.）的临床经验和研究结果，需要再评估

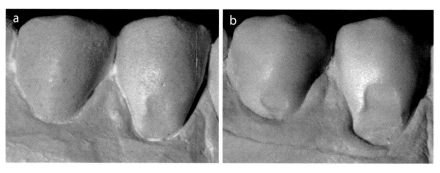

图5.11   一名年轻男性患者的研究模型。（a）44的轻度牙齿酸蚀；（b）同一患者4年后复诊，可见44病损的进展，45上出现新的病损

更可靠的监测方法是制取研究模型（图5.11）或拍摄口内照片。后者需要标准化设定以使图片可用于比较分析。这些二维图像可以通过图像处理软件来定量测量病损范围。对于临床医生来说，研究模型可能更有用，其制取容易，能够进行三

维分析，并且可以直观对比不同时间点的病损变化。然而，难以对研究模型上的组织丧失进行数字化定量。有很多定量化的研究[12-16]，但都需要烦琐的器械设备且价格昂贵或者耗费时间，直接口内检查技术也有此缺点。超声技术[17]和光学相干断层成像术（OTC）[18]已被用于测量酸蚀性组织丧失，但其主要缺点在于只能定量测量釉质的丧失。一种更有前景的方法可能是通过口内扫描设备来获取数字化印模。但是，目前为止，这些技术都尚未针对酸蚀病损的监测进行特定性改良。牙齿酸蚀症的监测见第6章。

5.4　牙齿酸蚀何种阶段是病理性的？

谈到诊断时，就需要区分健康的、生理的和病理的状态（图5.5），以及需要决定是否进行治疗。与龋病不同，牙齿磨损，原则上讲是牙列正常功能下的持续终生的生理过程。迄今为止，牙齿酸蚀症是否属于一种口腔疾病尚未有结论性意见，急需对之进行讨论[19]。以下病例被一致认可是病理的状态：牙体组织丧失严重以致牙齿完整性受损，或者牙髓受累，或者出现疼痛。然而，没那么严重的病例，或者早期牙齿酸蚀症，将之视为口腔疾病就显得较为勉强。Smith和Knight提出了一个可能有用的定义[20]：

在牙齿未因非磨损原因脱落之前或者在患者身故之前，患牙由于磨损导致其无法行使功能，或者严重影响其外形，则应判断为病理性磨损。可以接受的牙齿磨损和病理性牙齿磨损的区别在于，根据患牙的磨损速率以及患者目前的年龄，预判在患者身故前，牙齿是否会由于磨损而丧失。

这一定义的意义在于考虑了病变进展速率和患者年龄，但却缺少患牙功能和美学的准确评估标准。隐含在这一定义中的是对于人类疾病的多维度考量。Hofmann和Eriksen[21]提出了一个整合了专业判断、主观症状和社会学影响的概念，用以描述人类疾患，即疾病、病痛和患病状态。疾病是指在医学专业框架下寻求对身体或精神现象进行分类和阐释，以使疾病得到治疗或缓解。在这个框架下，牙齿酸蚀症是依照前述特征性酸蚀病损形态的标准，对牙面上与之相似的牙体组织丧失进行的诊断，除了对病损的观察，这个过程中还要包括牙列功能状态下咬合情况的专业判断。这个框架没有考虑患者个体化的主观感受，后者被涵盖在病痛的框架内。病痛包括了诸如疼痛、虚弱和无力感等负面感觉。前述的牙列功能，有一部分也归入此框架，如患者自觉咀嚼能力降低、肌肉或颞下颌关节疼痛、牙齿敏感等。最后是疾病的社会学影响，即患病状态，指的是患者在社会生活中的人际交互影响，以及患者在社会文化等背景下的社会行为。在此框架下，考量酸蚀性（大量）组织缺失引发的美观问题。事实上，是否存在美观影响，是患者个体的判断，这个判断依赖于患者所处的人际小环境，也依赖于总的社会文化大环境。需要指出的是，不同文化对牙齿美观的认知差异极大，对某些种族群体来说，刻意修整天然牙齿是文化认同的一部分。

综上所述，牙齿酸蚀症是否属于一种口腔疾病，以及是否需要治疗，与对疾病的认知密切相关。对牙齿酸蚀症的理解，不但需要已知的医学专业知识，同时需要结合人类生活的各个方面，可能有助于建立一种以患者为中心的现代治疗理念，这包括本章涉及的专业定义，以及患者在社会和文化环境下所形成的对于该病的主观认知。

扫一扫即可浏览
参考文献

第6章

牙齿酸蚀症的评估和监测
Assessment and Monitoring of Dental Erosion

Bennett T. Amaechi

摘要

一旦发现并确诊酸蚀性牙齿磨损，就应记录其严重程度和范围，以作为未来检测疾病进展的基本情况。在复诊和回访中，对酸蚀进展进行纵向监测，可作为对预防和治疗策略的效果进行科学和定量的测量参考。本章描述的以下方法可用于临床测量和监测牙齿酸蚀：硅橡胶印模、序列研究模型、口内照片、诊断性指数（如BEWE指数和TWI）等。

6.1 简介

在牙齿酸蚀症的临床管理中，准确的测量和纵向监测是非常重要的。患者的初诊全口检查中，如果发现牙齿酸蚀，就应该测量并记录严重等级，这些记录将作为临床基本情况。此后，应对牙齿酸蚀进行纵向监测，因为随着时间的推移，病损的大小和深度可能会增加，也可能保持不变/静止。而且，在复诊或者回顾阶段，纵向监测酸蚀进展的资料，可作为对预防和治疗策略的结果进行科学和定量

B. T. Amaechi, BDS, MS, PhD
Department of Comprehensive Dentistry, University of Texas, Health Science Center
at San Antonio, 7703 Floyd Curl Drive, San Antonio, TX 78229-3900, USA
e-mail: amaechi@uthscsa.edu

© Springer International Publishing Switzerland 2015
B.T. Amaechi (ed.), *Dental Erosion and Its Clinical Management*,
DOI 10.1007/978-3-319-13993-7_6

的测量参考。每次复诊时，医生应对先前诊断和治疗的牙齿酸蚀的情况（静止或进展）进行重新测量并监测。

　　牙齿磨损通常只是牙齿表面发生的现象，但是对于牙齿酸蚀，这种理解并不完全正确。酸蚀进程有其特点，初期为釉质表层被酸脱矿软化。如果这个过程不被打断，牙釉质晶体的持续溶解将导致牙体组织的永久性丧失，形成弹坑样缺损。因此，牙齿酸蚀是由弹坑样的牙体组织缺损和位于病损底部的脱矿（软化）层组成[1-2]的，见图6.1。因此，对于这种宽平的、无潜掘性特点的酸蚀病损，仅通过肉眼观察就可以诊断。但是，长期的临床监测需要一种能够量化牙齿组织损失体积的设备，该设备还应该能够量化病损底部软化牙体组织中的矿物质损失的体积。然而，迄今为止，尚没有可用于临床的诊断设备来完成这项工作。然而，已经有学者尝试开发用于客观定量测量或者主观评价牙齿酸蚀严重程度的方法，并

图6.1　偏光显微镜下观察牙齿酸蚀的结构组成：（x）弹坑样的牙体组织缺损；（y）软化的牙体组织层；（z）完好的牙釉质；放大率150倍

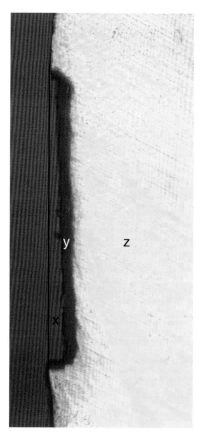

且可以随着时间的推移监控其进展状态，但这些方法都不能量化病损底部软化层中的矿物质损失。

6.2 酸蚀的客观定量监测

6.2.1 硅橡胶印模法

Shaw等[3]介绍了一种简单且更可靠的硅橡胶印模法，用以监测牙齿酸蚀的进展状态。这是一种客观的、定量的监测牙齿酸蚀的临床方法。也是监测牙齿磨损的最简单和最有用的方法之一。该方法与口腔医学生在训练全冠牙体预备时，采用的测量和监控牙体组织去除量的简单方法相同。首先，使用一个"脱胶"的分段托盘制取局部牙列的硅橡胶印模（图6.2a）。将印模从托盘中取出，从酸蚀性病损的中心切开（图6.2b）。将一段印模复位到牙齿表面时，可以看到印模与牙齿表面完美贴合（图6.2c）。如果牙齿酸蚀进展，在下一次复诊时，硅橡胶印模和病损表面之间将会出现间隙（图6.2d）。可以用标准的牙周探针［以毫米（mm）为单位］测量间隙宽度。如果经过几次复诊检查后，仍没有任何间隙，就可以确认牙

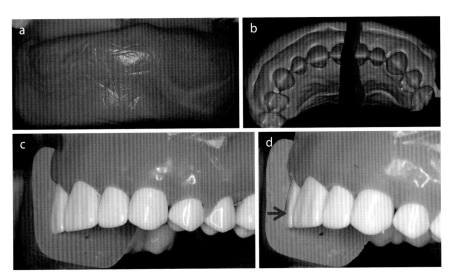

图6.2 使用硅橡胶印模监测牙齿酸蚀进展状态的步骤。（a）使用一个"脱胶"的分段托盘制取局部牙列的硅橡胶印模；（b）将印模从托盘中取出，并从牙齿酸蚀的中心切开；（c）将一段印模复位到牙齿表面时，可以看到印模与牙齿表面完美贴合；（d）如果牙齿酸蚀进展，在硅橡胶印模和病损表面之间将出现间隙（红色箭头所指）

齿酸蚀已经静止。硅橡胶印模法除了客观定量外，与下述其他方法相比，主要优点在于还能够对病损的深度和范围上的微小变化进行检测和测量。其生成的定量数据还可以在不同的时间点对病损进行定量比较、对酸蚀随时间进展情况进行统计分析。

6.2.2 其他新兴的定量化方案

在论证了用超声系统测量牙釉质厚度的可行性之后[4]，高频超声波转换器的手持式探头被用来测量牙釉质厚度，以监测酸溶解造成牙釉质酸蚀的进展程度[5]。但是，一项研究表明由于超声系统的测量偏差，小于0.33mm的厚度变化不能被可靠地检测出来[6]。此外，超声系统只能测量牙釉质的组织丧失。Wilder-Smith等[7]使用光学相干断层成像术（OCT）成功地监测GERD患者牙齿酸蚀的进展状况；然而，与超声系统一样，OCT只能测量牙釉质的组织丧失。

6.3 牙齿酸蚀症的主观和半定量监测

6.3.1 诊断性评分指数

通过诊断性评分指数表征牙齿酸蚀的严重程度，属于半定量性质。评分一般通过酸蚀病损面积占牙面的百分比，以及牙本质是否暴露来划分。诊断性评分属于主观评价，难点在于临床检查中很难区分局限于牙釉质病损和伴随牙本质暴露病损，这是因为牙本质暴露通过肉眼判断并不十分可靠[8]。此外，牙本质暴露可能不一定与广泛的组织丧失有关，特别是在釉质层本身就薄的区域，如在牙颈部区域。与硅橡胶印模法不同，诊断性评分指数无法检测病损的微小变化，特别是深度上的变化相较于面积上的变化更难检测。目前已经提出的以下指数[9]，尚无一个被广泛接受。

6.3.1.1 基本牙齿酸蚀检查标准指数

大多数现有的指数通常是针对流行病学研究设计的，而不是针对全科医生的个体患者管理，这些指数不能提供治疗建议。因此，Bartlett等[10]提出了一个基于患者治疗的指数——BEWE指数。BEWE根据病损占牙表面积的百分比，将其严重程度评分为4个等级（表6.1）。将牙列分为6个区段（图6.3），检查每个区段每颗

表6.1　BEWE中的牙齿酸蚀分级标准[10]

计分	牙齿酸蚀严重程度
0	无牙齿酸蚀
1	表面纹理丧失
a2	明确缺损，硬组织丧失<牙表面积50%
a3	硬组织丧失≥牙表面积50%

a可能累及牙本质

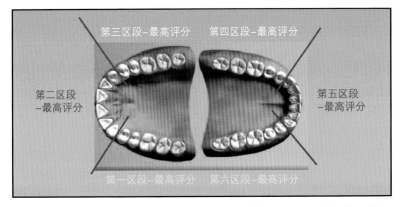

图6.3　用于BEWE的牙列6个区段划分（图中分别为：第一区段–最高评分，第二区段–最高评分，第三区段–最高评分，第四区段–最高评分，第五区段–最高评分，第六区段–最高评分）

牙齿的颊侧面、咬合面和舌面的牙齿酸蚀情况，给予0~3分的评分。然后记录每个区段中受损最重的牙面的评分。6个区段的得分总和构成了指数值（依据BEWE指数），该指数值用以指导医生制订治疗计划（表6.2）。BEWE可以用来确定个体患者的酸蚀性风险状态[11]。此外，BEWE是监测牙齿酸蚀进展的有效工具。然而，如上所述，BEWE的主观性质使其难以（即使不是不可能的）检测到牙齿酸蚀的轻微进展。最后，BEWE还有可能忽略新发生的牙齿酸蚀。

6.3.1.2　牙齿磨损指数

　　Smith和Knight[12]牙齿磨损指数（TWI）是使用最广泛的指数。TWI记录每颗牙齿所有可见表面的磨损程度。根据表6.3中详述的标准，对每颗牙齿的每个表面给予0~4分的评分。如果有疑问，则按较低的分数给分。与BEWE不同的是，TWI记录所有牙齿表面的评分，从而便于监测每颗牙齿酸蚀的进展状态。此外，TWI易

表6.2 使用BEWE评分的牙齿酸蚀程度[10]

复杂度分级	6个区段的累计得分	临床处置
0	≤2[a]	• 日常维护和观察 • 每3年复诊1次
1	3~8[a]	• 对口腔卫生和饮食行为进行评估，给予建议，日常维护和观察 • 每2年复诊1次
2	9~13[a]	• 对口腔卫生和饮食行为进行评估，给予建议，明确组织丧失的主要病因，制定针对病因的策略 • 考虑氟化或其他措施来增加牙面抵抗力 • 一般应避免充填治疗，通过研究模型、口内照片或硅橡胶印模监测牙齿酸蚀进展情况 • 每6~12个月复诊1次
3	≥14[a]	• 对口腔卫生和饮食行为进行评估，给予建议，明确组织丧失的主要病因，制定针对病因的策略 • 考虑氟化或其他措施来增加牙面抵抗力 • 一般应避免充填治疗，通过研究模型、口内照片或硅橡胶印模监测牙齿酸蚀进展情况 • 特别的，当病损快速进展时，可以考虑特殊护理措施，如充填治疗 • 每6~12个月复诊1次

[a]临界点数值基于其中一名作者（A.L.）的临床经验和研究结果，需要再评估

表6.3 由Smith和Knight[12]制订的牙齿磨损指数（TWI）分级标准

评分[a]	牙面	标准
0	唇/颊面、舌面、咬合面、切缘 颈部	釉质表面纹理无丧失 外形无变化
1	唇/颊面、舌面、咬合面、切缘 颈部	釉质表面纹理丧失 外形少量缺失
2	唇/颊面、舌面、咬合面 切缘 颈部	釉质丧失，牙本质暴露<1/3牙表面积 釉质丧失，刚刚暴露牙本质 缺损深度<1mm
3	唇/颊面、舌面、咬合面 切缘 颈部	釉质丧失，牙本质暴露>1/3牙表面积 釉质和大量牙本质丧失，但无牙髓暴露 缺损深度1~2mm
4	唇/颊面、舌面、咬合面 切缘 颈部	釉质完全丧失，或牙髓暴露，或2° 牙本质暴露 牙髓暴露，或2° 牙本质暴露 缺损深度>2mm或牙髓暴露，或2° 牙本质暴露

[a]如果有疑问，记录较低的分数

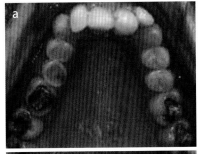

上颌	8	7	6	5	4	3	2	1	1	2	3	4	5	6	7	8
颈部	0	0	4	4	2	0	0	0	0	0	0	0	0	0	0	0
唇/颊面	0	0	0	0	0	0	0	0	0	0	0	0	0	0	0	0
咬合/切缘	0	2	4	4	3	0	0	0	0	0	0	1	1	0	0	0
舌面	0	0	4	4	2	0	0	0	0	0	0	0	0	0	0	0

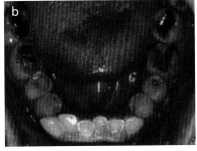

下颌	8	7	6	5	4	3	2	1	1	2	3	4	5	6	7	8
颈部	0	0	3	3	2	0	0	0	0	0	0	0	0	0	0	0
唇/颊面	0	0	4	4	2	0	0	1	1	1	0	1	1	0	0	0
咬合/切缘	0	0	0	0	0	0	0	4	4	4	0	0	0	0	0	0
舌面	0	0	0	0	0	0	0	0	0	0	0	0	0	0	0	0

图6.4 使用TWI[12]来检测和纵向监测牙齿酸蚀症。上颌（a）和下颌（b），表中显示各个牙齿的磨损指数

于检测到新发生的牙齿酸蚀。TWI是一种主观记录方法，可以较好地检测和纵向监测牙齿酸蚀（图6.4）。

6.3.2 口内照片

定期拍摄口内照片是一个简单的、有效的、主观的监测酸蚀进展方法。但是，拍照者的角度和光反射等室内环境会影响照片质量。因此，照片需要标准化的设置来确保图像的可重复性。这是一种半定量监测技术，因为可以使用图像软件工具来定量分析特定病损的二维的面积，以检测病损面积的变化，但不能检测深度的变化。许多医生可能受阻于图像分析这一步，因为测量病损进展情况需要付出时间和精力，但是这一步骤可得到定量数据以便对不同时间点的病损进行定量比较，还可对病损随时间的进展变化进行统计分析。尽管专用的微距相机拍摄的照片可提供信息是最全面的，但是用数码相机拍摄口内照片是最容易的，使用这些到处可以买到的、简单便宜的相机就能拍摄出出色的照片。

6.3.3　序列研究模型

参考模型，也叫研究模型，被用来监测牙齿酸蚀症[13-14]。它们易于取制，可供对不同时间点的病损情况进行三维分析和直观比较。医生可以通过4种方式使用研究模型来监测牙齿酸蚀的进展情况：①直观检查，初诊时取制初始研究模型，每次复诊时，用以与患者的牙齿进行肉眼比较。②每次复诊中取制的多个序列研究模型可以相互比较。③如果初诊时用硅橡胶取制印模，复诊时可以将初始印模叩在刚灌制的石膏研究模型上，更容易观察和测量两者之间的缝隙，即磨损的进展状态。④使用三维数字化图像扫描设备扫描研究模型，通过计算机辅助的数字图像分析[15-16]或无参考的自动化三维叠加软件[17]，可以测量牙齿酸蚀的面积和深度。这些数字图像分析系统虽然准确、可定量，但是需要大量昂贵的设备，并且对于繁忙的医生来说耗时太长。有必要提醒的是，研究模型在反复对比测量的过程中也容易磨损，所以如果医生计划长期使用这些模型，应该使用超硬石膏灌制。

扫一扫即可浏览
参考文献

牙齿酸蚀症的风险评估

Dental Erosive Wear Risk Assessment

第7章

Alix Young, Kjersti Refsholt Stenhagen, Aida Mulic, Bennett T. Amaechi

摘要

在本章中，介绍一种用于牙齿酸蚀症风险评估的新型工具，其适用于全科医生、牙科教育工作者和口腔医学生。使用该工具，可以对牙齿酸蚀症最常见的危险因素进行逐一评估，再结合基本牙齿酸蚀检查标准（BEWE）或者其他相似的检查评分系统，最终判断出患者的风险等级。可以进行初步筛查，以帮助牙医决定是否有必要进行后续全面的牙齿酸蚀症风险评估。如果确定需要后续评估，应使用所选评分标准对所有牙齿酸蚀病损进行评估，并由牙医决定是否制取研究模型或用其他方法对病损情况进行存档。随后，牙医使用牙齿酸蚀风险评估（Dental Erosive Wear Risk Assessment，DEWRA）量表对患者进行深度访谈，以评估饮食习惯、口腔卫生习惯、全身健康状况，以及临床症状。确定患者整体的风险类别，

A. Young (✉) • K. R. Stenhagen • A. Mulic
Department of Cariology and Gerodontology, Institute of Clinical Dentistry,
Faculty of Dentistry, University of Oslo, Oslo NO-0317, Norway
e-mail: a.y.vik@odont.uio.no; k.r.stenhagen@odont.uio.no;
aida.mulic@odont.uio.no

B. T. Amaechi
Department of Comprehensive Dentistry, University of Texas Health Science
Center at San Antonio, San Antonio, TX 78229-3900, USA
e-mail: amaechi@uthscsa.edu

© Springer International Publishing Switzerland 2015
B.T. Amaechi (ed.), *Dental Erosion and Its Clinical Management*,
DOI 10.1007/978-3-319-13993-7_7

99

然后根据该表中的治疗计划和建议部分指导患者。本章的最后，对DEWRA量表中的不同危险因素进行简短释义。

7.1 引言

过去的几十年，人群中牙齿酸蚀症患病率的持续增长已经越来越受到关注。一方面，全球范围内，特别是一些发达国家，龋病患病情况有所减轻，导致对牙齿酸蚀症的关注度提高；另一方面，饮食、社会、口腔卫生习惯的改变也可能导致该病患病率升高。

与龋病相同，当牙齿酸蚀症进展到一定程度，只能进行充填或修复治疗。为了采取适当的预防措施，尽量避免复杂的充填或修复治疗，牙齿酸蚀症的早期诊断至关重要。仔细的临床检查对诊断牙齿酸蚀症非常必要，而病损临床表现尚不明显患者的全面既往史尤其重要。因此，简单有效的牙齿酸蚀的风险评估工具需要纳入患者的常规检查中。牙齿酸蚀症的风险是指，在一段时间内，个体发生一定数量、达到一定程度牙齿酸蚀的可能性。龋病已经有这样的风险评估工具，本章介绍一个相似的专为牙齿酸蚀设计的风险评估工具。

7.2 牙齿酸蚀风险等级的评估

本章介绍的牙齿酸蚀风险评估工具，由四部分组成。第一部分是初筛（表7.1），包含对患者问诊的相关内容，同时全口检查，使用BEWE指数分6个区段，判断是否存在牙齿酸蚀性磨损的病损。对于有牙齿酸蚀表现的患者，进入第二部分，即牙齿酸蚀记录/监测，临床医生遵循表格要求，在良好光照下，干燥牙面，进行全面的临床检查。可以使用BEWE指数或者其他相似的评分系统，牙医同时需要选择如何记录牙齿酸蚀磨损。

有牙齿酸蚀性磨损表现的患者，还要进入第三部分，使用牙齿酸蚀风险评估（DEWRA）量表（表7.2），对患者进行更深入的病史采集，包括饮食和口腔卫生习惯、社会和生活习惯、全身情况等，最终把患者风险归类为低风险、中风险、高风险。DEWRA量表的最后一部分是使用临床检查结果以及唾液流量测定的信息来确定患者的风险类别。在DEWRA中，每一种危险因素的风险水平在表格的

表7.1 筛选和记录单

牙齿酸蚀的筛选		
被酸破坏的牙齿	**是**	**否**
以前是否被医生告知患有牙齿酸蚀症？		
牙齿敏感	**是**	**否**
您是否有牙齿敏感？如果有，多少颗牙？		
基本牙齿酸蚀检查标准（BEWE）		

BEWE评分标准：
0分：无牙齿酸蚀
1分：表面纹理丧失
2分*：明确缺损，硬组织丧失<牙表面积50%
3分*：硬组织丧失≥牙表面积50%
（*可能累及牙本质）6个区段示意图

6个区段最高分：

[1]:__ + [2]:__ + [3]:__ + [4]:__ + [5]:__ + [6]:__ = **BEWE 分数**：_____

（所有区段累计得分：如果≥2，需要对每颗牙齿进行详细的检查——见**牙齿酸蚀症的记录/监测表格**）

6个区段示意图

第二区段
第一区段 第三区段
第六区段 第四区段
第五区段

其他牙齿磨损类型		**是**		**否**
是否有其他类型的牙齿磨损（磨损、磨耗、NCCLs*） *非龋性颈部缺损				
如果有：是哪种类型？_____				

牙齿酸蚀记录/监测表		
牙齿酸蚀评分	**是**	**否**
BEWE指数——所有牙面（见牙齿磨损记录表）		
其他牙齿磨损指数（见牙齿磨损记录表）		

记录表

上颌	8	7	6	5	4	3	2	1		1	2	3	4	5	6	7	8
唇颊面																	
咬合或切缘																	
舌腭面																	

下颌	8	7	6	5	4	3	2	1		1	2	3	4	5	6	7	8
唇颊面																	
咬合或切缘																	
舌腭面																	

存档	**是**	**否**
临床口内照片		
研究模型		
硅橡胶印模		
牙齿酸蚀风险评估（DEWRA）量表需要在此阶段填写		

表7.2 牙齿酸蚀风险评估（DEWRA）量表

牙齿酸蚀风险评估（DEWRA）量表				
患者姓名：	出生日期：日／月／年 □□□□□□□□		年龄：_____	医生姓名首字母：___
日期：日／月／年 □□□□□□□□	低风险（L）	中风险（M）	高风险（H）	患者风险（低、中、高）
饮食和口腔卫生习惯				
酸性食物（如柑橘类水果、苹果、酸腌菜、沙拉调味料、酸味糖、维生素C泡腾片、中国糖、墨西哥糖、番茄酱、酸性调味料等）	食用不频繁、主要随餐进食		频繁进食或餐间长时间进食	
酸性饮料（如果汁、软饮料、鲜榨果汁、加味水、运动饮料、能量饮料、花草茶、葡萄酒、含酒精软饮料等）	食用不频繁、主要随餐进食，使用吸管		餐间频繁进食，含漱或小口长时间饮用	
刷牙（如牙刷方式、刷牙频率、牙膏类型）	软毛牙刷、正确的刷牙方法	硬毛牙刷、刷牙频率高、不正确的刷牙方法、磨损性牙膏		
漱口（含氟漱口水）	常规使用含氟漱口水漱口	除了含氟牙膏，无其他含氟口腔用品		
社会习惯和生活方式				
酒精及消遣性药品（如葡萄酒、含酒精软饮料、麻醉剂、可卡因、迷幻药、致幻药）	偶尔进食	经常进食		
职业/爱好/运动	无明显致病风险	高强度运动	长时间的酸性工作环境	
全身健康状况				
与唾液腺功能下降有关的身体状况（如干燥综合征、类风湿关节炎）	否		是	
头颈部放疗	否		是	
呕吐史或者GERD史	否	晨起口内酸味	是	
影响唾液分泌和导致口腔酸性环境的药物（如抑制唾液分泌药、括约肌松弛药、酸性药）	否	是		
临床检查				
牙齿酸蚀（牙齿酸蚀症的程度）	局限于牙釉质的病损	杯口状病损，累及少量牙本质	大面积牙本质酸蚀性病损	
唾液情况（唾液流量：正常非刺激唾液流量＝0.25~0.35mL/min，唾液减少<0.1mL/min；正常刺激唾液流量＝1~3mL/min，唾液减少<0.7mL/min，唾液pH：正常非刺激唾液为7.2~7.5）	正常唾液分泌水平，唾液缓冲能力良好	暂时唾液分泌降低。缓冲能力低	慢性唾液分泌降低或者唾液减少。缓冲能力低	
评价/小结：			总体风险状况：（低、中、高）	

表7.3　填写完成的牙齿酸蚀风险评估（DEWRA）量表示例

牙齿酸蚀风险评估（DEWRA）量表				
患者姓名：＿＿＿X＿＿＿	出生日期：日／月／年 1 5 1 0 1 9 9 6		年龄：18	医生姓名首字母：＿＿＿
日期：日／月／年 1 5 1 0 2 0 1 4	低风险 （L）	中风险 （M）	高风险 （H）	患者风险 （低、中、高）
饮食和口腔卫生习惯				
酸性食物（如柑橘类水果、苹果、酸腌菜、沙拉调味料、酸味糖、维生素C泡腾片、中国糖、墨西哥糖、番茄酱、酸性调味料等）	食用不频繁、主要随餐进食		频繁进食或者餐间长时间进食	高
酸性饮料（如果汁、软饮料、鲜榨果汁、加味水、运动饮料、能量饮料、花草茶、葡萄酒、含酒精软饮料等）	食用不频繁、主要随餐进食，使用吸管		餐间频繁进食，含漱或者小口长时间饮用	高
刷牙（如牙刷方式、刷牙频率、牙膏类型）	软毛牙刷、正确的刷牙方法	硬毛牙刷、刷牙频率高、不正确的刷牙方法、磨损性牙膏		低
漱口（含氟漱口水）	常规使用含氟漱口水漱口	除了含氟牙膏，无其他含氟口腔用品		中
社会习惯和生活方式				
酒精或者消遣性药品（如葡萄酒、含酒精软饮料、麻醉剂、可卡因、迷幻药、致幻药）	偶尔进食	经常进食		低
职业/爱好/运动	无明显致病风险	高强度运动	长时间的酸性工作环境	低
全身健康状况				
与唾液腺功能下降有关的身体状况（例如干燥综合征、类风湿关节炎）	否		是	低
头颈部放疗	否		是	低
呕吐史或者GERD史	否	晨起口内酸味	是	低
影响唾液分泌和导致口腔酸性环境的药物（如抑制唾液分泌药、括约肌松弛药、酸性药）	否	是		中
临床检查				
牙齿酸蚀（牙齿酸蚀症的程度）	局限于牙釉质的病损	杯口状病损，累及少量牙本质	大面积牙本质酸蚀性病损	中
唾液情况（唾液流量：正常非刺激唾液流量＝0.25~0.35mL/min；唾液减少＜0.1mL/min；正常刺激唾液流量＝1~3mL/min，唾液减少＜0.7mL/min，唾液pH：正常非刺激唾液为7.2~7.5）	正常唾液分泌水平，唾液缓冲能力良好	暂时唾液分泌降低。缓冲能力低	慢性唾液分泌降低或者唾液减少。缓冲能力低	中
评估/小结：患者X有两项"高"危险因素，可以通过饮食建议调整，两项"中"危险因素，也可以通过增加氟制剂使用以及刺激唾液流量来调整。目前，整体风险状态为"高"，但是，通过实施个性化预防措施、给予建议及患者良好的配合，目前的杯口状牙齿酸蚀，很有可能停止进展。6个月后复诊，再次评估风险状态。			**总体风险状况：** （低、中、高） 高	

右侧栏中标注；表格最后的开放区域，可书写每一名患者的病情总结。表7.3为一个填写完整的DEWRA量表。

临床医生结合DEWRA量表提供的信息，以及使用BEWE或者其他指数详细记录牙齿酸蚀的评分结果，对患者牙齿酸蚀的风险等级进行分类。对个体患者相关危险因素及保护因素的了解，有助于诊断及预后评估，是治疗计划中预防措施制订的基础。同时，牙齿酸蚀的整体风险等级评估，为个体患者制订全面、个性化的治疗计划奠定基础，也对牙齿酸蚀的病因解释非常有用。基于以上分析，可以改变一些行为因素，来降低风险，如过度的口腔卫生行为和频繁的摄入酸性饮食，都是可能改变的。也有其他因素无法被改变，这会影响预防性措施的效果和疾病预后。例如，由于干燥综合征引起唾液流量降低的患者会持续处于牙齿酸蚀的高风险状态。此外，牙医可能做如下预测："该患者如果不进行预防措施，在未来的12个月内，就会有新的牙齿酸蚀发生。"但是，由于牙齿酸蚀是一个多病因疾病，很难进行准确的预测。临床检查、全身情况、牙科既往史都是最重要的信息来源。牙齿酸蚀没有快速进展，没有查及明显的危险因素，可以认为患者处于低风险状态。相反，多个病损快速进展，查及一个或多个危险因素的患者，处于中高风险状态。这意味着，医生应该集中控制患者已有的酸蚀缺损，而不是集中于预防未来可能出现的新病损。如果把患者判断为中高风险，牙医有责任在6~12个月后约患者复诊，随访个性化预防治疗方案的进展。复诊中需要对患者风险等级再评估，如果有必要，还需要调整治疗计划[1]。

接下来需要填写牙齿酸蚀预防治疗计划表（表7.4），表中列出了一系列可供选择的预防措施，临床医生据此为每名患者制订个性化的预防计划，包括必要时进行酸蚀缺损的修复治疗。然后，给予患者一份个性化的书面报告（患者函），解释风险评估的结果，给出预防和治疗建议，患者函示例见表7.5。为了便于临床医生使用，本章的最后对DEWRA表格里不同的危险因素进行了简短的解释，详细解释见本书其他章（第3章和第4章）[2,5]。

表7.4 牙齿酸蚀预防治疗计划表

牙齿酸蚀预防治疗计划			
在以下措施中，选择可行的降低酸蚀风险和保护已酸蚀牙面的措施［在其后框中打钩（✓）］			
治疗类别	详细治疗计划		打钩
治疗相关全身疾病（在实施口腔预防性/控制性策略的同时进行）	转诊给胃肠病专家，进行GERD治疗（见第12章）		
	转诊给精神科医生或临床心理医生，进行进食障碍的治疗（见第11章）		
	转诊给内科医生，处理伴呕吐症状的非进食障碍疾病		
口腔健康教育/建议	饮食调整	3天的饮食记录（见146~148页的饮食记录）	
		饮食评估与分析（见149~150页）	
		饮食和咨询（见150~153页）	
	口腔卫生建议/指导	非磨损性牙膏	
		软毛牙刷，不使用横刷方法，力量轻柔、刷牙时间最多2分钟	
		避免酸性饮食后立即刷牙，用含氟漱口水清洁口腔，或者用重碳酸盐或者氢氧化铝和氢氧化镁抗酸片/抗酸混悬液中和口腔内酸	
	口腔干燥和唾液减少的治疗	刺激唾液流量的方法	
		刺激唾液腺产品	
		唾液替代产品	
	使用个性化聚乙烯保护性（殆）垫	使用氢氧化铝和氢氧化镁抗酸混悬液涂抹内表面	
		使用含氟凝胶涂抹内表面	
酸蚀牙面和/或敏感牙面的保护/治疗	患者自用产品	再矿化/再硬化制剂（如牙膏、漱口水等）（见第8章）	
		脱敏制剂（如牙膏、漱口水等）（见第15章）	
	牙医使用产品	再矿化/再硬化制剂（如氟保护漆等）（见第8章）	
		脱敏制剂（如氟保护漆等）（见第15章）	
		牙本质粘接剂	
		复合树脂直接粘接修复	
		含氟窝沟封闭剂	
		瓷贴面	
严重磨损牙面的修复（见第13章）			
定期复诊，监测酸蚀病损进展	低风险——每18~24个月		
	中风险——每6~12个月		
	高风险——每6个月		
给患者书面的牙齿酸蚀建议函	小结该患者的牙齿酸蚀危险因素（见患者函）		
	逐条列出建议		

表7.5　患者函示例

牙齿酸蚀症；信息和指导——患者函（示例）
患者：_X_　　　　　　　　　　　　　日期：_15.10.2014_
临床检查： 　　临床检查显示，您的下颌磨牙由于牙齿酸蚀，已经出现部分牙釉质丧失。这些酸蚀病损进展的风险，以及未来出现新病损的风险等级为——中度。 **您主要的牙齿酸蚀症危险因素为：** 饮食因素：餐间进食橙汁、可乐、柑橘类水果和酸味糖果。 口腔卫生因素： 药物因素：抗抑郁药 唾液因素：_X_mL/min；唾液分泌低（您服用的药物引起）。 **给您的建议：** ●尽量避免以下饮食习惯：餐间进食橙汁、可乐、柑橘类水果和酸味糖果 ●使用含氟制剂：0.2%的含氟漱口水，GelKam... 2x/天 ●刺激唾液流量：在进食及饮用饮料后咀嚼无糖口香糖 ●复诊评估牙齿酸蚀病损：6~12个月后 **对所有牙齿酸蚀症患者的建议：** ●餐间不饮用酸性饮料或进食酸性食物 ●不要长时间小口饮用酸性饮料 ●牙接触酸性物质（酸性饮料/食物、呕吐、反流）后不要立刻刷牙 ●牙接触酸性物质后立刻清水漱口 ●使用软毛牙刷和低磨损性的牙膏刷牙

7.3　牙齿酸蚀性磨损危险因素

7.3.1　饮食和口腔卫生习惯

7.3.1.1　饮食

　　只要发现牙齿酸蚀性磨损，无论是牙釉质酸蚀还是明显的牙本质酸蚀，对患者进行详细的饮食分析是极其重要的。临床医生不仅要关注患者现在的饮食习惯，还需要询问患者以前的饮食习惯，包括酸性饮食摄入的量和频率[3,5]。此外，酸性饮食进入口腔的方式（如大口地饮用、抿、用吸管）和时机（如随餐或者餐间），以及进食频率和酸性饮食在口内停留时间，会造成这些酸蚀性物质与牙面接触的时长,以上都是非常重要的因素。还要询问患者是否为素食者,因为素食饮食常常包括酸性和高纤维食物,后者,尤其是未加工食物,会加重牙齿酸蚀[4]。

7.3.1.2 口腔卫生

使用磨损性牙膏过度刷牙会加重牙齿酸蚀。与龋病相反,牙菌斑不是牙齿酸蚀的危险因素,龈缘处的牙菌斑恰恰可以对抗非细菌源性酸,产生抗酸蚀的保护作用。临床见到酸蚀病损沿龈缘处有一薄层完好的牙釉质,证实了以上机制。所以,患者口腔卫生习惯信息的搜集是非常重要的,不仅是现在的习惯,还包括以前的习惯,牙刷毛类型(软毛牙刷、中毛牙刷、硬毛牙刷)、刷牙方法(横刷、其他方法)、刷牙频率、餐后刷牙间隔时间(尤其是酸性饮食),以及使用磨损性牙膏和含氟牙膏的情况[5]。

含有氟化钠和氟化胺的牙膏对牙釉质有一定程度的保护作用,但是对牙本质的效果少见报道[6]。最近一项原位研究显示,每天使用含氟牙膏刷牙两次可以降低釉质出现牙齿酸蚀的概率[7]。有多种口腔保健产品的研发定位就是着眼于降低牙齿酸蚀性磨损[8]。尽管有一些抗酸蚀的新型活性制剂的研究,但是现阶段,含有高浓度酸性高价氟的牙膏、漱口水、保护漆、凝胶是最有应用前景的。

7.3.2 社会习惯和生活方式
7.3.2.1 酒精和消遣性药品

酒精和消遣性药品可能是牙齿酸蚀症的危险因素,如葡萄酒、含酒精软饮料、麻醉剂、可卡因、迷幻药/致幻药[5]。对使用这些药物的患者进行病史采集需要技巧和对患者的关照。

7.3.2.2 职业/爱好/运动

虽然已有职业健康安全防护措施,但是牙齿酸蚀症仍见于电池厂、镀锌厂、肥料厂或者电镀厂工作的人员。此外,制药厂工作人员和品酒师发生牙齿酸蚀症的风险可能较高[5]。

有研究报道,由于含氯游泳池水没有进行缓冲,职业游泳运动员牙齿硬组织快速丧失[9]。同时,这些运动员大量饮用酸性运动饮料,可能也是一个危险因素。如果对游泳池水进行充分缓冲并且控制其pH,这个风险可能会很小。

　　频繁且高强度的运动会引起脱水，因此会增加酸性运动饮料的摄入，增加酸蚀的风险。其实，对大多数运动员而言，运动饮料与水相比并没有更多优点。此外，如游泳和举重等运动，可能会增加胃食管反流的风险，进而导致酸蚀[10]。

7.3.3　既往史和用药情况

　　可能增加牙齿酸蚀症风险的因素包括：全身疾病（如干燥综合征、类风湿关节炎）、长期用药（如降低唾液分泌药、酸性/括约肌松弛药）或者特殊的治疗手段（如放疗）。每次复诊时，患者的用药情况可能变化很大，会出现新的危险因素，因此需要临床医生建议并帮助患者认识到新的危险因素可能的后果。

　　一些身体状况（如反流性疾病、进食障碍、酗酒、妊娠），或者由于某些药物和治疗方法（如化疗）的副作用，常可导致呕吐和反胃，引起酸性胃内容物与牙面接触[2]。患者可能没有意识到这些问题，此外，考虑到没有临床症状的静息反流的患病率很高，反流的可能性仍然存在[11-12]。因此，需要仔细地询问患者（如胃部不适、喉部灼烧感、晨起口内酸味等）。呕吐/反流的频率和每次持续时间，以及该症状持续时长决定了牙齿酸蚀症的严重程度，以腭侧酸蚀为重。研究显示，胃酸会引起中度至重度的酸蚀病损[2,12]。

7.3.4　临床检查
7.3.4.1　唾液状况

　　唾液是与牙齿酸蚀症最相关的生物因素。唾液有稀释、清洁、中和、缓冲酸的作用，在牙釉质表面获得性膜的形成过程中也发挥重要作用，减少牙齿矿物质脱矿的同时增强其再矿化[13-14]。口干易发生牙齿酸蚀症，唾液减少是牙齿酸蚀症主要的危险因素之一。口干最常见的4个病因是药物（如抗抑郁药、抗精神病药、镇静药、抗高血压药、利尿药）、干燥综合征（影响唾液腺和泪腺，导致口干和眼干，类风湿关节炎也会出现这种综合征）、进食障碍（如果这种状况持续较长时间将会引起唾液减少，如果合并酸性饮食会引起严重的酸蚀磨损）和唾液腺区域的放射治疗（如头颈部恶性肿瘤）。

　　询问患者的重要问题包括如下几个方面：当您睡觉/进食/吞咽食物的时候，会觉得口干吗？什么东西可以缓解您的口干？您晚上睡觉时，会经常在床边放一杯水吗？

表7.6　成人分泌唾液的参考值

分泌唾液的参考值			
唾液类型	唾液流量（mL/min）		
	正常	低	唾液减少
非刺激全唾液	0.25~0.3	0.1~0.25	<0.10
咀嚼刺激全唾液（正常pH为7.2~7.5）	1.00~3.00	0.7~1.0	0.50~0.70

　　唾液流量和唾液缓冲能力的测定是非常重要的，因为低流量和低缓冲能力可能是牙齿酸蚀的病因之一。唾液分析应该在标准条件下进行，以便后续复诊时测量可重复，结果可对比（表7.6显示成人分泌唾液的参考值）。

结论

　　牙齿酸蚀症的患病率在持续增长，该病的早期诊断和高风险个体的识别变得越来越重要。为了识别这些患者，首先通过相关病史采集和全面的临床检查进行筛选。当识别出有风险患者时，需要使用最近提出的DEWRA量表进一步细化评价危险因素，结合牙齿酸蚀病损的临床诊断，则可确定患者的风险等级。

　　需要牢记在心的是，并不是所有的牙齿酸蚀症危险因素对患者有同等影响。慢性唾液减少（如干燥综合征）、未解决的进食障碍、胃食管反流，这些因素只要存在其中一项，即使没有其他危险因素存在，也可把患者归类为高风险。

　　为了给处于风险的患者提供充分的预防措施以及必要的修复治疗，重点是把以上检查结果与个体患者相关联，依据不同患者的病情和治疗需要制订不同的复诊计划。最后，需要强调的是，患者的依从性是防治措施能够发挥作用的基础。

扫一扫即可浏览
参考文献

第8章

牙齿酸蚀症的预防和控制：患者的自我护理

Prevention and Control of Dental Erosion: Patient Self-Care

Marília Afonso Rabelo Buzalaf, Cristiane de Almeida, Baldini Cardoso,
Ana Carolina Magalhães, Bennett T. Amaechi

摘要

　　本章介绍了自我预防策略的新观点，包括通过使用家用药品和推荐的行为改变两方面来预防牙齿酸蚀。强调分发这些家用药品的时候，应该给予患者充分的使用建议，调动患者主观能动性。牙齿酸蚀症是多因素致病的疾病，主要基于化学因素、生物因素和行为因素的相互作用。预防措施是根据病因因素建立的，可能包括饮食调整、添加抗酸蚀制剂以改良酸性饮料，以及行为改变，目的是减少牙齿与酸性物质的接触。通过增加牙齿表面抗酸蚀性使其改性是研究最多的策略之一。目前，许多活性剂，如氟、多价金属阳离子、不同形式的磷酸钙、蛋白质、蛋白酶抑制剂和生物聚合物（壳聚糖）已被证实对牙齿抵抗酸蚀有一定作用。其中，日常应用的含氟制剂（如牙膏或漱口水），尤其是含钛或锡的，减少酸蚀的效果最佳。然而，有必要开展进一步临床试验，以便更好地制定这些药品的使用指南。

M. A. R. Buzalaf (✉) • C. de A. B. Cardoso • A. C. Magalhães
Department of Biological Sciences, Bauru School of Dentistry, University of São Paulo,
Al. Octávio Pinheiro Brisolla, 9-75, Bauru, SP 17012-901, Brazil
e-mail: mbuzalaf@fob.usp.br; crisbaldini@usp.br; acm@usp.br

B. T. Amaechi, BDS, MS, PhD
Department of Comprehensive Dentistry, University of Texas Health Science Center at San
Antonio, 7703 Floyd Curl Drive, San Antonio, TX 78229-3900, USA
e-mail: amaechi@uthscsa.edu

© Springer International Publishing Switzerland 2015
B.T. Amaechi (ed.), *Dental Erosion and Its Clinical Management*,
DOI 10.1007/978-3-319-13993-7_8

8.1 引言

牙齿酸蚀症是牙齿暴露于非细菌源性酸而引起的病损，其患病率逐年上升，早期临床诊断不易，这些引起了研究人员和临床医生的关注[1-2]。牙齿酸蚀症分为两个截然不同的阶段，"早期酸蚀"（初始阶段）只有牙齿表面的软化，而"进展期酸蚀"（进展阶段）由于持续酸蚀导致了牙齿表面缺损，因此产生了有软化表面的病损[2-3]。软化的表面对进一步化学性酸蚀的抵抗降低，而且对磨损和磨耗等机械摩擦力的抗性也降低[4-6]。磨耗是指牙齿与牙齿的直接接触产生的损耗，而磨损的发生是由于牙面与运动的颗粒之间的摩擦，如牙膏与牙刷在牙面摩擦[7]。

牙齿酸蚀症的病因是多方面的，涉及化学因素、生物因素和行为因素。多因素致病有助于解释暴露在相似酸蚀环境中的人，牙齿酸蚀症的易感性和酸蚀病损进展活动性的差异[8]。内源性酸和外源性酸是最主要的病因因素[9]。外源性酸主要来源于饮食（食物和饮料中的酸）和职业暴露，如职业游泳运动员经常在含氯的游泳池中游泳或者电池厂工作人员暴露于硫酸气体[10]中。饮料或酸性食物的酸蚀潜力取决于其化学因素，如酸的种类、pH、可滴定酸度、矿物质含量、黏度、可清除性和螯合钙的能力[9]。由于饮用酸性饮料的增加，食物中的外源性酸成为牙齿酸蚀最重要的因素[10]。另外，内源性酸来源于胃酸，见于胃反流、反酸和心身疾病[11]。有进食障碍的患者被列为牙齿酸蚀症的高危人群[12]。

唾液性质，牙齿位置以及矿化水平是牙齿酸蚀症生物学因素的内容。低唾液流量和缓冲能力可能会增加酸蚀风险[13-14]。此外，牙齿获得性膜的形成可减少酸蚀的发生和进展[15-17]。这促使研究者探讨牙齿获得性膜的组成（肽、蛋白质和脂肪）及其与酸蚀易感性的关系[18-19]。

行为因素对牙齿酸蚀症也有重要作用，涉及患者暴露于不同酸性物质的频率和模式，如暴食行为和口腔卫生习惯[8,20]。

改变个体的行为和生活方式一直以来就比较困难，因此提高牙齿抗酸性，成为至关重要的策略。应用氟化物产品，如高浓度氟保护漆和氟凝胶，是保护牙齿抵抗酸蚀的主要专业方法[21]。然而，患者接受专业治疗必须去医院或者诊所，而且会产生费用，这些都使专业方法的应用受到限制。因此，使用自我预防产品对牙齿酸蚀高危患者可能更有益。

8.2 基于生活方式和行为改变的预防策略

给予以下建议时，应该充分调动患者的配合意愿，以确保其成功[22]。在后续复诊时，还要反复进行宣教[23]。

8.2.1 改变饮用饮料的频率和方法

牙齿酸蚀症的预防措施包括化学因素、生物因素、行为因素，应该根据患者病史明确具体方法[24-25]。显然，对于高危患者，减少在酸中暴露是最好的预防策略。然而，这又是最难的方法，因为它涉及生活方式和行为的改变。例如，具有酸蚀潜力的饮食，应该严格限制于随餐摄入[24-25]。一些习惯应该避免，如饮用饮料的时候含在嘴里，或者小口抿着喝，因为这些习惯延长牙齿接触酸的时间，增加酸蚀症易感性[8,24,26-27]。适当地使用吸管饮用饮料，可以减少酸与牙齿的接触，是可推荐的饮用方法[28-29]。酸性饮料的温度也影响其酸蚀潜力，冰镇可以降低其酸蚀作用[30-31]。

8.2.2 口腔卫生方法和材料的改变

牙齿被酸蚀后，刷牙时机、用力大小，以及牙膏的类型是需要注意的[8]。Conviser等[32]报道，一个贪食症患者样本中，32.5%有呕吐后立即刷牙的习惯，这种习惯应该被禁止，因为刷牙的摩擦力会增加牙齿酸蚀[33-35]。因此，一项重要建议是牙齿遭到酸蚀后不要立即刷牙，酸蚀包括呕吐、反流导致的胃酸酸蚀或者摄入酸性饮料。但是，要立刻用水漱口，或者使用更有效的抗酸剂或氟化漱口水漱口。尽管一些研究者建议，对于高酸蚀风险患者，应该在牙齿受到酸蚀后等待至少60min再刷牙[4-6,24]，但是患者可能很难严格依从这项建议。

牙膏的磨损性是一个需要考虑的重要方面，其可能导致酸蚀进展。这是由于高磨损性牙膏可能破坏牙齿表面的获得性膜，并且把已经酸蚀软化的牙齿表层磨除掉。尽管不同品牌牙膏有很大差异，但其磨损性可以根据类型进行粗略估计。牙膏的标准磨损测试的数据表明，美白牙膏通常具有最高磨损性，普通牙膏或大多数抗敏感牙膏具有中低磨损性。酸蚀症高危者，尤其是牙本质暴露者，应该推荐使用普通或抗敏感牙膏。

根据牙刷毛的硬度，可分为软毛牙刷、中毛牙刷和硬毛牙刷。对于酸蚀症高危患者，特别是牙本质暴露者，推荐使用软毛牙刷。已有资料证实，刷牙可导致完整牙齿硬组织的磨损[36-37]，刷牙磨损在已有酸蚀的牙釉质更加明显[38]。刷牙磨损主要受牙膏的磨损性影响，次要影响因素是牙刷毛硬度[39-40]。牙刷类型、刷毛硬度，以及刷毛尖端的圆钝处理，都可能影响牙膏磨损性[39-40]。Hooper等[41]报道，对酸蚀的牙本质表面，使用不同牙膏进行磨损实验，结果显示随着牙膏相对牙本质磨损（RDA）值的增加，酸蚀牙本质的磨损量增加。与其他体外研究结果一致，随着牙膏相对牙釉质磨损（REA）值或RDA值的增加，牙釉质或牙本质的磨损均相应增加[39-40,42]。

8.2.3　个人防护装备的使用

使用个人防护装备（如工厂作业工人的呼吸面罩或职业游泳运动员的殆垫），以及严格遵守职业健康法建议的安全阈值，是减少职业暴露于酸蚀性酸的重要预防策略[43]。

有必要说明，为专业游泳运动员建议的殆垫应该在内侧面（与牙齿接触面）涂上少量碳酸氢钠粉末或氧化镁乳剂以中和运动过程中灌入其中的酸性水。这种殆垫应该只覆盖咬合面，以保留唾液对平滑面的再矿化作用。

8.2.4　内源性酸暴露的控制

治疗患有器质性或神经心理性疾病，如胃食管反流病（GERD）或进食障碍（酗酒、厌食症或神经性贪食症），患者的牙齿酸蚀症需要多学科干预，包括内科治疗和心理治疗，以减少内源性酸暴露[12,44]，见第11章和第12章[33-34]。

8.2.5　唾液的刺激

牙酸蚀可能与生物因素有关，如唾液缓冲能力和流量的降低[13,45]。唾液流量或质量的变化可能是头颈部放射治疗导致，也可能是由于服用某些药物或者患有GERD[46-47]。考虑到唾液具有重要功能（缓冲能力和再矿化作用），通过咀嚼口香糖刺激唾液分泌，特别是含有再矿化剂，如含有磷酸钙的口香糖[5,48]，或者饭后食用奶酪和牛奶[49-50]均有助于减缓酸蚀进程。唾液也能够促进牙齿获得性膜的形成，这种薄膜是一种酸的扩散屏障，减少酸和牙齿表面的接触[15-17]。

8.2.6　改性产品的使用

饮料或食品的改性是降低牙齿酸蚀风险的另一项预防策略。为了减少饮料的酸蚀潜力，向酸性饮料中添加离子（Ca^{2+}、P^{5+}和/或F^-）可使饮料相对于牙齿矿物质［羟基磷灰石（HA）］的饱和度增加[51-52]，或者添加聚合物（果胶、藻酸盐和阿拉伯树胶聚合物），其可吸附在牙齿表面，形成抵抗酸蚀的物理屏障[53-54]。已经证明添加钙或聚合物可以降低酸性饮料的酸蚀潜力[51-54]。未来的研究应该侧重改性产品的口味、牙齿着色问题、溶液的稳定性和对患者全身的影响。

8.3　基于患者自用制剂的预防策略

市售的预防和控制牙齿酸蚀症的家用商品，见表8.1。

8.3.1　中和口腔酸度

在口腔接触酸蚀性物质后，立刻口含不同产品（抗酸片、阿拉伯树胶含片、矿物水、牛奶或自来水）2min，随后检测口腔酸度。阴性对照为不使用任何产品。结果显示，试验组与对照组相比，口腔内pH均增加；其中，抗酸片引起口腔内pH的升高最明显、最快速[55]。盐酸酸蚀釉质后，使用不同的抗酸悬浊液和重碳酸盐溶液处理，也显著降低釉质表面丧失[56-57]。因此，建议临床医生指导患者在呕吐或胃食管反流后，立即用水漱口或者使用更有效的抗酸制剂。

8.3.2　含多价金属氟化物牙膏的使用

为了保护牙齿表面免遭酸蚀，建议使用氟化物及多价金属氟化物。但是，研究显示保护作用与氟化物的种类有关。含有四氟化钛（TiF_4）和氟化亚锡（SnF_2）的牙膏对釉质的保护作用优于含有氟化钠（NaF）的牙膏[21,58-66]。不管氟化钠牙膏中氟的浓度有多高（1100ppm F、1450ppm F或5000ppm F），对模拟酸蚀刺激均未表现出釉质保护作用[65-67]。SnF_2和TiF_4保护作用较强是因为锡和钛与牙表面相互作用后，形成了不溶性化合物的抗酸膜，从而增强牙体组织的抗酸性[59,68-70]。这些化合物内还有CaF_2样沉淀（CaF_2小球），组成一道阻止酸与牙釉质接触的物理性屏障，也可作为氟的蓄积池[71-72]。已知CaF_2蓄积池在酸性环境中比在中性环境中形成

表8.1 市售的预防和控制牙齿酸蚀症的自用商品

产品类别	商标名称	活性成分	生产商
含多价金属氟化物的牙膏和凝胶	舒适达专业修复™ 舒适达全方位防护™	SnF_2 0.454% 0.15% w/v F⁻（pH为5.7）	葛兰素史克（美国）
	佳洁士 Pro Health	SnF_2 0.454% 0.15% w/v F⁻（pH为5.7）	宝洁（美国）
	GelKam®	970ppm F⁻，3030ppm Sn^{2+}（0.4% SnF_2）凝胶（pH为4.0）	高露洁Oral Pharmaceuticals（美国）
	Erosion Protection®	1400ppm F⁻（700ppm F⁻源于氟化胺，700ppm F⁻源于NaF），3500ppm Sn^{2+}（0.462% $SnCl_2$）壳聚糖（0.5%）（pH为4.5）	GABA Int. AG（瑞士）
	Erosion Protection®	800ppm Sn^{2+}（0.105% $SnCl_2$）500ppm F⁻（125ppm F⁻源于氟化胺，375ppm F⁻源于NaF）（pH为4.5）	GABA Int. AG（瑞士）
含氟牙膏	舒适达® ProNamel®	0.15% F⁻源于NaF 5%硝酸钾	葛兰素史克（美国）
Novamin骨修复技术	舒适达专业修复™ 舒适达全方位防护™	生物活性玻璃,15%钙钠磷硅酸盐（CSPS），1450ppm F⁻单氟磷酸钠（pH为7.0）	葛兰素史克（英国、加拿大）
磷酸三钙技术	Clinpro™5000牙膏	功能性磷酸三钙（TCP），5000ppm F⁻源于NaF牙膏（pH为7.0）	3M ESPE Inc.（美国）
	Clinpro tooth crème	TCP，850~950ppm F⁻源于NaF（pH为7.0）	3M ESPE Inc.（亚洲/澳大利亚）

续表

产品类别	商标名称	活性成分	生产商
Recaldent（CPP-ACP）技术	Tooth Mousse（亚洲/澳大利亚）或MI paste（美国）	酪蛋白磷酸肽-无定形磷酸钙（CPP-ACP）乳（pH为7.0）	GC公司（美国/亚洲/澳大利亚）
	Tooth Mousse Plus（亚洲/澳大利亚）或者MI Paste Plus（美国）	酪蛋白磷酸肽-无定形氟磷酸钙(CPP-ACFP)，含900ppm F-源于NaF乳（pH为7.0）	GC公司（美国/亚洲/澳大利亚）
含壳聚糖牙膏	Chitodent®	壳聚糖/壳多糖 0.5%	Chitodent Vertrieb GmbH（德国）

更多[73]，并且与口腔用品中氟的浓度和使用频率高度相关[74]。因此，对酸蚀症易感患者，除了每天使用普通含氟牙膏刷牙，还要使用其他含氟用品，效果最佳的是含有多价金属氟化物的酸性配方的牙膏。

就牙本质而言，含氟/锡牙膏（1100~1400ppm F）能够显著减少牙本质磨损，而胺氟（AmF）牙膏（1400ppm F）则没有这个作用[75]。最近，Comar等[76]在体外实验中比较了含TiF_4、NaF和SnF_2牙膏对牙齿酸蚀后磨损的作用，结果显示TiF_4和SnF_2与安慰剂组相比，显著降低了牙釉质和牙本质的酸蚀后磨损量（64%~70%）。

8.3.3 含高浓度氟牙膏的使用

NaF牙膏的防酸蚀效果似乎并不随氟浓度的增加而增加，而且与安慰剂/对照组牙膏相比，牙齿酸蚀后磨损的减少量基本在30%以下[21,77]。一项原位研究显示，氟浓度5000ppm和1100ppm的牙膏与安慰剂牙膏相比，牙本质酸蚀和酸蚀后磨损量减少了约27.5%，但不同浓度牙膏的功效没有显著差异[78]。牙釉质的酸蚀后磨损方面，氟浓度5000ppm和1100ppm的牙膏也没有显著差异[79]。但是，Ren等[80]的原位研究显示，氟浓度5000ppm（NaF）的牙膏与1450ppmF-（F-来源于NaF）的牙膏相比，对牙釉质酸蚀的保护作用增强55%。

另外，当含氟牙膏中加入三偏磷酸盐（TMP），即使氟浓度较低（3%TMP和500ppm F），也可以抑制牙齿酸蚀后磨损。体外实验中，这种牙膏减少牙釉质酸蚀和酸蚀后磨损的能力优于1100ppm F牙膏，而且与5000ppm F牙膏无差异[81]。

8.3.4 含Recaldent（CPP-ACP）成分的牙膏/乳膏的使用

含酪蛋白磷酸肽–无定形磷酸钙（CPP–ACP）成分的牙膏和乳膏（GC公司），作为患者自用产品，已被多项研究证明具有促进牙釉质和牙本质再矿化的作用[44,82-90]。这些产品的商品名是Tooth Mousse（亚洲/澳大利亚）和MI paste（美国）。在此基础上添加氟的配方，即酪蛋白磷酸肽–无定形氟磷酸钙（CPP-ACFP）（含900ppm F），商品名是Tooth Mousse-plus和MI Paste-Plus。在Recaldent技术中，可溶的无定形磷酸钙中的Ca^{2+}和PO_4^{3-}与蛋白质CPP形成稳定的纳米复合体，从而防止在储存过程中的团聚沉积[91]。在口腔内应用后，这些纳米复合体与牙面薄膜结合，形成口腔中Ca^{2+}和PO_4^{3-}的过饱和状态。当口腔接触酸性物质后，口腔内pH下降，钙从CPP中释放，以提供高浓度生物活性的钙和磷离子，促进再矿化、抑制脱矿[89]。牙齿酸蚀症患者可以首选含氟的CPP-ACP产品。按照产品说明书使用即可。该产品对抗酸蚀的保护作用与其他产品（如多价金属氟化物）相比孰优孰劣，需要进行进一步的研究。

8.3.5 基于功能性磷酸三钙技术牙膏的使用

这项技术是为提升再矿化能力而研发的，是一种使Ca^{2+}、PO_4^{3-}和F^-在口腔中同时具有生物活性的方法。该技术中，将磷酸三钙（TCP）与有机材料（功能性）结合，TCP中的氧化钙受到有机材料的保护，从而在水溶性基质（牙膏）中，TCP中的Ca^{2+}和P^{5+}与F^-共存，避免了TCP–氟的相互反应而失活[92]。一旦接触唾液，唾液降解表面包被的保护层，激活含钙化合物，释放Ca^{2+}到牙表面，在病变表面形成高生物活性的氟和钙的微环境，并随后扩散进入病变以促进再矿化[93-94]。基于功能性磷酸三钙技术的产品由3M ESPE Inc. 生产，有患者自用的牙膏，商品名为Clinpro™5000（含5000ppm F，美国）和Clinpro tooth crème（含850~950ppm F，亚洲/澳大利亚）。按照产品说明书使用。该产品对抗酸蚀的保护作用，与其他产品（如多价金属氟化物）相比孰优孰劣，需要进行进一步的研究。

8.3.6 基于Novamin骨修复技术的牙膏的使用

在针对牙本质敏感的口腔产品中，很多应用了Novamin骨修复技术。它是一种与牙表面结合的生物活性玻璃（钙钠磷硅酸盐），与体液接触时（如唾液），释放Ca^{2+}和PO_4^{3-}，形成碳酸羟基磷灰石，使牙体组织再矿化[95]。现在市售牙膏，如舒适达专业修复™和舒适达全方位防护™（葛兰素史克，英国）中的生物活性玻璃（Novamin™）不含氟，而是添加单氟磷酸钠，为CaF_2的初步形成提供可能[96]。最新技术将氟、锶、钾和锌加入玻璃材料，从而使Ca^{2+}、PO_4^{3-}和F^-同时以适当的量释放，形成氟磷灰石，对抵抗酸蚀具有更强的化学稳定性[97]。欧洲市场上还有含氟的生物活性玻璃（F–BG），在口腔环境内持续释放氟超过12h。该产品对抗酸蚀的保护作用，与其他产品（如多价金属氟化物）相比孰优孰劣，需要进行进一步的研究。

8.3.7　含聚合物牙膏的使用

近来，开始研发含聚合物牙膏，其具有在牙面形成保护层，并强化获得性薄膜的潜力[77]。研究涉及的聚合物，有酪蛋白、卵清蛋白、果胶、海藻酸和阿拉伯树胶等有机聚合物，还有焦磷酸盐、三聚磷酸钠、多聚磷酸盐等无机聚合物[64]。其中一些是普通牙膏中的常见成分，如羧甲基纤维素、羟乙基纤维素和聚乙二醇。

8.3.8　含壳聚糖牙膏的使用

壳聚糖（Chitosan）是由壳多糖脱乙酰化得到的一种阳离子多糖，被用作不含氟牙膏的活性成分，用来抑制酸蚀和酸蚀后磨损[63]。在含氟和锡的牙膏中加入壳聚糖，可显著提高牙膏对牙釉质和牙本质的抗酸蚀/抗磨损效果[64,98]。壳聚糖也许具有吸附到负性Zeta电势的固体结构（如牙釉质）的能力[99]，该吸附层在pH循环条件下和物理因素影响下异常稳定[64]。此外，壳聚糖似乎能够提高含Sn^{2+}牙膏的抗酸蚀/抗磨损功效。浸泡于含Sn^{2+}壳聚糖牙膏悬浊液，可以显著减少组织损失。对比浸泡不同悬浮液后刷牙磨损情况，发现浸泡于GelKam（3000ppm Sn、1000ppm F）和氟/锡/壳聚糖（1400ppm F、3500ppm Sn和0.5%壳聚糖）者，磨损量显著少于安慰剂组及含氟/锡牙膏组[100]。

表8.2列举了具有抗牙齿磨损作用的牙膏的一些研究结果。

表8.2　抗酸蚀和酸蚀后抗牙齿磨损的牙膏的有效机制和主要试验结果总结

牙膏	作用部位	主要结果	参考文献
含NaF牙膏	牙釉质和牙本质	含氟牙膏的作用有限（可降低30%），含NaF牙膏的效果似乎不随氟浓度的增加而增强	[21, 77–79]
含多价金属氟化物（钛和锡）牙膏	牙釉质	这些化合物在抑制牙齿酸蚀方面效果很好（约55%），但是抗酸蚀后磨损的效果在体外实验和体内实验中都不理想	[21, 62, 66, 69, 76]
含多价金属氟化物（钛和锡）牙膏	牙本质	体外试验中，低磨损性的SnF_2牙膏、SnF_2/NaF牙膏和TiF_4/NaF牙膏，均能显著减少牙本质磨损（64%~79%）	[76]
含三偏磷酸盐（TMP）的低浓度含氟牙膏	牙釉质	在体外实验中，这类牙膏减少牙釉质的酸蚀和酸蚀后磨损的能力显著优于1100ppm F牙膏，与5000ppm F牙膏相比无差异	[81]
含纳米羟基磷灰石（nHAP）的牙膏	牙釉质	与一般含氟牙膏的效果无明显差异	[69]
含酪蛋白磷酸肽–无定形磷酸钙（CPP–ACP）的牙膏	牙釉质	体外实验中，与对照组/安慰剂组相比，该牙膏略有效（牙酸蚀减少30%~35%），当使用含有此成分的牙膏时，防护效果有所提高（减少量达到63%~79%）	[44, 84, 86]
含聚合物–壳聚糖（多糖）的牙膏	牙釉质和牙本质	在体外和原位实验中，添加这种聚合物的含锡和氟牙膏的有效性显著提高	[64, 98, 100]

8.3.9　含氟酸性漱口水的使用

　　漱口水使用简单，可配制成清爽口味，适合患者接触到酸性物质后使用，以加强唾液再矿化作用。新配方研发的重点是含氟漱口液（如多价金属氟化物），其在较低浓度下即可达到理想效果并适合日常使用。Wiegand等[101]观察到，相同氟浓度（10000ppm F）的AmF和SnF_2的酸性溶液，牙釉质抗酸蚀的效果相似，均优于NaF溶液。Yu等[102]把牙釉质和牙本质分别单独用NaF/$SnCl_2$溶液（500ppm F和800ppm Sn）处理，随后置于恒速流动酸中，检测释放到酸中的钙的量，结果发现单次使用NaF/$SnCl_2$溶液就可以使牙釉质和牙本质在6min和3.5min内减缓酸蚀。这项研究中，单独使用NaF（500ppm F）溶液则对牙釉质和牙本质的酸蚀进展均无显著影响[102]。在pH为1.2时，四氟化钛（TiF_4）溶液（约9000ppm F）能显著减少牙釉质中酸蚀性矿物质丧失[103]，相似浓度（9000ppm F）和pH为1.2的NaF和TiF$_4$溶液均能减少牙本质酸蚀，且两者之间无差异[104]。与SnF$_2$溶液相比，TiF$_4$能产生更强大的抗酸层[58,60]。原因可能在于，这一保护层中，氟化物的摄取增加，而且形成新的化合物（水合磷酸氢钛和二氧化钛）[21]。但是，由于低pH的TiF$_4$可能对成纤维细胞有细胞毒性，因此不可作为患者自用产品[105]。因此，应改进该配方，以适应家庭自用。

低浓度TiF$_4$漱口水的抗酸蚀效果见于一个两阶段研究[106]。第一阶段，在体外实验模型进行，低浓度TiF$_4$溶液（500ppm F$^-$，pH为2.5）与一种抗酸蚀漱口水商品——Erosion Protection$^®$（含SnCl$_2$/NaF/AmF）进行对比。每天应用2次，每次1min，每次应用后，采集数据，进行对比。第二阶段，比较了pH较高（pH为4.5）的TiF$_4$和NaF混合应用及单用TiF$_4$（pH为2.5）的效果。在这个两阶段研究中，首先TiF$_4$（pH为2.5）溶液的抗酸蚀效果最好（牙釉质磨损减少99%），其次是Erosion Protection$^®$（减少78%），最后是TiF$_4$和NaF混合溶液（减少41%）。虽然TiF$_4$和NaF混合液的pH升高，但与单纯TiF$_4$溶液相比，其抗釉质酸蚀的作用却有所降低，与预期一致，这可能是TiF$_4$和NaF混合液中的钛在釉质上的沉积减少所致[106]。

8.3.10 含多价金属氟化物的漱口水的使用

含锡氟溶液的试验结果令人满意，原位实验显示，其能够沉积金属化合物〔Ca（SnF$_3$）$_2$、SnOHPO$_4$、Sn$_3$F$_3$PO$_4$〕，具有超越CaF$_2$颗粒的抗酸性能[107-110]。在体外实验中，AmF/NaF/SnCl$_2$混合物（2800ppm Sn^{2+}、500ppm F$^-$溶液）能够抑制80%的酸蚀后磨损。调整溶液中Sn^{+2}的浓度（800~2800ppm），作用无显著差异，提示可以降低锡的浓度，而并不会影响氟化锡溶液的效果[107]。漱口水中锡的浓度十分重要，因为浓度过高会造成牙面粗糙感、口内涩感和牙齿变色[21]。含有低浓度锡的含氟漱口水（800ppm Sn^{2+}来自SnCl$_2$，500ppm F$^-$来自AmF和NaF）在欧洲有售（Erosion Protection$^®$；GABA Int.AG，瑞士）。原位实验中，这种漱口水在重度酸蚀的条件下，每天1次，使用30s，可以减少67%的牙釉质及47%的牙本质丧失，显著优于NaF[111]。同时，无论有无脱矿有机基质（DOM），SnCl$_2$/AmF/NaF漱口水都可以保持稳定的抗牙本质酸蚀作用，但当去除DOM后NaF漱口水就会失效，说明前者更有临床应用前景[111]。

8.3.11 含蛋白酶抑制剂漱口水的使用

牙本质中酸蚀过程与釉质不同，因为牙本质中脱矿有机基质（DOM）的存在，使得离子扩散更加困难，这减缓了牙本质酸蚀的进展。DOM主要由 I 型胶原蛋白组成，易受蛋白酶降解，导致酸蚀进展[112]。因此，使用含有蛋白酶抑制剂的漱口水（如氯己定和绿茶提取物[113]），或者直接使用绿茶漱口[114]，与对照组相比，已被证明可以降低原位牙本质损失（30%~40%）。蛋白酶抑制剂的效果与氟化物类似。因此，含有$SnCl_2$/NaF/AmF、TiF_4/NaF或蛋白酶抑制剂的漱口水，可能有益于经常暴露于酸蚀物质的患者。

表8.3总结了一些关于漱口水抗酸蚀作用的研究结果。

总结

有迹象表明，很多国家的牙齿酸蚀症患病率正在增加，因此牙医应该具有牙齿酸蚀症病因的知识，并能够进行早期诊断。基于病因知识，才可以适当地给予预防措施。高危患者的治疗策略应尽可能保守，包括多学科和预防性方法，促进

表8.3 抗酸蚀和酸蚀后磨损漱口水的有效机制和主要试验结果总结

漱口水	作用部位	主要结果	参考文献
含多价金属氟化物（锡）漱口水	牙釉质和牙本质	体外实验中，$AmF/NaF/SnCl_2$溶液抑制80%的酸蚀后磨损；原位实验中，在低浓度下（ErosionProtection®）也减少了67%的牙釉质和47%的牙本质损失，两种试验效果均显著优于NaF	[21, 107–110]
含多价金属氟化物（钛）漱口水	牙釉质	与SnF_2溶液相比，TiF_4能提供更强的耐酸层。低浓度的TiF_4溶液抗酸蚀效果最优（牙釉质磨损减少99%），其次为ErosionProtection®（减少78%），随后为NaF与TiF_4混合溶液（减少41%），NaF和对照组为最后	[21, 58, 60, 106]
含蛋白酶抑制剂（氯己定和绿茶提取物）的漱口水	牙本质	原位实验中，该种漱口水与对照组相比能减少30%~40%的牙本质酸蚀，效果与氟化物相近	[113–114]

生活方式和行为的改变，定期监测治疗成果。使用牙齿表面制剂以增强其抗酸能力（如氟化物的应用）仍然是最有用的预防策略。氟化物的日常应用——尤其是含锡氟化物（含壳聚糖牙膏或漱口水），是有助于减少牙齿酸蚀的策略。

扫一扫即可浏览
参考文献

牙齿酸蚀症的预防和控制：专业临床护理

Prevention and Control of Dental Erosion: Professional Clinic Care

John A. Kaidonis, Poppy M. Anastassiadis, Dimitra Lekkas, Sarbin Ranjitkar, Bennett T. Amaechi, Grant C. Townsend

摘要

牙齿酸蚀症预防和控制的基本原则包括：减少或消除酸性刺激；缓解敏感症状；通过再矿化方法使剩余的已破坏牙齿表面愈合；避免牙齿后续的酸性刺激。实现以上原则的方法众说纷纭，市面上也有大量的产品，每种产品都有独特的配方和不同的浓度，因此会对医生的选择造成困扰。尽管本章中会提及一些特定的产品，但是重点是参考一般产品的通用方法来指导治疗。此外，本章虽然集中在专业人员应用产品和口腔教育上，但是这些和患者需要进行的家庭预防措施一起才能构成整套预防策略。总之，每一个治疗计划的制订都要遵循为患者量身定制的预防理念。

J. A. Kaidonis, BDS, BSc Dent, PhD (✉) • P. M. Anastassiadis • D. Lekkas
S. Ranjitkar • G. C. Townsend, BDS, BSc Dent, PhD, DDSc
Faculty of Health Sciences, School of Dentistry, The University of Adelaide,
Adelaide, SA 5005, Australia
e-mail: john.kaidonis@adelaide.edu.au

B. T. Amaechi, BDS, MS, PhD
Department of Comprehensive Dentistry, University of Texas Health Science Center
at San Antonio, San Antonio, TX, USA
e-mail: amaechi@uthscsa.edu

© Springer International Publishing Switzerland 2015
B.T. Amaechi (ed.), *Dental Erosion and Its Clinical Management*,
DOI 10.1007/978-3-319-13993-7_9

9.1 引言

非细菌源性酸对牙体组织的影响已有大量资料报道，也有诸多研究试图解释影响牙齿酸蚀症治疗效果的相关因素[1-3]。然而，迄今为止，纵向的临床研究匮乏，所以很多临床治疗是基于既往龋病研究结果、牙齿酸蚀症的体外和原位研究结果，以及临床经验所得出的推论。

预防酸蚀最核心的原则是减少和消除酸性刺激。此外，预防还应该致力于利用唾液以及使用氟化物制剂，使软化的牙釉质再矿化。通过使用新技术或新产品延长氟在口腔环境的接触时间使其再矿化作用可以进一步提高，同时，增加唾液流量来提供最高浓度的钙磷离子以利于再矿化。如果唾液较少，则应增加钙磷离子的摄入以利于再矿化。

通常来说，如果再矿化的环境维持稳定，那么牙齿表面再矿化的、富含氟的表层足以抵抗轻度酸性刺激而不发生损伤。然而，在未控制的重度酸蚀症病例中，酸的暴露频率很高，pH常常低于氟磷灰石的临界pH，任何再矿化的手段都将失效。牙齿酸蚀病损持续进展，经常造成伴牙本质暴露和牙齿敏感的大面积病损。对于这些病例，有观点强烈建议使用预防性表面涂层（屏障）来阻止酸与牙表面接触，特别是牙齿表面本身具有再矿化能力的情况下。这种方法对于预防后续酸性刺激损伤至关重要，但是必须向患者说明，涂层只是提供暂时性保护，必要时要重新覆盖涂层。此外，保护性牙面涂层不是永久性充填体，不能替代缺失的牙体结构。

下文讨论的专业人员应用方法并无任何优先顺序，只是简单地概括临床医生可能用到的技术，并配以相关产品的示例。所有的技术在预防方面都有作用，其选择应基于患者的情况。本章没有对产品的有效性进行比较，仅列出可供临床医生使用的预防牙齿酸蚀症的方法，这些方法应该与患者家用预防措施联合使用。每一个治疗计划的制订都要遵循为患者量身定制的预防理念[4]。

9.2 影响牙齿酸蚀症预防处理效果的物理–化学因素

有充足的资料证据证明，牙齿获得性膜（及相关的生物膜）具有保护性，能抵抗酸[5-6]。牙齿获得性膜/生物膜是一种选择性渗透膜，它起到抵抗酸的物理屏障作用，口腔内牙齿获得性膜外的唾液[7]以及牙齿获得性膜内的唾液都起到很好的缓冲作用。然而，频繁地酸侵蚀可以逐渐蚕食口腔中不同区域的生物膜[8]，使一些牙面失去保护，暴露于酸性脱矿环境，形成临床上见到的各种形式和不同严重程度的酸蚀病损。此外，咀嚼和口腔卫生习惯（如牙刷）所产生的不可避免的机械磨损与酸蚀相互作用，使病损的临床表现更加复杂。

更具体地说，酸作用于去除生物膜后的暴露牙面的持续时间有所不同，可产生暂时作用或长时间作用，这个持续时间上的差异反映了酸的类型、暴露频率、酸流率、唾液缓冲能力、口腔清洁机制和效果，以及生物膜形成过程之间的相互作用。许多饮食酸易于破坏牙齿获得性膜，这是液体之间的表面张力和接触角等因素导致的，与唾液成分的个体差异无关；而且如果酸的酸蚀性很强，仅靠唾液，几乎没有即刻抵抗效果[9]。酸一旦与牙面接触，对于羟基磷灰石而言是不饱和的酸溶液，就会导致迅速脱矿。这是一个"开放系统"，脱矿产物通过吞咽而丧失，没有再利用的可能。一次酸性侵蚀作用后，即使酸已经被吞咽，2~5min仍然发生上述脱矿[10]，在这之后，唾液（以及应用的其他再矿化产品）开始发挥再矿化作用。与再矿化产品相比，唾液的再矿化作用有限，需要数小时；因此，如果希望唾液成功修复脱矿区，酸侵蚀的频率是重要因素。就牙釉质而言，再矿化可以修复学术界所谓的"软化牙釉质"（几微米厚），该层由损坏的釉柱末端构成。然而，这种再矿化过程无法"重建"失去的釉质。也就是说，釉柱的原始长度不会再恢复（图9.1）。

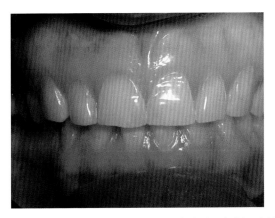

图9.1 患者22岁，未经治疗的极早期牙齿酸蚀症。受累牙面包括上颌前牙的唇面颈1/3。再矿化可以修复软化的牙釉质，但"浅碟状"的外观将持续存在（即釉柱无法长回原长度）。在酸性来源受到遏制之前，受累牙面行预防性涂层可以保护牙齿

　　唾液分泌受损患者（如干燥综合征）的唾液修复功能丧失。因此，对这些患者，临床预防方法应该致力于为口腔环境提供唾液中缺少的适当浓度的离子（如Ca^{2+}和P^{5+}）。

　　现在有观点强烈建议，还要考虑在尽可能多的牙面"培养"并利用牙齿获得性膜/生物膜来控制酸蚀[5]。牙齿获得性膜除了提供物理屏障隔绝酸，同时提供了一个"封闭系统"，唾液和专业应用产品中的离子于其中构成再矿化的过饱和环境。

　　另外，未得到充分控制的、非常活跃的牙齿酸蚀症的主要问题是许多酸（特别是软饮料和胃酸）的pH远低于羟基磷灰石和氟磷灰石的pH临界值。因此，不论再矿化产品把釉质修复得多好，下一次酸性刺激又会导致大量溶解。虽然体外研究已经反复证明，唾液的再矿化作用和含氟再矿化产品的确可以修复软化牙面，还可增加其进一步抗酸蚀能力，但是，体外研究很难转移到临床。实际上，牙齿酸蚀症未得到充分控制的患者，仅靠再矿化提供的保护作用极小。这些患者矿物质的总丧失量超过了总增加量，治疗极其困难。

　　根据临床经验，未得到充分控制的活跃的牙齿酸蚀症患者，即使唾液质量好，也不能仅靠唾液以及再矿化产品进行治疗。这些患者，需要在受累牙面使用保护性表面涂层，以隔绝酸与牙面的接触[11]。此外，如果预防性屏障同时兼具再矿化潜力，似乎更有益。无论哪种方式，必须告知这些患者，这种涂层随着时间的推移将会遭到破坏，因此需要定期维护。将来，预防性屏障厂家也许可能推出在耐受机械磨损和酸蚀方面与充填体相媲美的屏障。但是现在，大多数屏障还是"消耗性的"，是暂时的牙齿组织保护剂。

　　在酸蚀病损处放置的预防性涂层还有一个优点，就是通过迅速封闭牙本质小管，即刻缓解牙齿敏感症状。当患者主诉是疼痛时，涂层治疗还具有这样的优势。

9.3　软化牙面的再矿化方法

　　下文讨论的专业人员应用方法并无任何优先顺序，也不涉及产品或技术的有效性比较。这些是可供临床医生使用的再矿化方法，其应该与患者家用预防措施联合使用。

　　传统意义上，以凝胶和泡沫形式存在的氟化物一直在被使用，并且现在仍被用于软化牙釉质再矿化和减缓脱矿进展。然而，氟化物只有在和其他元素（如Ca^{2+}和PO_4^{3-}）以合适比例共同存在的情况下才能有效地发挥再矿化作用。因此，专业人员在新酸蚀的牙面使用的高浓度氟，通过利用唾液中现有的Ca^{2+}和P^{5+}产生再矿化，随后，多余的氟被吐出或者吞咽而浪费掉。为了克服这一点，许多方法可供单用或者组合使用。

当牙面有生物膜时使用氟化物，可以延长氟的存在时间。此时，氟化物被"留置"在生物膜中，当随后接触酸性物质pH下降时，这部分氟还可以与唾液中的Ca^{2+}和P^{5+}结合产生作用。唾液中的Ca^{2+}一般与富酪蛋白和富脯蛋白络合形式存在，当受到酸刺激pH下降，则会游离出来，与牙齿获得性膜中的氟共同产生作用。对于轻度牙齿酸蚀症患者中，酸性刺激频率较低，间隔期内牙面可以形成牙齿获得性膜/生物膜，则可发生以上过程。这也支持了应先充分利用机体自身的防御反应再考虑医源性预防措施的观点。

使用氟保护漆也可以延长氟的存在时间，大量的氟导致唾液中的钙磷离子不断聚集，浓度不断增高。尽管这种再矿化方法更加有效，但过量的氟仍然被浪费掉。此外，大量的高浓度氟也可以被充分利用，需要同时在口腔环境中加入同样高浓度的生物活性的Ca^{2+}和PO_4^{3-}，现在已经有多种Ca-P技术可以做到。

针对氟化物多少浓度下抗酸蚀最优，观点不一。根据以往龋病的相关研究，较低但可持续存在的氟浓度似乎能提供抗脱矿作用，而且再矿化作用更强[12-13]。然而，更多最近的研究表明，对于牙齿酸蚀症，如果使用更高浓度的多价氟化物制剂（如氟化亚锡、氟化银）似乎更有效。尤其是，金属离子与氟的数量比值更大（如亚锡离子/氟离子）的时候，有效性更大[14]。最后，专业人员应用的氟制剂，如果只是"一次性"应用，效果通常有限；当长期连续的家用氟制剂使用与之联合时，将获得长期及更有效的正面效果。

9.3.1　专业人员应用的氟化物

9.3.1.1　氟凝胶和氟化泡沫

专业应用的氟化物通常是高浓度的中性氟化物（如2%的NaF），无论是凝胶状态还是泡沫状态，均易于涂抹在一次性托盘中（表9.1）。氟化泡沫能提供的氟化物的量比氟凝胶多。但是，大多数这种高浓度氟化物的有效性，并不仅仅依赖于能提供多少氟，更多地与口腔内可用的Ca^{2+}和PO_4^{3-}的浓度有关。

表9.1 可预防和控制牙齿酸蚀症的专业人员应用制剂

产品种类	商品名	具体配方	生产商
中性氟化物	—	—	—
—	Denti-Care Pro-Foam Denti-Care Pro-Gel	2%中性NaF泡沫 2%中性NaF凝胶	Medicare（美国、加拿大）
—	Nupro Neutral Fluoride Gel	2%中性NaF	登士柏（澳大利亚）
—	Neutra Foam	2%中性NaF	欧乐-B（美国）
—	Neutracare Gel	1.1%NaF	欧乐-B（美国）
酸化磷酸氟化物（Acidulated Phosphate Fluoride, APF）	Nupro Acidulated Phosphate Fluoride Foam	1.23%APF	登士柏
—	Floam	1.23%APF	Germiphene
—	Ultra Control Foam	1.23%APF	Waterpik（英国、欧洲）
—	One minute topical Fluoride Foam	1.23%APF	Laclede（美国、澳大利亚）
氟化亚锡类	—	—	—
—	ProHealth Toothpastes	1450ppm的氟（稳定的氟化亚锡1100ppm、350ppm的NaF和六偏磷酸钠）	欧乐-B（澳大利亚）
—	Crest Pro Health Toothpastes	0.454%氟化亚锡	佳洁士（美国）
—	GelKam®	1000ppm氟化亚锡	高露洁（澳大利亚）
—	Fluorigard Gel Toothpaste	1000ppm氟化亚锡	高露洁（澳大利亚）
氟保护漆	—	—	—
—	Duraphat	NaF保护漆 22600ppm氟	高露洁（澳大利亚）
—	Cavity Shield	5%NaF保护漆	3M（美国）
—	Profluorid Varnish	5%NaF保护漆	Voco（英国、美国、澳大利亚）
—	DuraShield Varnish	5%NaF保护漆	Sultan Healthcare（欧洲、加拿大、美国）
—	Nupro	5%NaF保护漆	登士柏 International
酪蛋白磷酸肽-无定形磷酸钙（CPP-ACP）	Tooth Mousse	乳膏	GC（澳大利亚、欧洲）

续表

产品种类	商品名	具体配方	生产商
—	Tooth Mousse Plus（含氟）	乳膏	GC（澳大利亚），（欧洲）
—	MI Paste	乳膏	GC（美国）
—	MI Paste Plus（含氟）	乳膏	GC（美国）
磷酸三钙（Tri-Calcium Phosphate, TCP）	MI Varnish	含Recaldent［酪蛋白磷酸肽–无定形磷酸钙（CPP-ACP）］的5%NaF保护漆	GC（美国）
	Clinpro White Varnish	含TCP的5%NaF	3MESPE Inc.（澳大利亚），（欧洲）
—	Vanish Varnish	含TCP的5%NaF	3MESPE Inc.（美国）
—	Clinpro Tooth Crème（Toothpaste）	含TCP的950ppm 氟化物	3MESPE Inc.（澳大利亚），（欧洲）
无定形磷酸钙（Amorphous Calcium Phosphate, ACP）	—	—	—
—	Enamel Pro Varnish	含ACP的5%NaF	Premier（美国）

这些产品最好在生物膜形成后应用，因此不建议患者在应用前进行口腔清洁操作。可以把患者约在接近傍晚时就诊，或者最好建议患者在预约当天赴诊前不要刷牙。但是，对口腔卫生意识强的患者才能给予这样的建议，否则会导致患者对口腔卫生和口腔健康产生错误概念。

氟凝胶和氟泡沫的使用说明：

- 不建议应用前进行口腔清洁操作。
- 应该使用紧密贴合的托盘（可以将硅树脂板放到患者牙列的石膏模型上通过热成型机器加热形成个别托盘）。氟化物应该只覆盖托盘表面，而不是完全填满托盘。每个托盘的氟化物用量总共不应超过2mL。
- 托盘就位保持大约4min，取出托盘后，有大约30s吐出多余药物的时间。整个处理过程中使用吸唾管。
- 最后，建议患者在治疗后30min内不要进食或饮水。

　　操作人员必须注意氟化物不能超过每天5mg/kg体重的"可能中毒剂量"，并且必须遵守年龄对应的指标。由于存在误吞的可能性，10岁以下儿童不推荐使用高浓度凝胶。

　　酸化磷酸氟化物（APF）凝胶也是一种高浓度氟化物（1.23%F⁻），一些临床医生推荐使用（表9.1）。内源性酸蚀以及外源性酸蚀中品酒者的酸蚀，致病酸的酸性都较强；体外研究表明，APF对这类酸蚀的保护作用优于高浓度NaF凝胶[11,15]。例如，对品酒者应用APF，产生高度保护作用，特别是在品酒前24h应用，这样可以有24h用以形成生物膜。有人报道，在品酒前一天专业应用APF，同时通过患者自用措施进行定期补充，对预防品酒者酸蚀非常有效。此外，酸化的氟化物凝胶用于酸蚀病损区域，其还具有耐磨损作用，优于中性氟化物[16]。

　　尽管APF的pH为3.0~3.5，应用于牙齿酸蚀症患者似乎不太合适，但对唾液分泌受限患者有一定优势。因为，APF的低pH使牙齿表面脱矿，产生Ca²⁺，与APF中的磷酸盐和氟离子有机会一起再矿化。同样，建议使用紧密贴合的托盘，应用后的注意事项同上。但是，口内有玻璃离子水门汀和间接瓷修复体的患者，不宜使用该低pH产品。

　　APF使用说明：

- 不建议应用前进行口腔清洁操作。
- 应将凝胶涂在"热成型的"个别托盘中（如前述），就位保持1min。
- 取出托盘后，有大约30s的吐出多余药物的时间。整个处理过程中使用吸唾管。
- 患者在治疗后30min内不要进食或饮水。

　　体外研究一致表明，二价金属离子氟化物，如氟化亚锡（SnF₂；表9.1），可以保护牙齿表面抵抗酸侵蚀。曾有观点认为这是由于氟化物的再矿化作用，实际上，这些产品在牙齿表面沉积氟磷酸亚锡（和氧化亚锡）沉淀物，这种沉淀物在酸中溶解度极低从而产生效果。当亚锡离子附着于釉质表面上的游离磷酸盐位点时产生这种沉淀。这种沉淀物可封闭开放的牙本质小管，因此可用于缓解牙齿敏感。

　　亚锡产品做成牙膏形式（如ProHealth产品）时，专业人员将之用作牙面保护膏；亚锡产品做成凝胶（如GelKam）时，专业人员通过个别托盘使之完全覆盖牙面（类似于上述凝胶使用方法）（绝大多数家用凝胶用手指或刷子涂布牙面）。

9.3.1.2 氟保护漆

把氟化物制成保护漆，也可以延长其在口腔环境中的存在时间（表9.1）。保护漆是高浓度氟化物（如5%），由于"接触时间"极长，再矿化作用更加有效，同时，唾液流动时间更长，可以利用更多来自唾液的Ca^{2+}和PO_4^{3-}。未使用或过量的氟化物仍然通过吞咽浪费掉。对于如何使用氟保护漆存在意见分歧。有学者认为，应由专业人员在非常活跃的病损区域进行定点涂布，辅以家庭用氟化物，这似乎是一种常见方法，而其他学者则建议全牙面涂布。虽然这些氟保护漆的有效性是基于龋病高危患者的研究，但其对牙齿酸蚀症的效果似乎也越加清晰。在酸蚀性环境中，保护漆本身就有抗牙齿酸蚀（即酸蚀和机械性磨损相结合）的作用[17]；但是保护漆的长期效果尚不确定，而且应该同时辅以家用预防措施。

氟保护漆使用说明：
- 不建议应用前进行口腔清洁操作。
- 干燥牙面，纱布、棉卷隔湿后，用手指或刷子涂布氟保护漆。其与唾液接触后固化。
- 建议患者在使用后30min内不要进食或饮水，当日不要刷牙。
- 目前没有可靠的临床数据显示，对牙齿酸蚀症患者，每年需要涂布几次氟保护漆。

尽管一般印象是，氟保护漆的氟化物含量很高，但与高浓度氟凝胶和氟泡沫相比，其被吞咽的量较低，这是因为氟保护漆中氟的释放速度较为缓慢导致。因此，对于10岁以下的儿童，氟保护漆是较好的选择。

9.3.2 专业应用的含钙技术

含有牙齿再矿化所需的所有化学元素的产品肯定是有效果的。但是，生产商必须克服的最大障碍是，在产品储存期，要使高反应性的Ca^{2+}、PO_4^{3-}和F^-相互独立而不会团聚沉淀；同时，当产品应用于口腔环境中时，三者又要相互发生反应，具有生物可利用性。生产商一般通过模拟唾液成分来控制，唾液中的富酪蛋白和脯氨酸蛋白具有稳定钙的天然作用，可防止沉淀，当口腔环境的pH下降时，则释放钙，使其具有生物可利用性。有许多不同的技术可以实现以上控制机制，主要包括Recaldent［酪蛋白磷酸肽–无定形磷酸钙（CPP-ACP）］技术，磷酸三钙

（TCP）技术和其他类型的无定形磷酸钙（ACP）技术。

9.3.2.1 Recaldent（CPP-ACP）技术

基于Recaldent（即CPP-ACP：酪蛋白磷酸肽–无定形磷酸钙）的产品，是一大类含有再矿化用钙和磷酸盐的产品。其中，钙被CPP稳定，防止在储存期内沉淀。应用于口腔后，当口腔接触酸性刺激导致pH降低时，钙从CPP中释放，产生过饱和环境，再矿化得以实现[18]。Recaldent技术还可以包含适当浓度的氟化物，不仅提供更有效的再矿化，而且不会造成氟化物的浪费。CPP-ACP具有与牙齿、牙齿获得性膜/生物膜、细菌和软组织结合的能力，并且如果在原位保持时间更长，则结合得更好。有很多临床证据支持Recaldent™的再矿化功效[19]。含氟的CPP-ACP产品可能是牙齿酸蚀症患者的首选预防用制剂。这些产品使用安全，可用于乳糖不耐症患者。但是，不建议患有牛奶蛋白过敏的患者使用。目前，基于CPP-ACP的产品有可作为患者自用的糊剂，还有专业应用的氟保护漆（表9.1）。本章仅讨论专业应用CPP-ACP保护漆［MI Varnish，GC（美国）；GC（澳大利亚）］。

MI Varnish［GC（美国）；GC（澳大利亚）］是含有Recaldent（CPP-ACP）的5%氟化钠保护漆（表9.1）。因为制成保护漆形式，所以接触时间更长，Ca^{2+}、PO_4^{3-}和F^-缓慢释放。该保护漆可以被专业人员用于酸蚀病损的定点应用，也可以全牙面应用。还要辅以患者自用的Tooth Mousse Plus（GC澳大利亚）或MI Plus（GC美国）。

MI氟保护漆使用说明：
- 不建议应用前进行口腔清洁操作（保留牙齿上的任何生物膜）。
- 不要擦干牙齿。
- 用毛刷将保护漆直接涂在牙齿表面上（或者用保护漆刷牙）。
- 应用后30min内，患者不得进食或饮水。

9.3.2.2 磷酸三钙（TCP）技术

为了把钙、磷和氟同时释放到口腔环境中，进行更有效的再矿化，TCP技术提供了另外一种解决方案。磷酸三钙（TCP）是以生物活性的方式从氟化物中分离出来的，从而防止两者在储存期内发生过早反应和沉淀[20]。一旦用于口腔，与唾液接触，TCP和氟化物的活性被激发，产生再矿化。越来越多的证据显示出TCP的优势。以安慰剂为对照的临床研究结果显示，氟化物加功能化TCP组，使被酸蚀牙釉质发生再矿化的能力，优于单独使用氟化物组[21-22]。

基于这项技术的专业应用的产品是含5%氟化钠的TCP保护漆（表9.1）。

使用TCP氟保护漆的方法：

- 不建议应用前进行口腔清洁操作（尽可能保留牙齿上的生物膜）。

- 不要擦干牙齿。

- 用刷子直接把保护漆涂抹在牙面上。

- 应用后30min内，患者不得进食或饮水。

9.3.2.3　其他钙相关技术

目前市场上许多基于新技术的产品竞争激烈，特别是抗敏感和再矿化产品。有一些是基于无定形磷酸钙（ACP）技术的专业用保护漆（表9.1），使用方法同前。此外，大多数这些产品是针对家庭常规使用的，本章不详细介绍。

9.4　牙面保护（预防性涂层）

9.4.1　具有再矿化潜力的牙面保护性涂层

目前，市场上可见玻璃离子水门汀（GIC）和树脂改性玻璃离子水门汀（RMGIC）类产品。这些产品的最早的研发初衷是专门用于预防龋病的"牙冠和牙面封闭剂"，但近年来，被用作预防牙齿酸蚀症的保护性涂层（表9.2）。为了最大限度地发挥GIC和RMGIC的再矿化潜力，生产商们使用本章前述的酪蛋白磷酸肽-无定形磷酸钙（CPP-ACP）、磷酸三钙（TCP）和无定形磷酸钙（ACP）技术，在产品中进一步添加了钙和磷酸盐（表9.2）。

所有这些产品都能够封闭开放的牙本质小管，使牙本质敏感患者即时缓解症状，使受累牙面再矿化，并且形成屏障、暂时抵抗后续的酸侵蚀。由于它们本质上并不耐酸，所以抵抗酸侵蚀能力并不持久。但是，作为消耗性涂层，它们在牙科领域有着自己的地位。这些产品通常黏度低，易于在表面上流动，并且必要时可以再次涂布。

另外，这些产品具有耐湿性，因此在湿度控制困难的病例中效果尤为理想。

表9.2　可用于未得到充分控制的牙齿酸蚀症的预防性表面涂层产品

产品种类	商品名	具体用途	生产商
玻璃离子水门汀（GIC）	Fuji Ⅶ	牙面保护	GC（澳大利亚）
—	Fuji Triage	牙面保护	GC（澳大利亚；欧洲）
树脂改性玻璃离子水门汀（RMGIC）（保护漆）	Clinpro XT	牙面保护	3M ESPE
GIC［含酪蛋白磷酸肽–无定形磷酸钙（CPP–ACP）］	Fuji Ⅶ EP	牙面保护	GC（澳大利亚）
RMGIC［含磷酸三钙（TCP）］	Clinpro White Varnish	牙面保护	3M ESPE
GIC［（含无定形磷酸钙（ACP）］	Riva Protect	牙面保护	SDI（澳大利亚）
纳米填料光固化自粘接剂	G–Coat Plus	牙面和玻璃离子保护剂	GC（澳大利亚）
一步法牙齿粘接剂	G–Aenial Bond	牙面保护（表面加表面树脂涂层）	GC（澳大利亚）
一步法牙齿粘接剂	Scotchbond Universal	牙面保护（表面加表面树脂涂层）	3 M ESPE
树脂	Seal & Protect™	牙面保护	登士柏（韦布里奇，英国）
树脂	Optibond Solo™	牙面保护	科尔（美国）
树脂	Fissure sealant	牙面保护	
高填料树脂	Pro Seal	牙面保护	Reliance Inc.（美国）
高填料树脂	BisCover LV	牙面保护	BISCO，Schaumberg（伊利诺伊州）
高填料树脂	Opal Seal	牙面保护	Ultradent（盐湖城，犹他州，美国）
高填料树脂	SeLECT™ Defense surface sealant	牙面保护	Element34 Technology（得克萨斯州，美国）

这些材料的寿命取决于作用于牙齿上的机械力（如咀嚼力或刷牙时的力量）的大小，无论寿命如何，必要时的重新填补都比较容易。就GIC而言，其与牙齿表面形成的牙面-GIC界面处的离子交换区（化学键），耐酸程度高于牙面或GIC材料本身。因此，即使GIC随着时间的推移被磨损掉，遗留更耐酸的界面，仍然具有一定保护作用。

这些产品的另外一个优势是可以释放氟进入周围环境，而且它们具有充当氟的储存池的潜力，可以摄取口腔内氟来对自身进行再补充。最近，龋病相关的随机临床试验证实，释氟的封闭剂有益于保护患牙周围的邻牙[23]。通过推论，研究人员期望在牙齿酸蚀症方面也具有上述效果；然而，需要进行独立研究来证实这一点。

这些产品应该在生产商的使用说明指导下进行操作，以下步骤概述了它们的应用方法。

使用说明：

- 需要牙面清洁，以去除任何可能抑制化学黏接的牙齿获得性膜/生物膜。
- 应根据生产商的说明对牙面进行处理，以进一步清洁并使牙面利于黏接（离子交换）。水冲洗掉处理剂，吹干牙面，但不可过于干燥。
- 将材料在调拌纸垫上混匀，然后用小毛刷在牙齿表面均匀涂布一薄层。
- 材料需要光固化。有些需要依靠固化灯的热量来加速固化（如Fuji Ⅶ，Fuji Ⅶ EP），另一些基于树脂改性玻璃离子水门汀（RMGIC）的产品则依靠光敏引发剂来产生固化。
- 在固化材料表面加一层坚硬的涂层，可以保护材料，并通过提供更耐磨损的表面屏障来提高材料寿命（如G-Coat Plus：纳米填料，光固化涂料；GC International公司；图9.2）。然而需要注意的是，尽管涂层可延长材料使用寿命，但是这些屏障也可以阻止或限制氟释放到周围环境，限制了含氟材料的优势。如果这是个问题，就不在GIC和RMGIC的表面涂布涂层，只需要根据GIC和RMGIC生产商的建议，在这些材料固化和早期稳定期（2~7天）注意保护，防止水浸泡材料即可。

上述产品专门用于全口牙面的薄层覆盖和保护所有牙面，但如果临床缺少专用产品，传统RMGIC类也可作为最后的手段。按照生产商的说明使用即可，但是问题在于其黏稠度较高，为了克服这个问题，一旦材料混合并放置在调板上，应该用沾着无填料树脂的刷子涂布材料。通过这种方式，材料可以涂成非常薄的一层。

图9.2　44和45的颊侧面上非常活跃的牙齿酸蚀症病损伴牙齿敏感。有足够的空间进行GIC或RMGIC的牙面薄层涂层，其上覆盖G-Coat plus以延长涂层的寿命

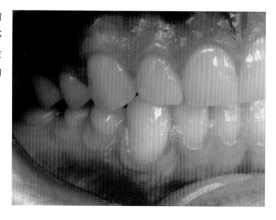

9.4.2　不具备再矿化潜力的保护性表面涂层

　　市面很多表面涂层不具备使牙齿再矿化的能力，但直接用于酸蚀的牙面之后，它们可以形成一个抵抗酸侵蚀的屏障，封闭开放的牙本质小管，并即刻消除牙齿敏感症状。这些材料大多是含有一定填料成分的树脂，与窝沟封闭剂及常见的粘接剂类似。相较于具有再矿化能力的涂层来说，这种材料并非最佳选择，但其仍有一定应用。根据该材料涂抹的厚度和黏接能力，一般能提供3～9个月的短期保护[24]。在非应力区（如牙颈部或根面），该材料的寿命较长；在去除了部分牙本质的咬合面，使材料脱离咬合接触有利于延长寿命。在找不到其他材料时，临床医生经常将某些材料应用于说明书以外的其他用途，这被称为是"医生发明的"应用。该材料的这些应用即为这种情况。

　　在这些情况下，有两个基本问题需要临床医生在选择材料之前思考。第一，该材料应用于牙釉质还是牙本质表面？第二，该材料如何与不同的牙体组织粘接？基于这两个问题，牙医应该谨慎决定是否应用光固化（无填料）树脂封闭剂。因为这类材料本身与牙本质无粘接作用，必须首先使用牙本质处理剂对界面进行处理（如"自酸蚀"系统），同时，这类材料与牙釉质粘接前，需要进行酸蚀。但是，牙齿酸蚀症患者的牙釉质已经脱矿了，对于这种牙面是否还需要酸蚀剂进一步酸蚀，观点不一。此外，牙齿酸蚀症的牙釉质表面能否形成微机械锁合黏接也尚存争议，尤其是牙齿酸蚀症进展过程中，牙釉质表面与牙齿获得性膜长期相互作用，其表面结构复杂。而且，含有甲基丙烯酸-2-羟基乙酯（HEMA）的材料不宜用于牙本质表面。材料与牙本质小管液接触，产生塑化反应，会明显降

低其使用寿命，并且HEMA对牙髓可能有刺激性。

此外，虽然只有少数的研究探讨了这些材料作为抗酸保护层的使用寿命[25-26]，但必须明确的是，它们不是永久充填材料，而是短期应用材料，效果持续数月，必要时应该再次涂抹（表9.2）。对几种表面保护涂层进行的讨论如下。

G-Coat Plus（GC International公司）是一种光固化的纳米填料自粘接涂层，用于玻璃离子水门汀和复合树脂材料表面，以提升这些材料的耐久性（图9.2）。薄涂一层后，在0.5～2年时间内，可以提升充填材料的抗断裂性能、耐磨性能和耐酸性，使用寿命延长。在牙齿酸蚀症的应用方面，G-Coat Plus可以用于牙齿酸蚀症暴露的牙本质表面。它可与牙本质粘接（因为含有磷酸酯单体），缓解牙齿敏感，并提供保护、抵抗后续的酸侵蚀。然而，如果希望G-Coat Plus与牙釉质表面黏接，需要先使用磷酸对釉质表面进行轻度酸蚀，形成的G-Coat Plus涂层也能抵抗酸侵蚀。为了克服牙釉质和牙本质不同处理的问题，可以在牙釉质和牙本质表面先统一应用一步法粘接剂（表9.2），随后涂布更加耐磨的涂层，如G-Coat Plus。这些产品的使用说明各不相同，医生应按照指导操作。

为了在牙表面形成一个更具保护作用的涂层，一项研究以一种脱敏用牙本质粘接剂Seal&Protect™（登士柏，韦布里奇，英国）为研究对象，体内评估其抗牙齿酸蚀症的有效性。结果显示，Seal&Protect™对前牙腭侧，牙本质暴露的牙齿酸蚀，具有保护作用，但是作用仅能持续3个月[27]。另外一项研究，对比每天使用含氟漱口水与Seal&Protect™抵抗牙本质酸蚀和磨损的效果，结果显示Seal&Protect™的保护作用更佳[28]。

一项原位研究对比了一种粘接剂Optibond Solo™（科尔，美国）和Seal&Protect™（登士柏，韦布里奇，英国）的牙齿抗酸蚀效果。结果是两者都能保护牙本质表面抵抗强酸蚀作用，Seal&Protect™的保护作用最佳[29]。

涂层材料的磨损丧失是一个问题，为了提升其保存率，一种更持久的材料，Fissure Sealant，也被用来检测是否能更长效预防牙本质磨损。体内研究结果表明，在长达9个月的时间内，与封闭组相比，未处理的对照组表现出更多的磨损。提示，窝沟封闭剂具有预防牙本质磨损作用，而且其有效性可能长于粘接剂[30]。

也有其他树脂类封闭剂，常见用于预防正畸托槽周围脱矿、保护暴露的根面及其他具有脱矿风险的牙面。有资料报道，应用于正畸托槽周围的封闭剂具有防止73%～100%粘接断裂的作用[31-36]。一些市售树脂类封闭剂包括Pro Seal（Reliance

Inc.，美国）、BisCover LV（BISCO，Schaumberg，伊利诺伊州）、Opal Seal（Ultradent，盐湖城，犹他州，美国），以及SeLECT™ Defense surface sealant（Element34 Technology，得克萨斯州，美国）。其中，Pro Seal以及SeLECT™Defense中灌注了荧光素（Fluorescein®），使用紫外光源（Opal Seal公司出售）可以检查其是否尚存。这些材料形成了抵抗酸侵蚀脱矿的物理屏障。特别的，SeLECT™ Defense sealant（Element34 Technology，得克萨斯州，美国）除了提供物理屏障，也有对致龋的菌斑生物膜的抗菌作用，抑制细菌的黏附和牙菌斑的生长[37]。

9.4.3　牙面保护用"殆垫"

以下几组人群应当在接触酸性物质时戴入制作好的"殆垫"。殆垫的内表面（牙面）应涂上少量碳酸氢钠粉或氧化镁乳剂，以中和流入内表面的酸性物质。殆垫应该仅覆盖咬合面，这样唾液接触其他牙面，有利于持续再矿化。

- 胃食管反流病（GERD）患者应在睡觉时戴用。
- 进食障碍的患者在呕吐时尽量戴用。
- 专业游泳者在氯化不当的游泳池中游泳时应戴用。
- 职业暴露于酸蚀性酸的工人应该在工作时戴用。

9.5　通过口腔卫生宣教预防和控制牙齿酸蚀症

如书中第4章[38]所述，个体易患牙齿酸蚀症的危险因素之一是生活方式。传统的口腔卫生宣教侧重于提供信息和建议，这丰富了患者的知识，但可能不会促进患者持久的行为变化。通过调动患者主观能动性的访谈方式，给患者提供信息和建议，能够使患者发生持久的行为转变[39-41]。调动患者主观能动性的访谈，是一种以患者为中心的方法，通过探索和解决患者心理上的矛盾，来增进患者行为转变的内在动机。由患者评估他们自己的行为，提出行为改变的难点，并决定行为改变的重点。同时，医生的作用是帮助患者确定行为改变的可行方法。影响患者依从性的因素，如行为改变的愿望/意愿的强度、执行行为改变任务的能力/技巧、患者需要付出的费用、文化背景以及其他个人因素等，都需要考虑，并与患者沟通交流。咨询应该遵循个性化原则，并集中在导致该患者牙齿酸蚀症的危险因素[1]。这些需要注意的关键点见第8章[42]。

总结

使用专业产品用以预防和控制牙齿酸蚀症，与患者的家庭用产品一样，都应该是牙齿酸蚀症的整套预防性治疗计划的一部分。医患沟通至关重要，这需要耐心地让患者理解他们出现牙齿酸蚀症的原因，所采取措施可能的局限性，以及不采取预防措施会导致的后果。

目前的专业用方法，一般要保留牙齿获得性膜/生物膜，所使用的再矿化制剂，一般包含所有再矿化所需的元素，进入口内后相互作用，产生再矿化效果。当然，最重要的是要找出并减少或消除任何可能的引起牙齿酸蚀症的因素。如果无法消除病因，预防性牙面涂层是维持牙齿结构的重要步骤。尽管只是暂时性防护，但是在这段时间内，医生可以查明牙齿酸蚀症的病因，在患者协同下，可能消除致病因素。这些涂层产品的使用步骤，各家观点不尽相同，需要承认的是，这些产品大多数在酸蚀性环境中的应用并不存在真正独立、双盲交叉临床试验的证据。

最后，监测病损进展不是本章内容，但这是预防性治疗计划的核心要素，具体监测方法见第6章和第16章[43-44]。

扫一扫即可浏览
参考文献

牙齿酸蚀症的预防和控制：饮食管理

第10章

Prevention and Control of Dental Erosion:
Dietary Management

Georgiana S. Gross, Bennett T. Amaechi

摘要

　　本章涉及预防牙齿酸蚀症发展的个体化的饮食管理。当确认患者牙齿酸蚀症的重要病因是饮食因素之后，牙医或健康专家应该给出的建议，在本章都有讨论。还列出了用于患者饮食评估的相关表格，如"3天饮食记录"和"饮食频率调查问卷"，以及对患者的饮食摄入进行分析的方法。本章以一个病例为例，说明如何进行饮食分析以及针对性地提出饮食改变的建议。应用本章提供的患者健康教育的方法，与患者进行互动式交流，以确定外源性酸的来源，也就是说，确定所进食的酸蚀性食物、饮料和其他饮食添加剂。在做完详细的饮食评估后，为患者提供个体化的饮食指导，强调其饮食行为中积极的方面。建议患者仅在用餐时间里进食酸性食物和饮料，在用餐的最后，进食一些可以中和酸的食物，如奶酪或牛奶。由于唾液在夜间基本处于不分泌的状态，应该建议患者尤其是在入睡前，避免进食酸性食物和饮品。同时建议患者餐前刷牙或者用餐结束60min后再刷牙。

G. S. Gross, MPH, RD, LD (✉) • B. T. Amaechi, BDS, MS, PhD
Department of Comprehensive Dentistry,
University of Texas Health Science Center at San Antonio,
7703 Floyd Curl Drive, San Antonio,
TX 78229-3900, USA
e-mail: grossg@uthscsa.edu; amaechi@uthscsa.edu

© Springer International Publishing Switzerland 2015
B.T. Amaechi (ed.), *Dental Erosion and Its Clinical Management*,
DOI 10.1007/978-3-319-13993-7_10

143

10.1　引言

　　牙齿酸蚀症是一种与酸相关的牙体硬组织丧失的疾病。可造成牙齿酸蚀症的酸性物质可能来自胃酸、饮食酸或者工作环境酸[1-2]。基于这一事实，饮食和饮食方式等因素被认为是预测个体牙齿酸蚀症易感性的主要指标之一，见第4章[2]。与牙齿酸蚀症有关的食物种类及其pH见图10.1[3]。

　　对牙齿酸蚀症患者管理的重要一步，是确认患者牙齿酸蚀症的危险等级。通过风险评估，可以确定造成患者易感牙齿酸蚀症的饮食因素和饮食行为因素。所以，在本章中，应首先讨论风险评估过程的方法和步骤，才能够确认导致患者牙齿酸蚀症的饮食因素。随后，讨论如何针对性给予个体患者饮食指导，以预防新酸蚀病损的发生或者已有病损的进一步发展。

您的饮料中含有多少酸？

饮料/（每杯）	pH或酸性*	表情
饮用水	7.0	😊
纯橙汁（100%；如橙子、西柚、苹果、石榴、葡萄）	2.8~3.1	😖
水果混合饮料	2.8	😖
柠檬红茶	3.0	😖
柠檬水	2.0	😖
葡萄酒	3.0	😖
啤酒（淡味啤酒或苹果酒）、波尔特酒、雪莉酒、苦艾酒、甜露酒、低热量软饮料	2.0~4.6	😖
无糖泡腾饮料	2.8	😖
软饮料（如碳酸、可口可乐、雪碧、根汁汽水）	2.9~4.6	😖
运动饮料（红牛）	3.0	😖
蔬菜水	4.1	😖
食物/零食		
苹果、苹果酱	3.0~3.1	😖
柑橘类水果（如橙子、柑橘、西柚）	3.6	😖
浆果、猕猴桃、葡萄	2.7~2.9	😖
菠萝	3.2	😖
果冻类甜品	2.6	😖
水果果冻	3.0~3.5	😖
食用大黄	3.2~3.3	😖
酸性或腌制的黄瓜、酸黄瓜，跳跳糖	3.2~3.7	😖
辣椒酱	2.7~3.7	😖
醋、沙拉酱调料	2.2~3.4	😖
咀嚼维生素C	2.0~3.5	😖
电池用酸	0.0~1.0	😖

*pH是酸性的测量单位；7=中性；
该值越低，酸性越强
测试实验室：明尼苏达大学牙科学校

每周平均饮用多少软饮料？

对很多人来说，软饮料已不再是偶尔饮用。越来越多的人几乎每天都在饮用，尤其是儿童、青少年和年轻人。经常进食软饮料是牙齿酸蚀症的一个主要原因。

以下是软饮料如何造成了牙齿酸蚀：

- ☕ 所有的软饮料，包括"低热量""无糖类"饮料，都含有酸。

- ☕ 每喝一口软饮料，酸都会侵蚀你的牙齿。

- ☕ 每次酸侵蚀都会持续20min。

- ☕ 不间断的酸侵蚀将使你的牙釉质受损。

- ☕ 不进食物物，单纯饮用干红葡萄酒、啤酒或烧甜酒会酸蚀牙齿。

如何适当进食高酸蚀性食物和饮料，哪些该做，哪些不该做：

- ❖ 酸性食物需要搭配奶制品一起进食，例如进食浆果时同时喝酸奶。

- ❖ 酸性饮食搭配坚果一起进食，可降低酸蚀潜力。

- ❖ 不要将腌酸黄瓜单独作为一种零食。

- ❖ 不要在水果或蔬菜中添加醋或者辣椒粉。

- ❖ 不要吸吮酸性糖果，例如柠檬糖。

如何降低牙齿的酸蚀？

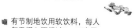

- ▪ 有节制地饮用软饮料，每人每天摄入不超过2~12盎司（58~348mL）。

- ▪ 不要长时间小口呷饮，持续地呷饮将延长酸对牙齿的侵蚀。

- ▪ 使用吸管以使酸性饮料不接触牙齿。

- ▪ 不要在睡前饮用苏打水或果汁、不要让这些酸性液体灌注入口内，并且包裹在舌和牙齿表面。

- ▪ 低热量或"无糖类"苏打饮料含酸量高，酸对你的牙齿有害。

- ▪ 在进餐时饮用软饮料，不要在两餐间饮用。

- ▪ 最好不要饮用软饮料，改成喝水吧，水不含有酸，也没有热量。

图10.1　具有酸蚀潜力的饮食列表及相应的酸蚀预防建议[3]

10.2 确定与患者牙齿酸蚀症相关的饮食因素

10.2.1 饮食史

牙齿酸蚀症易感者的危险因素中的饮食来源酸，必须通过采集饮食史才能确定，包括食物和饮料的种类和摄入频率。这十分重要，因为只有基于患者的饮食史而制订的个体化的预防建议才会行之有效。为了准确收集精确的信息，应该有清晰明了的饮食史采集方法，如表10.1所示，使用表格来收集过去3天的饮食历

表10.1 典型的饮食回忆操作指南

在饮食记录期间不要改变进餐习惯

真实地记录您的饮食

进食的时候即刻记录下来，而不是过后依靠回忆记录

填写3天饮食记录（包括1个休息日）

记录下进食的所有饮食（无论吃得多少）。随身携带表格，记录下你摄入的每种食物。1块糖、1把椒盐脆、1瓶苏打水或者1个小面包圈，这些看起来不起眼，但对你的营养专家十分重要，他们需要掌握你在3天饮食中摄入的所有食物和饮料

现在就做。不要在当天结束时凭借回忆来填写。一定要在摄入饮食的当时就记录。

要具体详细。确保你连调料都记录下来，如肉上的酱汁，三明治或者蔬菜上的奶酪，黄油以及沙拉酱

记录量的信息。如果你进食1碗谷物，估计或者测量一下实际的量（而不是写成"1碗谷物"）。如果在餐厅用餐，请尽可能准确地记录摄入量

需要特别记录食物是如何烹饪的（烘焙、烤、油炸等）

记录应包括食品的品牌名称

如果不在家用餐，请记录用餐地名称或者餐厅名称

记录要详细，如沙拉酱、肉酱汁或酱料名称都要记录

记录摄入量（可以使用手掌和手指作为计量参照）

直接明了地记录，不要担心拼写错误

您的食物记录将帮助临床治疗团队知晓您现在实际摄入的饮食种类和量。换句话说，我们需要您的帮助来明确您的日常真实的饮食情况。请按照下述指导来协助我们，非常感谢您的帮助

不要在记录饮食情况时改变您的饮食习惯（应该是"日常饮食"）

真实地记录你实际上吃了什么（应该是"真实的记录"）

我们为您提供了充足的饮食记录表，请记录3天食物摄入情况（包括了1个休息日）。还有额外表格来确保您有足够空间以记录所有详尽信息

如果有任何问题，请电话或电子邮件咨询您的营养师

在下一次就诊时，请把填写完成的3天饮食记录表带来

表10.2 3天饮食记录

如何完成您的3天饮食记录? 记录下3天内您进食和饮用的一切食物和饮料。任意选择2个工作日和1个休息日。这些记录非常 重要,这样我们才能精确地了解这些天您摄入了什么以及摄入了多少量。非常感谢您的帮助!					
食物分组	第1天		第2天		第3天	
早餐	食物种类	食用分量	食物种类	食用分量	食物种类	食用分量
谷物						
蔬菜						
水果						
奶制品						
肉类						
其他食物						
饮料						
午餐	食物种类	食用分量	食物种类	食用分量	食物种类	食用分量
谷物						
蔬菜						
水果						
奶制品						
肉类						
其他食物						
饮料						
晚餐	食物种类	食用分量	食物种类	食用分量	食物种类	食用分量
谷物						
蔬菜						
水果						
奶制品						
肉类						
其他食物						
饮料						
零食	食物种类	食用分量	食物种类	食用分量	食物种类	食用分量
谷物						
蔬菜						
水果						
奶制品						
肉类						
其他食物/饮料						

史。典型的饮食史应该涵盖工作日和休息日,可以通过叙述的"3天饮食记录"
(表10.2)或"饮食频率调查问卷"(表10.3)来完成。

表10.3　饮食频率调查问卷

请在每行打钩（√）									
食物及摄入量	**去年的平均摄入量**								
饮料/（杯）	从不或 ≤1次/月	1～3 次/月	1次 /周	2～4 次/周	5～6 次/周	1次 /天	2～3 次/天	4～5 次/天	≥6 次/天
纯果汁（100%），如橙子、 西柚、苹果、石榴、葡萄									
水果混合饮料									
柠檬酸茶									
柠檬水									
葡萄酒									
啤酒、淡味啤酒或苹果酒 （半品脱）（约250mL）									
波尔特酒、雪莉酒、苦艾 酒、甜露酒									
低热量或无糖泡腾软饮料									
发泡软饮料，如可口可乐、 柠檬汽水、雪碧									
运动饮料，如红牛									
蔬果汁									
食物/零食									
苹果，苹果酱									
柑橘类水果，如橙子、柑 橘、西柚									
浆果、猕猴桃、葡萄、菠萝									
果冻类甜品									
食用大黄									
酸性或腌制的黄瓜									
酸糖果									
中国糖果									
酸奶溶豆									
辣椒酱									
醋、沙拉酱									
咀嚼维生素C									
	从不或 ≤1次/月	1～3 次/月	1次/ 周	2～4 次/周	5～6 次/周	1次/ 天	2～3 次/天	4～5 次/天	≥6 次/天
请检查您是否在每行都打钩（√）									

10.2.1.1　饮食记录

　　饮食记录（表10.2）是一种以日志形式收集患者3天饮食信息的方法，一般包括2个工作日和1个休息日。众所周知，工作日和休息日的饮食结构存在着明显的

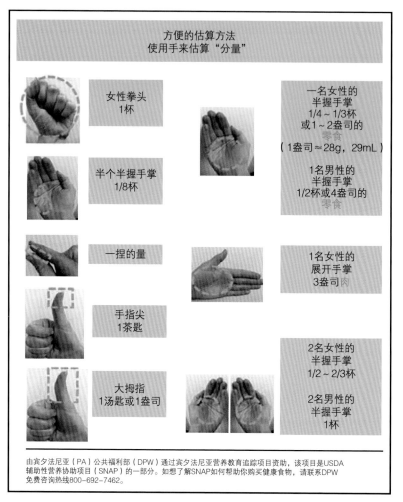

图10.2 使用手来估算"分量"（引自http://www.panen.org/EatTogetherPA/measure_terms）

差异。因此通过采集3天的饮食记录可以体现挑选食物的习惯。食物种类，包括进食量，应该尽可能在进食当时即刻记录下来。进食量可以通过使用图10.2或图10.3中的方法来评估。如果患者在进食当时没有填写这些调查记录，而是在第二天依赖回忆填写前一天的饮食状况，就会产生一些问题。3天饮食记录的一个主要优点是可以体现患者的个人日常饮食结构，而其缺点是信息不准确或者患者记录了错误信息。牙医可以让患者在下次复诊前，提前把饮食记录表邮寄到牙科诊所。这样，牙医能够提前分析信息，并确认患者的问题所在。

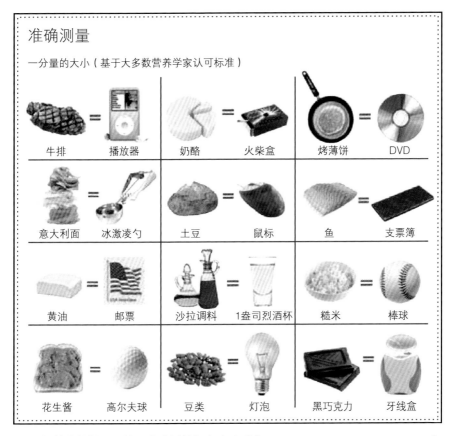

图10.3 评估食物摄入量的"准确测量"方法（引自http://authoritynutrition.com/contact/）

10.2.1.2 饮食频率调查问卷

饮食频率调查问卷（表10.3）是一份自查清单，能够确认造成患者牙齿酸蚀的特定食物和饮料。这种收集饮食信息的方法，需要患者将问卷带回家记录，随后寄回。收集这一信息的目的是为了揭示过去一段时间的进食种类和进食量。医生会分析所收集的数据，指出饮食选择中的酸蚀风险。这种数据收集方式的优点在于，医生可以确定患者对酸蚀性饮食的进食频率。但此方法的缺点在于，患者对进食量的评估可能并不精确。然而，如前所述，进食量的评估可以采用图10.2或图10.3所示的方法。强调数据的精确性十分重要，这将决定牙医向患者提出的饮食建议类型。

10.2.2　分析饮食记录数据

对饮食记录或进食频率调查问卷的分析，可以在一次常规的牙科就诊中完成。牙医对数据进行回顾，提取出具有牙齿酸蚀相关特点（如低pH、高可滴定酸度、某些种类的酸）的饮食的进食量、进食频率以及进食时机，见本书第4章[2]。这些信息将引导牙医对患者提出建议以及确定行为改变的方案。事实上，牙医没有必要对患者饮食的营养学因素进行详细评估；但是，如果牙医对饮食的营养学成分感兴趣，USDA提供了多种不同版本的营养学分析软件可供选择[4]。只有USDA认证的营养学分析软件可以被用于为患者提供营养学分析和行为改变计划。

病例分析

Nora Gonzales是一名20岁女性，她刚刚进入大学，与室友同住一间宿舍。她的牙科病史并无特殊，甚至其在离家之前并不需要牙科治疗。由于她的大学生活十分紧张，常常没有时间规律进食；每天都频繁地小口呷饮苏打水或运动饮料；她还有吸吮柠檬的习惯，以抑制食欲。Nora逐渐发觉自己的牙齿变得敏感，并且牙齿的外观有所变化。Nora来牙科诊所就诊时，发现了牙釉质早期酸蚀。牙医首先让Nora在家填写"饮食频率调查问卷"和"3天饮食记录"，并邮寄回诊所。排除了胃部症状和服用导致唾液减少的药物后，牙医认定她的问题出自她的饮食习惯。最后，为她制定了一份有针对性的饮食指导建议（图10.1）。同时为她提供了一份健康教育材料，帮助她明确哪些特定的饮食应该减量或完全不进食。

10.3　预防牙齿酸蚀症的饮食建议

通过纵观患者的饮食分析和饮食习惯，应该为患者量身定做一份有针对性的饮食建议。推荐使用以下饮食建议以预防牙齿酸蚀症的发展。

（1）减少摄入高酸性饮食，如果有可能，仅在进餐时摄入[5-8]。这些饮食包括：

- 碳酸类软饮料，包括低热量饮料和运动饮料。
- 柑橘类鲜榨汁或柑橘类果汁。
- 葡萄酒、苹果酒及混合型烈酒。
- 部分花草茶（柑橘类或浆果类）。

- 新鲜的柑橘类水果（如果大量进食的话）。
- 醋、调味酱汁、番茄酱、腌菜和干辣椒。
- 酸性甜品，如水果硬糖。
- 维生素C咀嚼片。
- 硬的或者黏的酸糖果，用无糖口香糖替代。
- 刺激性、起泡或酸味的固体冲饮饮料。

（2）降低食物和饮料的酸蚀性影响，请注意以下方面[9]：

- 使用吸管快速饮用酸性饮料，以减少饮料与牙齿的接触。
- 不要长时间口含或者含漱饮料。
- 进食完高酸性食物或饮料后，用清水漱口以稀释酸，1h内不刷牙。
- 进餐最后可以进食一些中和酸的食物，如奶酪或牛奶。
- 由于在夜间唾液腺分泌几乎停止，因此应在睡前避免进食酸性饮食。
- 咀嚼无糖口香糖以产生更多唾液，使牙齿得以再矿化。
- 使用软毛牙刷刷牙，一定要使用含高浓度氟的牙膏。

10.4　提升健康护理中行为改变的咨询技巧

改变患者的行为是治疗成功的关键。为了使行为改变的建议有效而且成功，对所有患者都应该采用以患者能动性为中心的动机式访谈。有效的患者教育和咨询，加强了患者对信息的理解。这些信息将增强患者把知识融入日常生活的能力，提升行为改变的合作方法。经动机式访谈传递的信息和建议，已被证实可以让人们采纳并保持新的健康的行为[10-12]。这种方法包括了由Glasgow等[13]提出的"5A步骤"。与牙齿酸蚀症相关的5A行为改变模型包含以下内容（图10.4）：

（1）评估（Assess）：使用评估工具得到当前行为模式（表10.1~表10.3）。

（2）建议（Advise）：向患者提供有针对性的行为改变和健康促进的建议（图10.1）。

（3）共识（Agree）：使用协商决策策略，医患双方合作设定目标。采纳患者的建议，如应该采用何种非酸蚀性食物和饮料替换现有的酸性饮食（表10.4）。

（4）辅助（Assist）：提供行动计划策略，指出行为改变的障碍。通过沟通饮食变化，来帮助患者确定做出饮食改变的障碍因素。

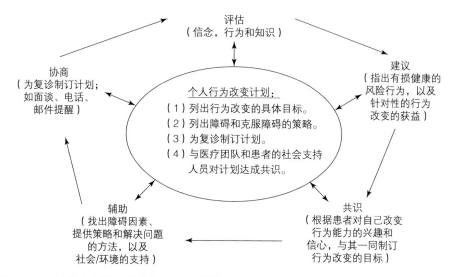

5A行为改变模型
适用于自我管理的支持和改善

5A自我管理模型（Glasgow等，2002；Whitlock等，2002）

评估
（信念，行为和知识）

协商
（为复诊制订计划；
如面谈、电话、
邮件提醒）

建议
（指出有损健康的
风险行为，以及
针对性的行为
改变的获益）

个人行为改变计划：
（1）列出行为改变的具体目标。
（2）列出障碍和克服障碍的策略。
（3）为复诊制订计划。
（4）与医疗团队和患者的社会支持
人员对计划达成共识。

辅助
（找出障碍因素、
提供策略和解决问题
的方法，以及
社会/环境的支持）

共识
（根据患者对自己改变
行为能力的兴趣和
信心，与其一同制订
行为改变的目标）

图10.4 5A行为改变模型（引自Glasgow等[13]，经过Lawrence Erlbaum Associates公司授权）

表10.4 非酸蚀性食
物和零食的替代品

用含钙的柑橘类水果汁代替普通的柑橘类水果汁
在两餐间
进食奶制品类零食（如低脂肪奶酪、酸奶、牛奶、冰激凌）
可以饮用无糖的咖啡和茶
用饮用水代替苏打水或运动饮料
进食酸性饮食后，清水漱口
非酸性的水果，包括香蕉、梨、枣、无花果、甜瓜、木瓜和荔枝
高纤维蔬菜有助唾液分泌，可供中和酸
生的坚果类食物可以提供坚固牙面所需的钙和磷酸盐

（5）协商（Arrange）：在下次复诊时回顾行为计划实行情况，以及行为改变的进
展，以增强患者依从性。与患者一同制定下一次复诊检查的目标，并在下一
次与患者一同讨论目标实现情况。

10.5　总结

　　咨询建议应该在全面评估饮食之后给出，针对个体进行个性化定制，强调现有饮食行为中积极的方面。酸性饮食应该仅在进餐时间摄入。进餐最后进食一些能中和酸的饮食，如奶酪或牛奶。由于在夜间唾液分泌几乎停止，建议患者尤其在睡前，应避免酸性饮食。建议餐前刷牙或者餐后60min后刷牙。

扫一扫即可浏览
参考文献

牙齿酸蚀症的预防和控制：心理管理

第11章

Prevention and Control of Dental Erosion: Psychological Management

Gracemary Leung, Bennett T. Amaechi

摘要

　　牙医经常会遇到伴有心理障碍的患者，因此处理他们的心理问题也成为治疗的一个重要组成部分。本章解释了焦虑症、强迫症、抑郁症、恐惧症和进食障碍等心理问题是如何导致患者出现回避牙科治疗的行为，或导致患者不愿学习如何改善口腔健康。因此，在牙齿酸蚀症的预防中，掌握心理评估及管理的相关知识和技能就显得尤为重要。本章推荐使用心理教育手册来帮助他们改善未来的口腔健康，同时口腔医学院校也可以将相关的心理学训练纳入口腔教育的核心课程中去。

11.1　简介

　　微妙的心理因素，尽管不会立即显现，但是往往使牙医治疗口腔疾病时变得

G. Leung, PhD, MSc, MBA, CPsychol, AFBPsS (✉)
Faculty of Social Sciences, The University of HK, Pok Fu Lam, Hong Kong

Focus PEC CO. Ltd., Sheung wan, Hong Kong
e-mail: leunggmk@hku.hk

B. T. Amaechi, BDS, MS, PhD
Department of Comprehensive Dentistry, University of Texas Health Science Center at San Antonio, 7703 Floyd Curl Drive, San Antonio, TX 78229-3900, USA
e-mail: amaechi@uthscsa.edu

© Springer International Publishing Switzerland 2015
B.T. Amaechi (ed.), *Dental Erosion and Its Clinical Management*,
DOI 10.1007/978-3-319-13993-7_11

155

更加困难。患者除了对牙科诊所有恐惧或焦虑以外，还有哪些心理困难呢？也许可以通过研究牙齿酸蚀症以增加一些对患者心理的了解。现在我们已经知道，细菌产酸引起的龋病并不是唯一与酸相关的牙齿疾病。牙齿酸蚀症是一种由非细菌源性酸引起的牙齿硬组织疾病。引起牙齿酸蚀症的酸有内源性的（来源于胃）和外源性的（来源于饮食和环境）；因此，牙齿酸蚀症的病因很多，涉及化学因素、生物因素和行为因素等[1-2]。目前我们已知与之相关的事实是，某些人的人格特质或精神病理学特质使他/她偏好酸性食物或饮料；或者表现出心理疾病，这些疾病与呕吐或胃酸反流至口腔与牙齿接触相关。

许多进食障碍者都有牙齿问题。为什么进食障碍会导致牙齿问题呢？牙医该如何向有进食障碍者解释这一切呢？本章将介绍口腔治疗与精神病理学的关系。

11.2　心理学和口腔问题

心理学可能与牙齿酸蚀症直接或间接相关。首先考虑心理因素如何直接影响牙齿健康。

11.2.1　直接联系

一个常见的心理因素是压力。压力会影响一些人体器官和内分泌系统功能。

11.2.1.1　心理压力

大脑会影响我们的免疫系统，所以承受压力时我们更容易患感冒、更易被病毒感染。同理，当个体承受压力时，也更容易暴发牙齿问题。当我们不能排解生活压力的时候，往往会更焦虑和消极。例如，当一个人焦虑不安的时候，如果他的朋友没有如期赴约，他会觉得是因自己冒犯了他。可见我们的应对技巧变得不那么有效。我们处理生活和日常琐事也会更缺乏生气；免疫系统也会效仿这些行为，功能减低。

Hans Selye[3]描述了机体在努力应对及适应不断变化的环境过程中所经历的困难和压力。

无论好坏，压力都会影响个人解决问题的潜力和应对技巧。

当遇到威胁或危险（无论是真实的还是感知到的）时，身体会经历一系列的生物变化。首先，压力反应开始于刺激交感神经系统（SNS）的下丘脑，SNS反过来促使肾上腺髓质分泌肾上腺素和去甲肾上腺素。虽然高水平皮质醇短期内有益，但长期来看是有害的。负面情绪状态会影响免疫系统和心血管系统功能，使人更容易感染而引发疾病。压力经历的影响可以累积，因此长时间处于压力之下会影响个体的免疫系统，而个体对随后的压力也会更敏感。这种对压力敏感性的增强，会降低免疫系统功能。

11.2.1.2　焦虑症

焦虑是个体体验严重恐惧（对各种对象或生活事件）时的一种状态，这种状态下个体会惊恐发作。有些人会因为没有任何特定的刺激或事件就产生焦虑（称为"广泛性焦虑"）。症状可能是不明确的不适感或全身乏力，个体不能静坐、不能进食或睡眠不好。这些人可能会使用酒精、药物或化学物品试图使自己冷静。

任何时候，一旦个体感觉到胃难受或恶心，其自主神经系统就会如期出现"战"或"逃"反应。简而言之，机体会产生更多肾上腺素。对某些人来说，去牙科就诊也是引起恐惧的事件之一。有焦虑的人往往会想起某些特定的害怕场景（如注射恐惧、器械清洁、感染），这可能引起惊恐发作，之后他/她可能就会尽量避免去牙科就诊。

11.2.1.3　强迫症

强迫症患者常常有焦虑的倾向。他们对自己的外表，特别是对牙齿在整体外观上的表现十分在意。由于担心人们会因其牙齿看起来不太完美而嘲笑他们，即使牙齿没有任何缺陷，他们也强求牙医让牙齿更完美。在一些极端的病例中，他们可能会要求牙医拔除所有牙齿，并用假牙替代。不过，通常情况下，他们的牙齿问题是由于进食过量酸性饮料或糖果造成的。同时，他们不健康的饮食偏好是由于潜在的抑郁感觉所导致的。

40岁的Marianne就是这样的强迫症患者。她一直饱受强迫症的困扰，担心自己可能因接触传染源而感染艾滋病毒并死亡。她的日常想法和行为都以避免到任何公共场所（包括医院、看医生和牙医）为中心。她也避免任何药物注射或外科治疗。同时，因为吃得太多、饮用大量苏打水且缺乏运动而肥胖。她已被告知可能患有糖尿病。由于她的个人和口腔卫生很差，因此她有牙齿问题（可能是牙齿酸蚀症）也就不足为奇了。但是，由于害怕接触传染源，她不会去看牙医。

11.2.1.4 抑郁症

抑郁症是那些感觉自己生活整体非常消沉的个体普遍存在的问题，其中一些人可能有自杀想法。这些人长期消极的思维定式和情绪状态可能激活了导致"自我毁灭"的生物学机制，造成抵抗感染或疾病的能力降低。

抑郁症的身体症状包括睡眠不足、动机缺乏、体力下降、食欲不振。患者不愿吃正餐，而是倾向于吃零食和软饮料来快速补充能量。因此他们对健康均衡的营养摄入不足。同时，个体可能会饮酒来释放压力。

抑郁的人也往往忽视个人卫生，他们不会或不太关注口腔护理或卫生，因此他们更容易患有口腔感染。酗酒或胃酸过多引起的反胃或呕吐使其更易患牙齿酸蚀症。

现年55岁的Leonard就是一个抑郁症的示例。10个月前，当他的生意走下坡路并宣告破产时，他变得非常沮丧。一直在思索并沉浸于他过去的失败，无法看到自己的成就，变得更加喜怒无常，且与妻子和孩子们争吵不休。他早上不想起床，也没有动力做任何事情。曾经他习惯享受美食，但抑郁症发作后他放弃了进食。相反，他饮用威士忌和啤酒以"麻木"思想，并用酒精来帮助他睡觉。6个月后伦纳德体重下降很多。由于他越来越忽视自己的卫生，他的健康状况恶化了。由于过度饮酒，他经常胃痛、呕吐。过多的胃酸损伤了他的牙齿。当他被送到医院治疗抑郁症时，牙齿问题也成了一个大麻烦。

11.2.2 间接联系

既往不良经历会造成扭曲的思维模式，由此产生的焦虑或信念误导会导致回避和其他适应不良的行为。

11.2.3 回避牙科就诊

像大人一样，孩子也会有牙齿问题或必须洗牙。孩子的看牙体验如何取决于：①孩子是如何被教导维护口腔卫生的；②孩子是否准备好第一次去看牙医。例如，穿白大褂的陌生人是否会成为威胁？坐在一个可爱的旋转牙科椅上是一件有趣的事情吗？"牙医"这个词是否会让人联想到针头和疼痛等负面情况？

心理条件反射在造成孩子恐惧中有重要影响。牙科恐惧有两种类型，即主观恐惧和客观恐惧。

即使从未看过牙医的孩子，如果被他/她所信任的人告知去看牙医是痛苦的，也会害怕牙科诊所。这种恐惧类型可能被归为主观恐惧，因为它基于别人的主观意见。另一种是客观恐惧，比如一些孩子因为牙痛第一次看牙后就开始害怕看牙。这是一种因看牙的糟糕记忆或不愉快体验所引起的恐惧。

有精神障碍或心理问题（如抑郁症、进食障碍和焦虑症）的青少年或成人由于其主观或客观的恐惧，更可能拒绝进行必要的牙科检查和治疗。由于焦虑或恐惧是一种自我认知的学习过程，因此需要改变患者的信念和态度，以达到适当的牙齿护理的目的。

11.2.3.1　经典条件反射

只要做一次牙科治疗（如拔牙）就足以让孩子产生恐惧。孩子只会记得拔牙的痛苦，但不记得为什么拔牙（即因为牙痛需要牙科治疗）。因此牙科诊所成了儿童经历痛苦的场所，仅仅提及、看到或想起牙科诊所就足以唤起痛苦的记忆。这是一个经典条件反射（由巴甫洛夫提出）的示例，就像在提供狗食之前的铃声就可以引起狗流涎一样。"牙医"这个词就像铃铛一样，令人痛苦的拔牙过程类似食物对狗的作用。恐惧反应类似狗流涎的过程。

有拔牙史儿童的焦虑程度比没有拔牙史儿童高3.5倍。但对幼儿来说，全麻拔牙更痛苦。

11.2.3.2　操作性条件反射

对看牙医感到害怕，是经典条件反射的结果，而尽量不去看牙医，是操作条件反射造成的[4]。如果提供奖励，一些行为可能会被加强，这种现象被称为"正强化"。同样，任何消除负面刺激（如疼痛）的行为也可以被强化，被称为"负强化"。

转去做其他事情（不是去看牙医）是负强化，因为它消除了焦虑或痛苦体验。个体可以通过安排"更重要的"行程来取消牙科预约。这是一个典型回避行为的示例，如此的心理"壮举"可能永远会使牙科恐惧持续存在。

11.2.4   克服看牙的恐惧

以下方法可能有助于克服看牙的恐惧：
- 找一个信任的牙医。
- 建立一种治疗关系。
- 询问牙医有关牙齿健康或治疗的问题。
- 轻松舒适地与牙医交谈。
- 坚信牙科治疗对你的健康很重要。
- 乐观地认为牙科治疗会成功。
- 学会放松。
- 在牙科治疗期间尝试转移注意力（如音乐）或想象其他令人愉快的场景。
- 如果以上方法都失败，请求给予镇静药物。
- 坚持定期检查护理牙齿。

11.3   与进食有关的适应不良行为

一般认为进食障碍（如神经性厌食症、神经性贪食症）是一种不易治疗的健康问题。事实也的确如此，因为进食障碍往往与其他形式的病理性精神障碍同时发生，很难被发现，容易漏诊[5]。估计进食障碍患者的死亡率为4.5%[6]，主要死于全身并发症。他们一般会拒绝到精神科或心理科就诊。因此，超过1/3的进食障碍患者是在牙科治疗牙齿酸蚀症时，被牙医诊断出来的[7]。

厌食症和贪食症患者倾向于采用促排或诱发呕吐的方法减少食物消化吸收，以避免体重增加。但胃酸及高酸度的食物会酸蚀牙齿表面的牙釉质，他们的牙齿变薄。其他常见的症状是牙变色、牙齿敏感。将手指放在喉咙催吐（不是罕见行为）还会损伤软腭。

使用泻药和利尿剂促排的患者容易口干。随着反复呕吐，他们身体会营养不良，矿物质减少，维生素和蛋白质缺乏。而这些营养物质也是保持牙齿健康和清洁所需的，这就造成了另外一个常见的后果——口臭。长此以往，厌食症和贪食症患者也可能由于缺钙而发生骨质疏松症，这个疾病问题可能导致他们的下颌骨萎缩。

最后，频繁的暴食和促排循环会导致唾液腺肿大。腺体肿大会很痛苦，且往往张口就可以看见；这使进食障碍患者更加尴尬。

11.3.1 什么是进食障碍?

进食障碍是包含身体因素、心理因素和社会因素的一种复杂综合征。为了更好地理解这种疾病，已经尝试对其进行亚类分型。两类最明显的区别在于：主要通过限制食物摄入量维持低体重（神经性厌食症）的个体和采取呕吐控制体重的个体[8]。后者中许多人也表现出暴饮暴食的行为。还有一组类似于后者的暴饮暴食和呕吐，但维持正常体重，美国精神病学协会[11]《诊断统计手册（第3版）》（DSM-Ⅲ）将其诊断为神经性贪食症[9-10]。

11.3.1.1 神经性厌食症

术语"神经性厌食症"是指潜在威胁生命的进食障碍，其特征为强烈害怕体重增加，自身形象扭曲和闭经[12]。目前《诊断统计手册（第3版）》（DSM-Ⅴ）列出了神经性厌食的标准[13]。即使体重低于标准水平，患者也极端害怕体重增加或变胖，因此会长期采取各种方法来阻止体重增加，并拒绝维持正常体重，同时他/她也不认为这有什么不对。目前神经性厌食症有两个亚类：①限制性类型——个体没有暴食或促排行为；②暴食或促排类型——当前有暴食和促排行为（即自我催吐、滥用泻药、利尿剂、灌肠剂）。

了解神经性厌食症的患病率和人口特征有助于牙医工作。

- 女性占90%~95%。
- 高峰发病年龄在14~18岁。
- 通常是从节食发展成厌食症。
- 通常在压力性事件下（如父母离异、搬家或遭遇失败），节食可能会升级为厌食症。
- 发展成厌食症的动机往往是害怕长大。

11.3.1.2 神经性贪食症

术语"神经性贪食症"是指经常暴饮暴食，然后通过自我催吐或其他极端代偿行为，来避免体重增加。在DSM-Ⅴ[13]中，这种疾病的诊断标准是，人们觉得无法自我节制，2h内进食大量食物，饮食量比大多数人都多，有不恰当的代偿行为，至少每周1次，持续3个月以上。神经性贪食症也有两个亚类：①促排型——个体经常进行自我催吐或滥用泻药、利尿剂或灌肠剂；②非促排型——个体使用了不恰当的代偿行为，如禁食或运动，但没有自我催吐。

神经性贪食症的患病率及人口学特征如下：

- 女性占90%~95%。
- 通常开始于青少年或成年（15~21岁）。
- 体重通常保持在正常范围内。
- 每周可能有2~40次暴食，但通常接近10次。
- 经常食用甜的、高热量的食物，典型的是糕点类和软饮料。
- 暴饮暴食通常是因为过度紧张，然后是自责、羞愧、内疚和抑郁。

根据《英国进食障碍指南》（2006年）估计，大约每250名女性或每2000名男性中就有1名神经性厌食症患者。这种现象一般在青春期或青年期出现。而神经性贪食症的患者数量大约是这个数字的5倍。除了神经性厌食症和神经性贪食症之外，还有其他非典型的进食障碍症。

11.3.1.3 其他（少见的）进食障碍类型

相对于神经性厌食症和神经性贪食症，人们对暴食症的认识要少得多[14]。除了暴饮暴食之外，暴食症的系统表现与其他进食障碍症很不相同。它在20岁以后出现，在30多岁或40多岁时表现显著。临床上很难界定什么是暴食或者不控制进食导致的过食倾向。暴食症的性别比例更平均。许多暴饮暴食的人都肥胖。不存在自我催吐和滥用泻药。暴食症患者常有抑郁症的特点并对身材不满意，但对体重和身材不像神经性贪食症患者那样明显的评价不当。

有些患者进食习惯很不典型，不符合神经性厌食症或神经性贪食症的诊断标准，但是体重保持在正常范围的较低水平，并且过度运动，同时严格控制进食。许多非典型进食障碍患者过去曾患有神经性厌食症或神经性贪食症。

11.3.1.4 为什么有进食障碍？

对身体外形的过分敏感会导致不满意自身的身材外貌。诱因可能是对青少年外表的一些负面评论。这种扭曲的思想是以瘦为美的时尚和潮流的间接结果。当代社会似乎强调"瘦即是美"，表现为通过各种电视广告来展示减肥的方法。当电视广告引入新的减肥饮料时，又给人以饮用减肥饮料是常态的想法。

有着完美主义性格的焦虑的年轻人很容易受到时尚和潮流的影响。有一个10岁的年轻患者，每晚都盯着减肥电视节目，他在如此小年龄，就已经选择好了他的减肥食谱。进食障碍患者的另外一个诱因是生活危机（如失去男朋友）引起的情绪紊乱。为了"改善"自己的身体形象，受刺激的个体会选择一系列有问题的日常饮食。他们可能采取过激行为（如过度运动或使用泻药）以使自己变得"可以接受"，归根到底这些问题源于他们的儿时经历。

11.3.1.5 进食障碍对自我和他人的影响

进食障碍患者的家庭成员在如何帮助患者，或者如何应对这种现象的问题上，总是不知所措。特别的，长时间的神经性厌食症会导致急性躯体并发症。严重的体重下降（BMI<20）可能导致死亡。对神经性厌食症患者的长期影响还包括抑郁症、回避社交、学业或职业不佳、不孕不育、人际关系问题，尤其是与父母的关系。

11.3.1.6 进食障碍的预后

治疗进食障碍非常困难，更不用说评估治疗的成功率了。首先，许多患者简单地否认存在进食障碍这个问题，并拒绝治疗。即便他们接受治疗，他们也不愿意透露治疗所需的信息。此外，有些国家的卫生部门缺乏经验丰富的医护人员，不能提供全面的服务。然而，一些进食障碍患者被缺乏经验的临床工作人员所指责，有时他们会害怕，因为接受治疗不是在接受帮助，而是让自己更加困扰。

尽管如此，还是有一些研究对社区中神经性贪食症患者的病程和结局进行了长期随访。经过最有效的治疗手段，约50%的神经性贪食症患者在初诊后2～10年内无症状，20%的患者可能会继续表现出神经性贪食症的所有症状，30%的患者可能缓解或复发。也有许多神经性贪食症患者没有得到任何治疗[15]。

一项对50例神经性贪食症患者进行的为期10年的随访研究发现，52%的患者完全康复，仅有9%的患者继续出现神经性贪食症症状[16]。另外，一项对222例患者平均11年随访的较大型研究显示，11%的患者治疗后仍符合神经性贪食症的标准，而70%的患者完全缓解或部分缓解[17]。但是，因为许多人高估了外貌和纤细身材的重要性，他们的症状会持续或反复[18]。

11.4   进食障碍对牙齿健康的影响

进食障碍对口腔软硬组织都有影响，当患者否认有进食障碍病史时，这一点需要引起牙医注意。对口腔软组织最常见的影响是：①由于使用泻药和利尿剂导致口干；②因为频繁暴食和促排导致唾液流量增加，流量增加的反复刺激使腮腺、唾液腺肿大。对口腔硬组织最常见的影响是牙齿酸蚀症（侵蚀性牙体磨损）。本书第3章[1]详细介绍了进食障碍影响造成的侵蚀性牙体组织破坏，其发生率在本书第1章中有详细讨论[19]。牙齿酸蚀症是由于饮食性或胃源性酸造成的牙齿硬组织损害。如前所述，进食障碍可能意味着暴饮暴食酸性食物和/或饮料，随后呕吐和/或促排。这些特征会导致牙齿在较长时间内频繁与胃源性或饮食性酸接触，这些物质会通过酸性脱矿导致牙齿硬组织破坏。病损初始，破坏牙釉质（图5.3b），发展到晚期阶段，就会使牙本质暴露（图11.1）。牙本质暴露会导致牙齿对冷、热、触或渗透性的外部刺激过度敏感。由于呕吐和/或促排，胃酸会损害上切牙腭侧（图12.4），随着病变进展，前磨牙和磨牙的舌面也会受到影响，而在后期，损伤会延伸到磨牙的咬合面和所有牙齿的唇颊面[2,4,19]。本书图1.4和图1.5已经展示这种特征性分布情况。外源性饮食酸侵蚀没有特定的分布模式，取决于摄入食物的方法等因素（图5.9）。然而，如果不解决心理问题，因进食障碍导致的牙齿酸蚀症不能得到有效治疗。

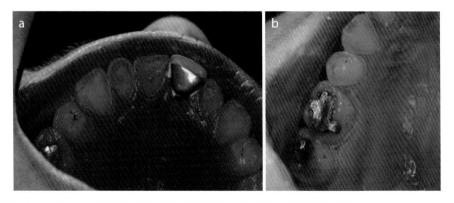

图11.1   上颌（a）和下颌（b）牙齿的腭侧牙本质暴露，牙齿酸蚀严重

11.5　培训健康专家管理进食障碍患者

完全弄清楚进食障碍症需要花费时间和精力。但是，初级保健专业人员往往没有足够的知识或时间与进食障碍患者进行接触交流。担心受到羞辱，患者也往往不愿透露自己的问题。同时，研究发现，愿意谈论自己困难的人更有可能寻求治疗。擅长营造和谐关系并且平易近人的专业人员对帮助进食障碍患者至关重要。由于这些原因，考虑心理评估和管理是有帮助的。

当面对严重的牙齿酸蚀症病例时，牙医应获取患者如下信息：

（1）该患者多久进行1次牙科检查？

（2）该患者是否对牙科就诊感到担忧？

（3）该患者的幸福心理状态是什么？

（4）该患者牙齿酸蚀症的原因是什么？

11.5.1　融洽的医患关系管理

为了建立必要的医患关系，牙医应对患者表示出同理心。具体的融洽关系构建技术包括言语行为和非言语行为。

11.5.1.1　言语行为

（1）轻声与患者交谈。

（2）询问有关的背景问题。

（3）给出正面的答复。

（4）使用温柔的提示让患者集中注意牙科问题，或防止患者离题。

（5）提供间接建议，而不是用命令式指令。

（6）例如，说："我听到你在说什么。我会试着去理解你正在经历的事情……"而不是说"我明白了"。一个熟练的牙医可以在不同的接诊情况下展示不同的交流风格，采集患者的牙科病史和心理状态应该像是自然交谈的过程。

11.5.1.2　非言语行为

（1）采取开放的态度。

（2）从人性角度关注患者。

（3）对患者保持一种支持性的、无偏见的态度和行为举止。

（4）鼓励患者更主动地参与治疗。

（5）鼓励患者做出选择。

（6）在治疗中培养相互合作的感觉。

上述目标可以通过以下几点来实现：与患者保持温暖的目光接触、放松面部肌肉、微笑、偶尔点头表示您正在倾听或理解患者的困难。

11.5.1.3　参与

牙医还必须考虑患者的感受，以及纠正牙齿酸蚀症问题的动机。这一考虑对于进食障碍患者特别重要。一个"咄咄逼人"的牙医会引起患者的抵触情绪。特别是进食障碍症患者，在透露信息或寻求帮助时可能会有复杂的感受和矛盾心理。对牙医来说，一种策略是明确患者脑海中的两难处境。两难处境是：①想要过上健康的生活或有良好的牙齿并保持体型；②由于限制饮食而自我伤害。同时，牙医提出了解决困境的方法。

每名患者都有自己的信息处理速度。DiClementi和Prochaska[20]提出了改变阶段模型（见下文）。该模型是一种非常有效的概念化患者动机的方式。此外，该模型特别适用于具有成瘾行为（如滥用药物、过度赌博、酗酒、强迫性仪式、进食困难）的牙科患者。

11.5.2　动机和变化阶段

假设牙医正面对一名有进食障碍的患者（患者A）。牙医会遇到什么困难？牙医能做些什么？这些问题必须通过检查患者的以下心理过程来寻找答案。

11.5.2.1　思考前阶段

患者A在第一阶段——思考前阶段。他/她没有自我察觉，否认存在任何问题。患者A对牙医的任何治疗建议都有抵触，因为他/她没有意识到自己存在任何潜在的心理问题，以及牙齿健康如何受心理障碍的影响。

11.5.2.2　对心理问题的思考阶段

患者A在第二阶段——思考阶段。患者A对求助有一种矛盾的感觉。另外，由牙本质过敏引起严重疼痛发作。一名知识渊博、友善的牙医可能会促使患者A探索适应不良行为（如进食障碍或成瘾行为）和严重牙齿问题之间可能的因果联系。患者A开始考虑，如何通过处理他/她的适应不良行为的根源，来帮助其解决牙齿酸蚀症的问题。

11.5.2.3 心理治疗的准备阶段

患者A现在准备"面对挑战"，他/她更容易接受牙医的建议。第三阶段——准备阶段是让患者确信接受牙科和心理治疗的必要性。准备的成功取决于牙医（及同类健康专业人员）提供的支持和保证。

11.5.2.4 行动阶段

第四阶段——行动阶段。患者A除了遵循规定的改变态度和认知的计划，另外还要改变饮食习惯，避免食用甜味和酸性食物，观察口腔卫生，以及定期进行牙齿检查。

进食障碍和酗酒者的下一步是：①讨论问题；②设定患者完全承诺的改变目标，提交给临床心理学家或精神科医生。这些患者除了自己鼓足勇气外，还需要别人不断的支持和同情。

11.5.2.5 维持阶段

第五阶段——维持阶段。这是完成阶段，采取与进食障碍或成瘾行为不相容的生活方式。新的生活方式有利于牙齿健康。他/她面临的挑战是如何消除导致问题的最初心理障碍，尽量减少复发的风险。牙医仍然是主要支持者和鼓励者。

11.5.3 征集临床信息

如果怀疑患者A的牙齿问题可能是由一些潜在的心理困难造成的，牙医可能希望首先通过询问以下各组问题来确定一些症状。

11.5.3.1 确定抑郁症的一般症状

表11.1列出的问题可以确定患者是否患有抑郁症的一般症状。如果他们回答"是"的问题超过7个，表明患者可能确实存在一些可能导致牙科问题的抑郁症状。获得更全的病史资料后，牙医可以建议转诊给他/她的专科医生。

11.5.3.2 进食障碍的心理问题

表11.2中列出的问题可以确定患者是否存在某些进食障碍。在评估结束时，牙医更易识别和描述患者进食障碍行为的大致情况，并引出一些完整的故事。

表11.1 提示潜在心理问题的症状

	症状	是	否
1	你是否觉得早上起床很困难？		
2	你是否觉得你不能应付现在的生活？		
3	你是否觉得你不能面对一天的事物？		
4	你感到绝望和无助吗？		
5	你一直都觉得很累吗？		
6	你每天都没有食欲吗？		
7	你能轻易入睡吗？		
8	你睡得太多了吗？		
9	你是否认为去看牙医或医生是一件苦差事？为什么？		
10	你感到害怕吗？		
11	你是否曾有无原因的心跳加快？何时发生的？		
12	你觉得呼吸困难吗？请说明具体情况。		
13	你是否在服药或接受一些心理问题的帮助？请详细说明。		

表11.2 提示进食障碍的症状

	与进食障碍有关的事件	症状	是	否
1	体重因素	你觉得超重吗？		
		你的实际重量是多少？		
		你理想的体重是多少？		
2	体型	你不喜欢你自己的体型吗？		
3	进食问题	你在限制自己进食吗？		
		如果你不控制进食，会发生什么？		
		节食的方式是什么？		
		你喜欢什么食物/饮料？		
		你不吃某些食物么？为什么？		
		如果你不控制进食，你会感觉如何？		
4	暴饮暴食的问题	你怎么知道你吃得太多？		
5	处理暴饮暴食的方法	如果你觉得自己吃得太多，你会怎么做？		
		你让自己催吐吗？		
		你曾经吐血吗？		
		你会通过大量饮水来促排过多的食物吗？		
6	意识情况	你认为你是否患有进食障碍？		
		你有没有告诉过任何人你的困难？		

11.5.3.3　进食障碍的一般筛查问卷

牙医可以借助更多工具来了解初级护理环境中的进食障碍患者。几年来已经开发评价了几个简单的筛查问卷，其中包括SCOFF问卷[21]、女大学生快速筛查问卷[22]、爱丁堡暴食调查测试（BITE）和暴饮暴食饮食量表（BES）[23]、无特别说明的进食障碍（EDS-5）[24]和初级护理进食障碍筛查（ESP）[25-26]。

SCOFF问卷[21,27-28]在英国得到了开发和验证。这个名字来自这些问题的缩写［生病=呕吐、控制、一块石头=14磅（1磅=0.45kg）、脂肪、食物］。它包括5个问题，旨在澄清可能存在进食障碍的怀疑而不是做出诊断。问题可以口头或书面形式提问。有一项研究验证了SCOFF问卷在普通成年女性中的应用。需要进一步研究来评估SCOFF问卷是否适用于初级护理。

进食态度测试EAT[29]可能是流行病学研究中使用最广泛的筛查工具。此外，还有其他一些评估进食障碍精神病理学的工具［如进食障碍量表（EDI）[30]］。但是，这些测试需要很长时间才能完成，结果必须由专家来解释。这些测试可能非常适用于评价进食障碍患者的治疗进展，但是由于进食障碍患者否认症状及其低发病率，在社区筛查中可能效果不佳[31-32]。

11.5.3.4　抑郁症的一般筛查问卷

除进食障碍之外，牙齿问题也可能由抑郁症引起。如果牙医能够使用测量抑郁症的工具，这对牙医会有所帮助。贝克抑郁量表Ⅱ是一个常用的且容易使用的问卷[33]。被评估的抑郁症症状包括食欲、睡眠、性兴趣、注意力、记忆、动机和日常爱好。量表中的其他条目关注自尊、信心、解决问题的能力、内疚感、是否有自杀想法。有一个cutoff值用于确定被访者是正常、轻度抑郁症、中度抑郁还是严重抑郁。一旦患者得分高于轻度抑郁症，则应接受心理或药物治疗。

11.5.3.5　焦虑症的一般筛查问卷

可以看出，焦虑在进食障碍和抑郁症中有重要作用。牙科专家可能觉得有必要检测患者的焦虑程度。一个常用的焦虑问卷是由Speilberger编写的[34]状态特质焦虑量表。调查问卷的一部分考察个体焦虑的人格特征，即个体是否容易焦虑。也可以衡量个体焦虑的严重程度。第二部分是调查个体目前的焦虑状态（即现在的情况有多严重）。通过得分将个体分为轻度焦虑、中度焦虑和重度焦虑。当一个人处于严重的焦虑状态时，药物治疗和心理治疗都是合适和有益的。

11.5.4　建立前情、感觉，随之而来的行为和维护

如果患者出现抑郁、焦虑或进食障碍症状，牙医可以在患者进行牙科咨询期间选择倾听或与患者讨论困扰他/她的问题。尝试收集信息，以便在前情（事先发生的情况）、感觉（导致他们感觉如何），随之而来的适应不良行为（如饮酒、不进食或呕吐）和维护（维持行为的方式）之间建立联系。表11.3和表11.4列出了这种联系的两个示例。Mary的行为说明，无论是缺乏根据的、被歪曲的还是其他的想法，是如何引发悲伤情绪的，反过来又是如何引起个人适应不良行为（如暴饮暴食）。

11.5.5　如何处理这些信息

一般用表11.1和表11.2中收集的信息来表明心理学因素和引起牙齿问题的适应不良行为之间存在因果关系。牙医可以利用由此建立的因果关系，来与患者讨论心理问题与牙齿问题（如牙齿酸蚀症）之间的关系。牙医就更容易向患者解释清楚，如果牙齿问题更严重时患者可能的感受。接着可以进一步讨论处理潜在的心理问题可能达到的效果，作为预防牙齿进一步恶化的手段。在讨论过程中，牙医可能是第一个发现患者有进食障碍的人，并劝说其接受给她/他转介当地的临床心理学服务中心。

11.6　使用认知行为疗法（CBT）的简单咨询技巧

认知行为疗法是一种循证医学方法，可以用来治疗抑郁、焦虑、进食障碍和类似的精神障碍疾病。Aaron Beck是认知理论的倡导者，他认为功能失调的信念是大多数心理健康问题的基础。这种治疗方法的重点是患者和医生之间的积极合作和实践。治疗目标应是探索如何改变患者的功能失调的信念，而不是与患者争论或暴露患者信念的荒谬性。这是为了鼓励患者收集信念正反两方面的证据。然后，患者将能够根据这些确定的经验证据来评估他/她的想法正确与否。

首先，CBT鼓励厌食症患者表现出自己的负面的、自我贬低的想法，如"人

表11.3　关于前情、感觉、行为、后果和维持因素的第一个示例

因果成分	事件性质
前情	吃完巧克力棒后，Susan胃胀了
你感觉如何？	她感到肥胖、丑陋、愚蠢
那你怎么办？	她把手指放在喉咙里催吐
维持因素	她的胃里感觉好多了

表11.4　关于前情、感觉、行为、后果和维持因素之间存在联系的第二个示例

前情	Mary怀疑有人批评她
感觉	她感到沮丧和痛苦
行为	睡觉之前，她忍不住吃炸薯条和垃圾食品
维持因素	她拒绝见人或出门

们因为我很胖而盯着我"。这种展示有助于讨论消极的想法或信念是如何影响患者的情绪和行为。

CBT治疗神经性贪食症是由Christopher Fairburn[35]开创的，并由他的团队和其他人进行验证[36]。他提出了一个恶性循环模型，由自尊降低、对身材的误判、严格节食失败、暴食、代偿性呕吐这几项构成。

Waller等[37]已经开发了一个用于初级卫生保健的CBT精简版。它在8个20min的会议中执行。它包括教育和行为两部分，但不包括CBT的认知重建部分。4名全科医生和一名护士参加2次入门培训研讨，并给他们提供一个简单的治疗手册。在一项队列研究[37]中，治疗了11例神经性贪食症女性患者，结果其中6例得到了显著改善；1例变得更关心减肥，而不是克服进食问题；2例拒绝进行治疗；2例患有人格障碍并发症。虽然结果令人鼓舞，但是医生确实需要更多的训练。

不过，目前有一些基于CBT的自助方案和书籍[38-40]可以用来治疗神经性贪食症，也可以指导非专业医生自助。调查结果显示，接受过自助指导的人比没有接受过的人表现更好。

11.7　口腔健康宣教

错误的健康理念可能会导致不必要的牙齿问题。对于大众来说，提高预防、

定期检查和及时治疗的意识非常重要。对抑郁症或进食障碍患者还需要做更多工作。尽管Amaechi和Higham[41]及本书第8章和第9章[42-43]已经讨论过患者和牙医在治疗牙齿酸蚀症方面的一般责任，但进食障碍患者还应特别采取以下预防措施[41]。

–如果可能的话，应该在呕吐或促排时使用"牙齿防护罩"。防护罩的内侧（牙齿表面）应涂上少量碳酸氢钠粉末或氧化镁乳剂，以中和任何胃酸积聚。

–牙刷说明：

（1）使用中等硬度尼龙牙刷。

（2）要使用磨蚀性"美白"牙膏。

（3）使用巴氏刷牙法刷牙，以避免水平横刷。

（4）在每次呕吐、促排或进食大量酸性食物或饮料后避免立即刷牙，患者应选择下列任意一种方式清洁口腔，且在刷牙前至少等待60min：

- 含氟漱口水以促进软化牙齿表面的快速再矿化。

- 氟化物片剂和氟化物锭剂，已被证明是有效的再矿化剂。

- 无糖锭剂或口香糖加速唾液流动，以促进软化牙齿组织的快速再矿化，中和酸度并提供再矿化所需的碱性环境。受刺激唾液的缓冲能力和碳酸氢盐含量高于未受刺激唾液。据推测，唾液刺激会增强后天牙齿获得性膜的形成，已被证明可以保护牙齿免受侵蚀性攻击。

- 乳制品（如新鲜牛奶）已被证明可以重塑软化的牙齿表面。

- 无糖抗酸药片或少量溶于水的碳酸氢钠（或小苏打）可用于中和酸性口腔液体。

–使用高氟度的牙膏及氟化物漱口水进行日常的口腔卫生清洁。

–定期复诊以获得牙医的专业临床护理。

应该用牙齿酸蚀症健康教育手册（表11.5）为他们提供这些信息，以提醒他们。

11.8　对精神健康问题的去歧视化

一项调查显示，对精神健康问题的歧视态度来自扭曲的信念，即心理健康问题不可治愈，有自我伤害行为，可能对他人有危险，而且很难与精神病患者沟通。鉴于上述心理健康的错误信念，英国皇家精神病医学院[44]组织了反歧视运动。Gowers和Shore[45]因此主张对卫生服务人员进行更加完善的培训和更多的公共

表11.5 牙齿酸蚀症健康教育手册

	内容	具体问题
1	教育	
	进食（表10.4，图10.1）	避免饮用酸性果汁或选择强化钙的果汁
		选择含钙（如牛奶）或磷酸盐的饮料
	态度	你理想的体重是否合理？
		你的感觉体重和实际体重之间有真正的差异吗？
	健康进食	需要保持最低身体质量指数（BMI）
2	预防和保护	
	患者的自我护理（见第8章）	
	牙医参与的临床护理（见第9章）	
3	专业帮助	向医生和药剂师询问处方药物的副作用
		所有的专业人士都应建议患者注意牙齿酸蚀症的进展过程，并持续复诊
		向医生和药剂师询问药物的酸度

教育。他们建议，可以通过对精神病患者，特别是进食障碍患者进行更多的治疗接触来减少歧视。

11.9 回访、复诊和监测

有一点很重要，就是治疗牙齿酸蚀症的牙医必须注意，他们应向患者的医生确认该患者是否正在服用精神药物或接受心理门诊治疗，如果有心理问题应说服这些患者将其转介给相应的专家。同时，对患者进行回访、复诊和监测非常重要，以便及时发现复发情况。

11.10 总结

本章简要概述了由于潜在的心理问题，即进食障碍、抑郁症和焦虑症，可能导致的牙齿酸蚀症。通常牙医和全科医生能够发现这些情况。当牙医采取联合治疗时，可以通过以下几种方式接近这些患者：①提高患者对牙齿问题病因的认知；②制定更有效的预防策略；③进一步转介心理治疗。在面对牙齿酸蚀症并对其治疗时，牙医应更多地意识到它们在某些心理健康问题上的作用。牙科领域的专业人士也越来越意识到，有必要将心理行为科学纳入教学，作为课程的核心内容之一。

扫一扫即可浏览
参考文献

牙齿酸蚀症的预防和控制：胃食管反流病的管理

第12章

Prevention and Control of Dental Erosion: Gastroesophageal Reflux Disease Management

Akit Patel, Bennett T. Amaechi, Charles Brady III

摘要

　　有10%～20%的普通人群患有胃食管反流病（Gastroesophageal Reflux Disease，GERD）。GERD可表现为食管症状和食管外症状。GERD可能会损伤牙齿组织，导致牙齿酸蚀症等疾病。既往研究表明，24%的GERD患者患有牙齿酸蚀症，32%患有牙齿酸蚀症的成人和17%的儿童同时患有GERD。然而，不是所有受影响的人都会有典型的GERD症状。牙医可能是首先在这些"潜在患有反流症的人"中发现GERD的，特别是在检查不明原因的牙齿酸蚀症时。GERD的病因很多，但其基本原因是胃食管交界处的抗反流屏障功能不全。当然，其他原因也可能导致GERD，其中包括唾液分泌减少、节食、饮食习惯、药物和肥胖。GERD的典型表现是烧心（胃灼热感）、反流和吞咽困难。其他症状也与GERD有关，如果出现任何"警报症状"，则需要进一步评估。牙列中牙齿酸蚀的位置与其特定病因有关。反流的

A. Patel, MD (✉) • C. Brady III, MD

Department of Medicine, Gastroenterology, University of Texas Health Science Center at San Antonio, 7703 Floyd Curl Drive, Offi ce 5. 247S, San Antonio, TX 78229, USA

e-mail: Patela13@uthscsa.edu; bradyce@uthscsa.edu

B. T. Amaechi, BDS, MS, PhD

Department of Comprehensive Dentistry, University of Texas Health Science Center at San Antonio, 7703 Floyd Curl Drive, San Antonio, TX 78229-3900, USA

e-mail: amaechi@uthscsa.edu

© Springer International Publishing Switzerland 2015

B.T. Amaechi (ed.), *Dental Erosion and Its Clinical Management*,

DOI 10.1007/978-3-319-13993-7_12

胃酸首先损伤上切牙的腭侧面，然后损伤上颌牙齿的其他表面。在慢性GERD中，最先累及唇侧或颊侧，然后是上颌牙和下颌牙的咬合面。GERD可根据临床上、生理上、解剖学或功能测试等方面的表现进行诊断。GERD的主流治疗策略包括改变生活方式、牙医对牙齿的保护护理和药物治疗，如抗酸剂、组胺-2受体阻滞剂和质子泵抑制剂等。

12.1　简介

胃食管反流病（GERD）是一种非常常见的疾病，估计普通人群的患病率高达10%～20%。胃食管反流的后果不仅局限于食管，还常常累及食管外的器官。GERD可能会损伤口腔组织，并可能导致牙齿酸蚀症的发生[1-3]。

牙齿酸蚀症被定义为由于口腔酸化造成牙体硬组织化学溶解，进而导致的牙齿结构丧失，并且口腔酸化与细菌活动无关。牙齿酸蚀症病因很多，包括酸性食物、饮料或药物等外在因素。当然，也存在内在因素，最常见的是GERD造成的胃酸反流至口腔[3]。

12.2　流行病学

《蒙特利尔共识意见》达成了GERD的全球定义和分类。GERD被定义为"胃内容物反流食管引起棘手症状和/或并发症时发生的一种疾病"，根据其表现被进一步分为食管内症状和食管外症状[4]。已知的GERD食管外表现之一是牙齿酸蚀症。

最近一项纳入17篇关于GERD和牙齿酸蚀症的观察性病例对照研究的系统综述发现，两种疾病之间有很强的关联性[5]。GERD患者牙齿酸蚀症的平均患病率为24%，牙齿酸蚀症患者中成年人和儿童的GERD平均患病率分别为32.5%和17%。因此，从对牙齿酸蚀症的观察来看，牙医可能是首先诊断存在GERD的人，特别是对于"沉默反流者"（即无症状GERD患者）。这一诊断很重要，因为GERD在许多国家的患病率增加，如果治疗不充分，可能会对健康产生严重影响[6-7]。因此，牙医应该更加了解GERD在儿童和成人中的各种表现（表12.1）。

美国GERD的患病率正在上升。每年在美国至少有900万人因此就诊，而估计每年管理GERD花费大于900万美元[8]。在西方人群中，25%的人报告每月至少有1

表12.1　胃食管反流病（GERD）和牙齿酸蚀症的患病率

胃食管反流疾病或GERD是一种常见疾病

10%~20%的普通人群患有GERD

GERD影响成人和儿童

GERD会导致牙齿酸蚀症

24%的GERD患者患有牙齿酸蚀症

32.5%的牙齿酸蚀症成年人患有GERD

17%的牙齿酸蚀症儿童患有GERD

GERD患者不仅更易发生牙齿酸蚀症，而且更易发生严重磨损

表12.2　西方人群胃灼热的频率

每月1次症状	25%
每周1次症状	12%
每天1次症状	5%

次胃灼烧热感，12%的人至少每周1次，5%的人每天都有症状（表12.2）。胃灼热症状没有性别倾向；男女比例基本相同。年龄与胃反流的关系尚不明确。一项研究表明，年龄越大，反流症状越少；但是，因为胃酸反流，更严重的食管炎或食管炎症的发生率更高[9]。

　　研究表明，在门诊食管pH监测[3]中，高达60%的牙齿酸蚀症患者有酸性反流的病理表现。作为GERD表现的牙齿酸蚀症不仅在成人中出现，也在儿童中出现。最近一项对249例儿童和成人GERD患者进行的研究发现，诊断的GERD与牙齿酸蚀症之间存在显著相关性，其中91例患有磨牙酸蚀和/或胃酸反流症状，并且接受了内镜检查、食管测压和24h食管pH监测[10]。研究表明，与健康儿童相比，根据食管pH监测诊断为GERD的儿童有更多的牙齿酸蚀症。一项研究评价了38例通过食管pH监测诊断为GERD儿童的牙齿酸蚀症患病情况，发现与没有GERD的患儿相比，确诊GERD的患儿有更严重的牙齿酸蚀症[11]。另一项研究进行了52例GERD患儿和52例健康兄弟姐妹的对照研究。在这项研究中，研究组的牙齿酸蚀症更严重；受影响的牙齿中43%有3级酸蚀，而对照组中仅有9%[12]。在美国进行的一项研究中，24例诊断为GERD的儿童使用Aine指数测量牙齿酸蚀症。20例患有牙齿酸蚀症的患儿中：10例轻度酸蚀（1级）、6例中度酸蚀（2级）、4例严重酸蚀（3级）[13]。牙齿酸蚀症与GERD相关，特别是儿童后牙的牙齿酸蚀症[14]。

12.3 病因

胃食管反流是除空气以外的胃内容物逆流或反流进入或经过食管。GERD是指经常出现症状或导致食管黏膜或上呼吸道邻近器官损伤，并偶尔存在下呼吸道和口腔损伤的反流。

胃食管反流的发病机制复杂多样。胃食管交界处的抗反流屏障在解剖学和生理学上都很复杂，并且易受许多潜在的反流机制影响。胃GERD的根本原因是胃食管交界处的抗反流屏障功能不全，而屏障的功能主要是阻止胃酸回流到食管。通常情况下，位于食管下部与胃连接（胃食管连接处）被称为食管下括约肌（LES）的肌肉组织环，可防止酸从胃中回流（或倒退）。通常，该括约肌在吞咽期间放松以允许食物通过，然后收紧以防止反方向流动（即反流）。但是，对于GERD，括约肌在两次吞咽之间放松或减弱，使胃内容物和腐蚀性酸回流到食管并损伤食管内膜。LES功能障碍主要有两种形式：低血压性LES和病理性暂时性食管下括约肌松弛（TLESRs）。胃食管连接处的解剖学破坏通常与食管裂孔疝有关，食管裂孔疝是胃部通过横膈膜进入胸腔形成的部分疝。食管裂孔疝通过损害LES功能造成反流性疾病的发生[15-16]。

胃部因素在GERD发生中起重要作用。促进GERD的胃部因素包括食管的酸清除不良，唾液流量减少，胃酸产量增加，饭后胃容量增加，由于肥胖、卧姿或在饭后躺下而增加胃压力，以及延迟胃排空或胃轻瘫。胃扩张增加可导致暂时性LES

表12.3 胃食管反流病（GERD）的病因

动力性障碍	损伤因素	抵抗因素	其他
暂时性食管下括约肌松弛（TLESRs）	胃酸产量增加	减少唾液和碳酸氢盐的产生	食管裂孔疝
食管下括约肌减弱（LES）	从小肠回流胆汁和胰液	黏膜血流量减少	节食
食管蠕动或运动性减弱		保护性黏液减少	饮食习惯
延迟胃排空或胃轻瘫			腹内压增加
硬皮病和ªCREST综合征			肥胖
			药物
			阻塞性睡眠呼吸暂停

ªCREST综合征：皮肤钙沉着症，雷诺现象，食管功能障碍，指端硬化和毛细血管扩张症

松弛和反流量增加，尤其是在患有严重食管裂孔疝的GERD患者中，大约有15%的GERD患者存在胃排空延迟的症状，并且经常被漏诊[17]。身体质量指数（BMI）和胃反流症状之间存在着众所周知的联系。有证据表明，肥胖会加剧LES的不适当松弛[18-19]。即使体重正常的人适当增加体重，也会导致或加重胃反流症状[20]（表12.3，图12.1）。

其他降低LES压力并导致GERD的因素还包括药物、生活习惯和摄入某些特定食物。某些药物可通过降低LES张力从而加重GERD，如钙通道阻滞剂和硝酸盐；其他药物如非甾体抗炎药物，可通过直接的黏膜损伤导致食管炎或食管内膜损伤。某些暴饮暴食行为、贪食症——暴饮暴食后通过将食物呕吐出来以减轻体重，以及在吃饱后侧卧产生胃胀气并削弱LES导致胃酸反流。某些食物，如脂肪食物、薄荷、巧克力、含咖啡因的饮料和酒精都可以降低LES压力并造成GERD。抽吸烟草产品也会通过降低LES压力导致GERD。这些不同因素的致病性因患者而异[9]（表12.4，图12.1）。

12.4　发病机制

食管清洁对于防止胃内容物到达口腔并导致牙齿酸蚀症非常重要。通过两种机制实现食管清洁：食管蠕动或使食物推进到胃的连续食管收缩，以及唾液可

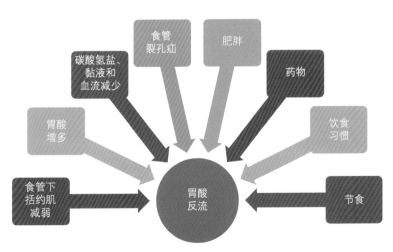

图12.1　导致GERD的病因

表12.4　形成或加重GERD症状的因素

药物	食物	增加腹内压力的行为或情况
α-肾上腺素拮抗剂（如多沙唑嗪、哌唑嗪、坦索罗辛、特拉唑嗪）	酒精	暴饮暴食
抗胆碱能药（如阿托品、苯托品、安非他酮、右美沙芬、异丙托溴铵、奥昔布宁、托特罗定、噻托溴铵）	咖啡因	暴食症（暴饮暴食，然后通过催吐减肥）
β-肾上腺素能激动剂（如沙丁胺醇、福莫特罗）	碳酸饮料	吃大量的食物
钙通道阻滞剂（如氨氯地平、地尔硫䓬、硝苯地平、维拉帕米）	巧克力	侧卧或躺着吃东西
地西泮	柑橘类水果	怀孕
雌激素	脂肪食物	呼吸睡眠暂停综合征（在睡眠中暂停呼吸）
麻醉品	薄荷	吸烟
硝酸盐（如单硝酸异山梨酯或二硝酸盐、硝酸甘油）	辛辣食物	增加体重
非甾体抗炎药（NSAIDs）（如阿司匹林、双氯芬酸、布洛芬、萘普生、美洛昔康、吡罗昔康）	以番茄为原料的产品	
黄体激素	醋	
茶碱		
三环类抗抑郁药（如阿米替林、地昔帕明、丙咪嗪、去甲替林）		

GERD：胃食管反流病

以中和胃酸的缓冲作用。蠕动将食管内容物清空，然后通过唾液中和食管内的酸[21]。唾液可以缓冲和抵抗口腔中酸的脱矿作用。与没有GERD的患者相比，GERD患者的唾液具有更强的缓冲能力。这种差异是由于无机磷酸盐浓度升高导致唾液组分发生了改变[22]。

　　酸反流可能通过以下两种机制破坏食管外组织：由黏膜接触（回流理论）造成的直接损伤和由远端食管酸暴露引起的迷走神经介导反射（反射理论）[23]。无论哪种情况，酸反流都会损伤包括口腔组织在内的食管外组织，特别是其硬组织和软组织。在这些情况下，唾液的质量和流量在口腔软硬组织的变化中起重要作用[24]。构成牙齿无机材料的羟基磷灰石晶体可以被pH<5.5（牙釉质溶解临界pH）

的酸溶解[25]。由于胃反流物的pH<2.0，所以可以酸蚀牙体组织[26]。

在活性内源性酸侵蚀过程中，由于胃酸或可能的水解胃蛋白酶的作用，牙齿表面大量缺乏保护性生物膜和唾液，牙齿硬组织脱矿产生的粗产物会丢失，因此当口腔pH回升到中性水平时不能被重复利用进行再矿化[27]。化学作用导致暴露的牙齿表面快速溶解，这与平时看到的菌斑表面下酸溶解有着明显的不同[28]。在显微镜下，可以看到被酸蚀的牙齿表面上牙釉质釉柱的末端受到了损害，只有内源酸从口腔中清除并且在牙齿表面重新建立牙齿获得性膜之后，牙釉质釉柱才会再矿化。

由于"粗糙"表面损伤不可逆转，因此在酸蚀表面添加再矿化离子只会修复釉柱的末端。即使加入高浓度氟磷灰石，由于内源酸的pH远低于4.5（氟磷灰石溶解的临界pH），所以再矿化表面无法提供额外的保护以阻止进一步持续脱矿[29]。这些发现有实验观察支持，如基于氟化物和基于酪蛋白的（用酪蛋白磷酸肽稳定的非晶体磷酸钙）再矿化剂在pH为3.0时可以提供一定的保护以抵抗酸蚀[30-33]，但不能在pH低于2的高酸性环境中提供保护[34-36]。

12.5　临床表现

GERD的典型症状为胃灼热（烧心）、胃反流和吞咽困难。与GERD相关的其他症状包括口水激增（分泌过量唾液）、喉部异物感（喉咙肿块）、吞咽痛（吞咽时疼痛）和恶心（表12.5）。烧心，又称为胃灼热感，被定义为位于胸部中间区域的胸骨后灼烧不适，可能向颈部或喉部辐射，通常发生在餐后[37]。当患者以至少每周2次且持续4～8周或更长时间这样的频率出现典型症状时，应被视为患有

表12.5　GERD典型症状

胃灼热（烧心）
胃反流
吞咽困难（即吞咽时困难）
口水激增（分泌过量唾液）
喉部异物感（喉咙肿块）
吞咽痛（吞咽时疼痛）
恶心

GERD：胃食管反流病

GERD。在最初出现症状时，考虑患者的年龄及是否存在"警报症状"也很重要（表12.6）。每例有GERD症状的患者在出现警报症状时都应调查其原因，因为它们可能表明GERD有并发症了，包括食管狭窄（即瘢痕组织导致食管腔变窄），

表12.6 需要进一步评估GERD的"警报症状"

吞咽困难（即吞咽时困难）
口水激增（分泌过量唾液）
体重减轻
消化道出血（即呕血、便血或黑便）
贫血
高龄（＞50岁）
胸部疼痛
有上消化道癌家族史

GERD：胃食管反流病

表12.7 GERD的食管外表现

中耳炎
慢性鼻窦炎
牙齿酸蚀
口腔溃疡
口臭
咽炎
喉炎
声音嘶哑
声门下狭窄
喉痉挛
鼻后滴漏
频繁清喉
癔球症（梅核气）
气管支气管炎
慢性咳嗽
哮喘
吸入性肺炎
肺纤维化
慢性支气管炎
支气管扩张
非心源性胸痛
呼吸睡眠暂停

GERD：胃食管反流病

Barrett食管（即食管内膜细胞发生变化癌前病变）或恶性肿瘤（即食管癌或胃癌）。任何警报症状都需要进一步的检测来评估GERD症状，如上消化道内镜检查和/或成像等[9]。

　　GERD的非典型表现是指食管外症状，包括肺部、耳部、鼻部和喉部表现以及非心源性胸痛。研究表明，30%～80%的哮喘成人患有GERD。GERD的一种新的、更常见的非典型表现是儿童中耳炎[38]。建议当患者出现呼吸或耳鼻喉（ENT）非典型症状时，首先应排除GERD的可能（表12.7）。

　　患者如果有胃轻瘫（即胃排空延迟），GERD可伴随表现有恶心、呕吐或早饱（即在少量进食后即有饱腹感）。GERD患者急性或亚急性发作时，尤其是在病毒性呼吸道感染或肠胃炎后，应考虑有胃轻瘫的可能[9]。

12.5.1　口腔表现

　　关于牙齿酸蚀症，牙齿酸蚀区的位置特定对应每个病因因素。牙齿酸蚀症的诊断标准是除接触或咬合区域外，外形光滑、圆润的非龋病因导致的牙齿结构破坏。此外，还可以看到银汞合金或复合充填材料边缘的间隙增大[39]。外部因素引起的损伤多位于口腔前庭区域。当内部因素（胃酸）引起的损伤其酸蚀区域具有特征性分布特点。反流的胃酸首先攻击上切牙的腭侧面（图12.2和图12.3）。因为不受大唾液腺的保护，上颌牙的腭侧面早期也受到影响（图12.4）。早期阶段，舌头保护下颌牙，但在后期阶段，如果继续酸暴露，下颌后牙的舌侧、咬合面和颊侧面也开始逐步酸蚀（图12.5）。只有在胃酸反流持续很长一段时间时，唇颊

图12.2　上切牙腭侧面的牙齿酸蚀（由Dr. Bennett T. Amaechi提供）

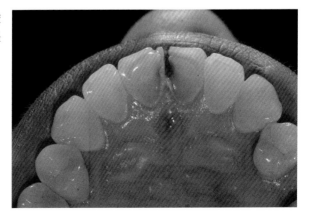

图12.3 上切牙腭侧面的严重牙齿酸蚀（由Dr. Bennett T. Amaechi提供）

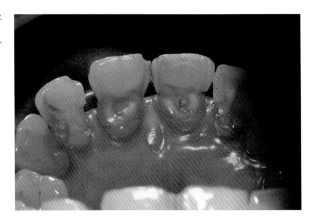

图12.4 上切牙和上颌前磨牙腭侧面的严重牙齿酸蚀（由Dr. Bennett T. Amaechi提供）

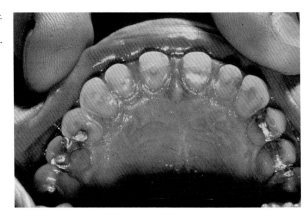

图12.5 下颌磨牙和前磨牙舌面早期酸蚀（由Dr. Bennett T. Amaechi提供）

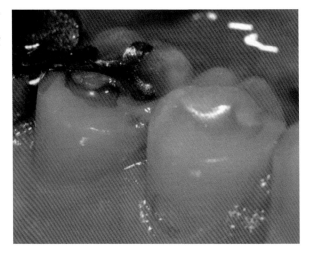

表12.8　胃食管反流病（GERD）引起的牙齿酸蚀症模式

反流胃酸首先损伤上切牙的腭侧面，然后是上颌牙齿的腭侧面

早期阶段，舌头保护下颌牙，但在后期阶段，下颌后牙从舌侧面、咬合面和颊侧面逐步开始发生酸蚀

只有在胃酸反流持续很长一段时间时，唇颊面才会受到酸蚀

在慢性GERD中，上颌牙和下颌牙的咬合面受到影响

面才会受到酸蚀。在慢性GERD中，上颌牙和下颌牙的咬合面受到影响。早期阶段，正常检查时难以确定病变，不过严重的酸蚀有特征性外观，很容易被发现（表12.8）[3,40]。

12.6　诊断和检查

GERD的诊断依据可能是：

- 临床性（呈现典型症状，如胃灼热感）。
- 生理性（食管远端食管pH异常的证据）。
- 解剖学（内镜检查食管炎的证据）。
- 功能性（对抗酸药物的临床反应）。

但是，这些诊断方法的一致性相对较差。例如，许多无症状患者也有食管炎、pH异常、甚至Barrett食管。

这里有几种不同的诊断GERD的方法：经典的GERD也可以通过全面检查症状病史进行诊断，并通过对药物治疗的完全反应来确定［"质子泵抑制剂（PPI）测试"］。酸抑制药物，如质子泵抑制剂（PPI），不仅可用作GERD的治疗药物，还可用来进行诊断性试验。一项Meta分析以食管pH作为金标准，评估了使用正常剂量与高剂量PPI治疗1～4周来诊断GERD的准确性，灵敏度为78%，特异性为54%。在没有严重症状和体征的情况下，给予1～4周的PPI，是比较经济的GERD初期诊断测试和治疗方法[41]。对PPI治疗无症状反应的患者几乎不可能有GERD[9]。

除了简单的PPI测试外，还设计了几种不同的问卷调查，来协助诊断GERD，不过有很多问卷缺乏适当验证或缺乏作为常规护理所需的简便性[42-46]。最近，胃食管反流病问卷（GerdQ）已经开发作为一种工具，用于改善和标准化GERD患者基于症状的诊断与治疗反应的评估。研究表明，使用GerdQ的家庭医生和胃肠病专

当你想到过去7天的症状时，你是如何经历以下情况的：				
通过在每一行中标记一个正方形来回答问题并总计点数。				
	天数			
	0	1	2~3	4~7
1. 您有几次感到胸骨后面有烧灼感（烧心）？	☐ [0]	☐ [1]	☐ [2]	☐ [3]
2. 您有几次感到胃内容物（液体或食物）向上移动到喉咙或口腔（反胃）？	☐ [0]	☐ [1]	☐ [2]	☐ [3]
3. 您有几次感到上腹部疼痛？	☐ [3]	☐ [2]	☐ [1]	☐ [0]
4. 您有几次感到恶心？	☐ [3]	☐ [2]	☐ [1]	☐ [0]
5. 您有几次因为胃灼热和/或反胃而难以获得良好的夜间睡眠？	☐ [0]	☐ [1]	☐ [2]	☐ [3]
6. 除了医生告诉你服用的药物外，您有几次另外服用药物治疗胃灼热感和/或反胃（如c雷尼替丁、Pepcid、普托平、奥美拉唑等）？	☐ [0]	☐ [1]	☐ [2]	☐ [3]
总得分： 0~2分，GERD的可能性为0 3~7分，GERD的可能性为50% 8~10分，GERD的可能性为79% 11~18分，GERD的可能性为89%				

图12.6　GerdQ（胃食管反流病问卷）

家诊断GERD的准确度相当，大约为70%[47]。在这个以患者症状为中心的问卷中，0~2分表示GERD的可能性为0，3~7分表示GERD的可能性为50%，8~10分表示GERD的可能性为79%，11~18分表明GERD的可能性为89%（图12.6）。

　　基于症状的问卷已被证明是有用的研究工具，但它要么没有进行有效验证，要么内容太复杂无法用于常规护理。不过，这些问卷还是有指导适当的诊断检查并调整后续的医疗处理的潜力。因此，它在临床实践中评估疑似GERD患者的能力，可能有助于初级保健医生确定GERD可能性较低的患者，这些患者可能从进一步检测中获益更多，并为典型的GERD患者提供更好的治疗和随访[48-50]。然而，目前的指南并不建议常规使用症状调查表来诊断或管理GERD。

　　一般而言，诊断测试仅适用于对组胺-2受体阻滞剂（H_2RB）或PPI等药物治疗试验无反应的患者或有GERD警报症状的患者。可用的测试包括上胃肠道系列造影，上消化道内镜检查［食管胃十二指肠镜（EGD）］、24h食管动态pH监测、无线胶囊pH测试和食管阻抗测试[8-9]（表12.9，图12.7）。

表12.9　GERD诊断试验总结

测试	具体描述	它检测什么
质子泵抑制剂（PPI）测试	经验性PPI治疗1~4周	有效的治疗反应表明GERD可能是症状原因
胃食管反流病问卷（即GerdQ）	基于症状的问卷	未广泛使用或推荐 对无症状GERD不敏感
放射成像（食管钡餐，上胃肠道系列造影）	食管（食管影像）或食管、胃和小肠上部（上胃肠道系列造影）的造影成像	可以显示食管狭窄、食管裂孔疝或食管肿瘤等解剖特征 也可以检测胃食管反流，但不能区分生理性反流和病理性反流
上消化道内镜检查[食管胃十二指肠镜（EGD）]	在服用镇静剂之后，将带有摄像头和光的薄柔纤维管插入食管	有警报迹象的患者可选检测 可以检测食管狭窄、食管炎、Barrett食管和肿瘤 允许活检
食管动态pH监测	将探头放入食管24h，或通过内镜将无线胶囊置入	测量食管24h pH 回流定量 确定病理性反流 研究回流和症状之间的相关性
食管阻抗测试	导管放入食管	检测食管中电流电阻的变化，记录食管pH 区分液体和气体的正向和逆向运输 检测酸和非酸反流
食管测压	导管放入食管	测量食管和食管括约肌内的压力 不测量反流

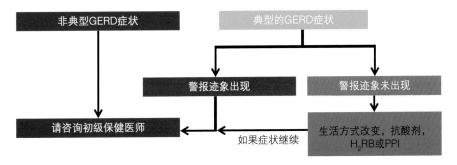

图12.7　用于牙医的GERD管理建议。H$_2$RB：组胺−2受体阻滞剂；PPI：质子泵抑制剂

放射成像在诊断GERD的应用有限，因为它对较轻的GERD灵敏度较差，不过它可以检测中度/重度食管反流、食管裂孔疝或GERD并发症，如食管狭窄或食管肿瘤等。最常用的检测方法是食管钡餐试验和检查食管、胃和小肠上部的上胃肠道系列造影。影像学检查在GERD中的主要用途是排除患者临床可疑度低的其他疾病。与内镜检查相比，放射性影像检查无创且可广泛使用，并且相对便宜。但是，它们的敏感度和特异性不如上消化道内镜检查，并且需要有经验的操作者[9,51-52]（表12.9）。

上消化道内镜检查［食管胃十二指肠镜检查（EGD）］除了排除其他疾病，如肿瘤和消化性溃疡疾病，还可检测并评估反流性食管炎的严重程度。对于GERD，上消化道内镜检查具有高达90%～95%的特异性，但灵敏度仅有50%。EGD还可用于评估GERD的所有并发症，包括食管狭窄或Barrett食管。因此，它是有警报症状患者的可选检测[9,51-54]（表12.9）。

食管动态pH监测是使用一个探针，记录24h食管下段pH的。该测试由通过经鼻至食管下括约肌（LES）上方的pH探头完成。数据由患者携带的电池供电设备采集，患者还应记录何时进食以及何时出现症状。该技术将症状与反流发作相关联。这种pH探头监测是一个检测食管酸存在的敏感测试。这项检测对那些对治疗无反应的GERD患者最有用，无论其症状是否典型。但是，这项检测并不普遍，患者可能会感到不适，而且价格昂贵。新一代的Bravo无线胶囊pH测试更舒适，但仍然昂贵，因为将其放置到食管中通常需要借助上部内镜。此pH探头连接到LES上方的食管壁并放置48h。这种方法的主要缺点包括胶囊检探头过早脱落、食管出血、甚至偶尔造成食管穿孔[9,51-54]（表12.9）。

食管阻抗测试是检测放置在食管内导管上的电流电阻变化。除了记录食管pH外，该导管还可以区分液体和气体的正向和逆向运输。因此，酸性和非酸性反流都可以被检测到，而且在检测GERD时，它比单独用pH监测更灵敏。该试验对疑是GERD但食管pH阴性的患者有用[9,51-54]（表12.9）。

12.7　由GERD导致的牙齿酸蚀症管理

治疗GERD导致的牙齿酸蚀的短期目标是进行正确的鉴别诊断，并及时转诊给初级保健医生或胃肠病专家。但是，在转诊给上述专家的同时，制定预防和控制酸蚀的策略也很重要。

12.7.1　医务室的管理

一般认为，GERD的总体管理应侧重于减少酸反流通过。开始使用抑酸药物，如果需要随后也可以进行抗反流手术[55]。GERD的管理通常是改变生活方式和药物治疗的组合。

12.7.1.1　改变患者生活方式以减少酸反流

改变生活方式包括改变饮食习惯、戒烟、戒酒和/或减轻体重。改变生活方式有两种形式：一种是调整患者的饮食习惯，避免进食引起或加重GERD症状的食物和饮料，避免食用高脂肪或辛辣食物，戒烟、戒酒或戒咖啡（表12.4和表12.10）。另一种是机械调整，包括降低腹内压力（如进餐较少食物），或通过在睡前3h避免进食并且升高床头来改变胃食管交界处的角度[56-57]（表12.10）。只改变生活方式就让GERD患者的症状缓解20%～30%，但只有少数患者对这些限制的依从性良好。不过，为了获得有效和成功的治疗效果，应通过和GERD患者进行激励性面谈建议其改变生活方式。通过激励性面谈传递信息和建议已被证实可以增强人们接受和保持健康行为的能力[58-60]。

12.7.1.2　药物治疗减少酸反流

GERD的主要药物治疗包括抗酸剂、组胺-2受体阻滞剂（H_2RB或H_2阻滞剂）

表12.10　应该鼓励所有非药物治疗GERD患者改变生活方式

提升床头至少4～6英寸（1英寸≈2.54cm）

睡前3h避免进食食物和饮料

少食多餐

避免高脂肪和辛辣食物

避免进食过多食物或饮料

戒烟、戒酒和戒咖啡

减轻体重

避免穿紧身衣服

GERD：胃食管反流病

和质子泵抑制剂（PPI）。非处方的抗酸剂可以通过中和回流的胃酸从而增加食管pH，进而缓解症状。单用抗酸药物可以使GERD患者缓解20%～30%的症状。抗酸剂价格便宜，易于获得，且方便有效。短期使用抗酸药治疗偶发症状患者还是安全的[9,56-57]（表12.11）。

H_2RB通过阻断位于胃壁细胞上的H_2受体来竞争性地抑制胃酸分泌。H_2RB副作用较小且通常耐受性良好。H_2RB不仅在餐前服用时可以预防GERD症状，而且在餐后服用15～40min可以缓解餐后症状。频繁发生GERD的患者每天服用H_2RB 2次效果最好。H_2RB也可用于轻中度GERD患者，反流性食管炎的治愈率为50%～75%[9,56-57]（表12.11）。

表12.11　GERD的药物治疗

治疗方法	代表药物	剂量	治愈率（%）[a]
酸中和剂	碳酸氢钠（Alka-Seltzer）	4g（2片）每 4h口服1次（因为剂量不同，按照说明书使用）	20%～30%
	碳酸钙（Maalox、Mylanta、Tums、Rolaids）	1～3g每6h口服1次（因为剂量不同，按照说明书使用）	
	氢氧化镁（氢氧化镁乳剂，Maalox、Mylanta、Phillips）	400～1200mg每6h口服1次（因为剂量不同，按照说明书使用）	
	氢氧化铝（Maalox、Pepto-Bismol、Mylanta）	320～1280mg每6h口服1次（因为剂量不同，按照说明书使用）	
H_2RB	西咪替丁（Tagamet）	800mg每天睡前口服1次或400mg每天口服2～4次	50%
	雷尼替丁（Zantac）	300mg每天睡前口服1次或150～300mg每天口服2次	
	法莫替丁（Pepcid）	20～40mg口服每天2次	
	尼扎替丁（Axid）	150mg口服每天2次	
PPI	埃索美拉唑（Nexium）	20～40mg睡前1次或每天2次	>80%
	兰索拉唑（Prevacid）	15～30mg睡前1次或每天2次	
	奥美拉唑（Prilosec）	20～40mg睡前1次或每天2次	
	泮托拉唑（Protonix）	20～40mg睡前1次或每天2次	
	雷贝拉唑（Aciphex）	20～40mg睡前1次或每天2次	
手术治疗	Nissen胃底折叠术		>80%

GERD：胃食管反流病

[a]糜烂性反流性食管炎的治愈率

质子泵抑制剂（PPI）可有效控制抗酸剂和H₂受体阻滞剂治疗无效的GERD症状。PPI通过阻断壁细胞顶端细胞膜上的氢–钾ATP酶起作用。PPI作用于酸分泌的最终共有通路而不是三种受体之一（组胺，乙酰胆碱和胃泌素），因此比H₂RB更有效。使用PPI的时机非常重要，因为这些药物只能阻断已激活的质子泵。餐前30min空腹状态服用最有效，通常是在早餐前。一般要求患者服药30min后再吃早餐。PPI附着在激活的泵上，阻止壁细胞酸分泌。PPI被作为中度/重度GERD患者与有出血和食管狭窄等并发症的GERD患者的初始治疗方法。在治疗GERD和食管炎4~8周内，PPI治疗效果显著优于H₂RB。对目前可用PPI进行独立比较研究显示第一代PPI（除了埃索美拉唑）在促进食管炎愈合和胃pH变化谱稳定中功效基本相似。5种PPI控制24h胃液pH的比较研究显示，埃索美拉唑在治疗的第5天表现出明显的统计学优势[61]。PPI副作用低，3%患者服用后有头痛或腹泻，罕见副作用包括肝炎和间质性肾炎以及长期使用所造成的骨质疏松症[51,56,62]（表12.11）。

如果生活方式改变和药物治疗对有GERD症状的患者有效并可以缓解症状，多数患者都可以尝试药物戒断试验。在试图戒除药物之前，症状缓解应持续2~3个月。PPI治疗可逐渐降低频率为每隔1天的方案或减量或改为H₂RB。大多数接受H₂RB治疗的患者是每天2次的治疗方案，最初的逐步减量应该是每天1次的治疗方案。如果每周减少2~4次患者耐受良好且没有增加症状，可进一步降低剂量甚至停药。长期治疗的目标是将可以控制症状的治疗药物量降至最低水平或者考虑手术。但是，如果患者出现反复，应该增加用药，直到症状消失。如果长期PPI治疗突然停止（而不是逐渐减少），许多患者的症状会比最初出现不适时更严重。这种"反弹性酸分泌过多"的现象源于胃壁细胞在长期阻滞后泌酸增加。持续逐渐减少PPI有助于改善这些症状[9,51,56,63–64]。

PPI疗法不仅对GERD具有疗效，而且研究也表明PPI疗法可以抑制GERD患者的牙齿酸蚀症。一项随机对照试验表明用PPI治疗确诊的GERD患者可以短暂抑制活动性牙齿酸蚀。使用OCT对已选定的、内眼可见侵蚀的牙齿多个特定部位釉质脱矿程度进行量化，来比较埃索美拉唑治疗3周前后牙釉质的厚度。结果表明，与服用安慰剂的15名成人相比，服用埃索美拉唑的14名成人的釉质厚度明显减少（平均值：7.20μmvs15.25μm）。服用埃索美拉唑患者酸蚀牙齿在25μm深度处光学反射率下降，表明牙齿出现中轻度再矿化。由于PPI不能完全控制夜间酸反流，因此因GERD引起的一些酸蚀可能在睡眠期间持续。多数患者会有轻度症状的

GERD，因为他们出现了基本的牙齿酸蚀症症状[65]。

对于胃轻瘫患者或胃排空延迟的患者，多数可以通过H₂RB或PPI缓解症状，但有些患者需要使用胃促动力药物治疗。促动力药会缓解症状并减少胃容积；但是，促动力药有严重的潜在神经性副作用，这限制了这类药物的使用，只能由有经验的医生开处方。改变饮食，如低脂肪，少量多次进食也有助于控制症状[51,56]。

12.7.1.3　减少酸反流的手术治疗

尽管大多数GERD患者可以通过改变生活方式和药物治疗得到有效治疗，但一些患者症状可能持续存在，最终需要手术治疗。抗反流手术的目标是缩小食管下腔直径以防止胃内容物反流。最广泛使用的手术是Nissen胃底折叠术。有几项研究报道Nissen胃底折叠术患者的见效反应为80%～90%。但是，有62%的患者在抗反流手术10年后再次需要药物治疗。该手术的潜在并发症包括吞咽困难、胸痛、气胀综合征和迷走神经损伤，后者可导致胃轻瘫和腹泻。这些并发症的发生率为5%～20%[51,56,66-67]。

12.7.2　牙科方面的管理
12.7.2.1　患者的自我管理

尽管本书第8章详细讨论了患者在预防和控制牙齿酸蚀方面的一般责任[68]，但GERD患者尤其应采取以下预防措施[69]（口腔健康资料中有介绍）：

（1）睡觉时应该佩戴"保护𬌗垫"。𬌗垫内侧（牙齿表面）应涂上少量碳酸氢钠粉末或氧化镁乳剂，以中和任何回流的酸液。𬌗垫应该只覆盖咬合面，让唾液继续流动以帮助再矿化。

（2）刷牙指导：

　　①使用中等硬度尼龙刷。

　　②不要使用磨蚀性的"美白"牙膏。

　　③使用巴氏刷牙法刷牙以避免水平横刷。

　　④早晨醒来时避免立即刷牙，牙齿表面因为反酸会软化，可能会因刷牙而磨损。因此，患者应该选择以下任何一种方法来清洁口腔，并且在刷牙前至少等待60min。

　　● 含氟漱口水以促进软化牙齿表面的快速再矿化。

- 氟化物片剂和氟锭剂已被证明是有效的再矿化剂。
- 无糖锭剂或口香糖增加唾液流量，促进软化牙齿组织的快速再矿化，中和酸度，并为再矿化提供必需的碱性环境。刺激唾液的缓冲能力和碳酸氢盐含量高于未刺激唾液。据推测，唾液刺激会增强后天牙齿获得性膜的形成，这已被证明可以保护牙齿免受酸蚀性攻击。
- 乳制品（如新鲜牛奶）已被证明可以再矿化软化牙齿表面。
- 无糖抗酸药片或少量溶于水中的碳酸氢钠（或小苏打）可用于中和酸性口腔液体。

（3）使用高氟浓度牙膏和氟化物漱口水进行日常口腔卫生清洁。

（4）定期复诊以获得牙医的专业临床护理。

12.7.2.2　牙医的临床护理

第9章详细讨论了牙医在预防和控制患者牙齿酸蚀症方面的一般职责[70]，主要包括以下内容：

- 专业应用软化牙齿表面的再矿化方法。
- 具有或不具有再矿化能力的表面保护涂层。
- 改变行为的激励性面谈。
- 转诊给内科医生。
- 回访、复诊和监测。

一般来说，在牙科诊所中，因胃食管反流病而患有牙齿酸蚀症的患者管理应基于以下内容：

（1）牙医应该建议患者采用自我护理策略，以减少酸反流和牙齿酸蚀，这些策略包括调整患者生活方式以减少酸反流，与患者自我护理以预防和控制牙齿酸蚀症。

（2）牙医的临床护理可保护牙齿免受酸蚀性攻击，包括改变行为的激励性面谈。

（3）牙医应将患者转诊给医生进行GERD管理，这可能包括药物治疗和必要时手术治疗，以减少胃酸反流。

总结

胃食管反流病（GERD）是一种日益普遍且可能很严重的疾病，伴有各种食管和食管外不良健康影响，牙医应格外注意。临床医生还应意识到GERD及其经典的食管和食管外症状及体征的易感危险因素。但是，并非所有受影响的人都会有典型的胃反流症状。牙医可能是首先在这些"沉默的反流者"中诊断GERD可能性的人，特别是在观察不明原因的牙齿酸蚀情况时。许多成人和儿童研究表明GERD与牙齿酸蚀症之间存在明确的相关性。当牙医观察到牙齿组织严重损伤时，应该考虑是否存在GERD，需确诊以治疗和消除病因。GERD中牙齿酸蚀的高发病率证明GERD相关的牙齿损伤值得更受关注。除了正确的牙科检查和适当的牙科治疗外，由GERD引起的牙齿酸蚀症的管理还应包括合适的诊断和转诊以进行检查，改变生活方式和使用抑酸药物。

扫一扫即可浏览
参考文献

磨损牙列的修复
Restoration of the Worn Dentition

第13章

Paul A. King

摘要

　　预防牙齿过度磨损应该成为所有牙病患者终生牙科治疗的基础。然而，在某些情况下，为了保护脆弱的牙齿表面并重建令人满意的外观和功能，也需要考虑进行干预性修复治疗。目前有多种治疗方案可用于修复磨损牙齿，从更传统的固定和活动的修复方法到一些较新的、微创修复粘接技术等。本章介绍并讨论目前牙医在修复磨损牙列时可用的治疗方法。尽管许多微创修复粘接方法似乎比传统的方法更有优势，但只有经过时间考验和仔细的临床评估才能决定这些方法是否会成为未来大众的治疗方式。

13.1　简介

　　牙齿磨损的影响能以各种形式和严重程度（图13.1）呈现，这取决于致病因素。尽管在某种程度上，牙齿磨损的严重程度与年龄有关[1]，但越来越多的成人和年轻患者也出现了牙齿磨损，通常是酸蚀性的[2-4]（图13.2）。一般认为，预防牙齿进一步磨损应该成为所有牙病患者终生牙科治疗的基础[5-6]。但是，在某些情况

P. A. King, BDS, MSc, FDSRCS
Restorative Dentistry, University of Bristol Dental Hospital and School,
Lower Maudlin Street, Bristol BS1 2LY, UK
e-mail: paulkinginbath@btinternet.com

© Springer International Publishing Switzerland 2015
B.T. Amaechi (ed.), *Dental Erosion and Its Clinical Management*,
DOI 10.1007/978-3-319-13993-7_13

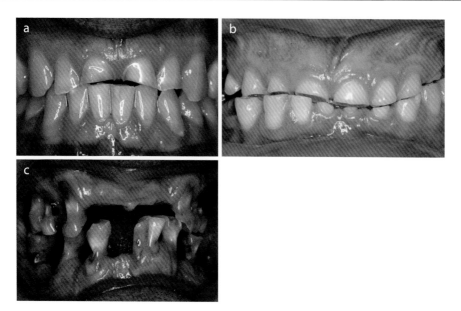

图13.1　患有中度/重度牙齿磨损的患者（中老年人）。（a）以酸蚀/磨损为主的前牙磨损；（b）以磨损为主的牙齿磨损；（c）多因素的广泛牙齿磨损

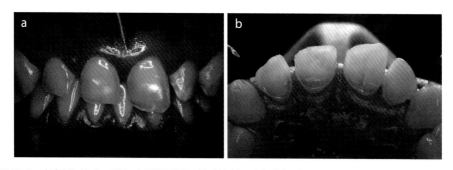

图13.2　年轻患者（17岁）主要因酸蚀引起的局部牙齿磨损病。（a）唇侧观；（b）腭侧观

下，也需要考虑干预性修复治疗[7-8]。最明显的适应证有：

- 患者不能接受其牙齿的外观。
- 由于牙体组织损失和/或经常的牙髓敏感，对保守治疗无效，正常牙齿功能受损。
- 牙齿逐渐磨损，可能导致牙髓坏死和/或牙齿外形难以恢复。

目前的材料和技术保证了多种可选择的修复治疗方法，通常有以下的方法：

- 传统固定修复。
- 可摘嵌入或覆盖修复体。
- 微创粘接修复。

本章将介绍和讨论一些用于恢复磨损牙列的常规方法，以及现在牙医使用的新一代微创粘接修复技术。

13.2 传统固定修复

传统的固定修复体，通常包括烤瓷熔附金属全冠（PFM）和全金属牙冠的形式，多年来一直用于修复磨损和断裂的牙齿。传统的全冠和固定桥修复方式的临床效果已有很多报道，总的来说，一般人都能接受其使用寿命[9-12]。业内普遍认为与其他类型的牙齿磨损相比，有功能性紧咬牙和磨牙习惯患者的牙齿修复失败风险较高，但是这些研究并没有对与各种形式的牙齿磨损特别相关的危险因素进行评估。

常规牙冠修复的牙体预备是一个有创过程，尤其是如果为了满足美学需求使用烤瓷时，可能会进一步损伤已经受损的牙体组织[13]。在冠修复戴冠后，还可能会发生牙髓坏死、牙体断裂、粘接剂溶解和冠边缘龋损等，这往往会使随后的修复或修复体更换更加复杂，最终导致牙齿过早脱落[14-15]，尤其是对年轻患者进行冠修复时。尽管存在上述这些危险因素，但是目前这类修复体仍然被广泛使用，是一种恢复牙齿磨损和牙齿缺失的有效方法，在外观和咬合形式方面有一定程度的多样性。此外，这种治疗方法的潜在优点之一是可以使用一段时间的临时冠，从而为临床医生和患者提供了评估外观和功能并根据需要进行修改的机会。

磨损牙齿的修复复杂性还表现在需要重建在牙齿磨损过程中因对侧牙齿代偿性伸长而失去的殆间隙[16]。前牙通常是这种情况，如果不解决的话，会导致咬合紊乱（图13.3）。在这种情况下，有一些成熟的常规修复技术可克服冠高度降低和咬合间隙不足的困难[17]。以下选项可以单独或组合使用：

- 磨改对颌牙。
- 选择性牙髓治疗和桩钉固位。
- 咬合调整（后移下颌闭合弧形）。

- 牙周冠延长手术。
- 局部正畸牙齿移动（常规固定矫治器或Dahl矫治器）。
- 咬合垂直距离整体增加。

　　为了充分恢复良好的外观和持久的功能，磨改对颌牙、选择性牙髓治疗和桩钉固位、咬合调整和牙周冠延长术等单独的作用可能很有限，并且可能损害剩下的牙体结构和牙周支持组织。牙周冠延长术能够显著改善可用的冠部结构，以获得足够的牙冠预备（图13.4），经常用于修复较严重的牙齿磨损。但是，这是一种有创手术，具有术后敏感性，并可能造成一些随后的恢复困难，如邻间隙过大和冠边缘置于根面等[18-19]。

　　在这些方法中有一种更令人满意和保守的重建空间的方法，尤其是在局部前牙磨损的情况下，就是通过正畸使牙齿移动。有许多技术可以实现这一目的[20]，固定的或活动的前牙金属平面导板是一种成熟的方法，现在也更经常使用直接复

图13.3　制作的前牙牙冠与现有磨损的牙齿相一致，没有重建损失的咬合空间，导致美学效果和修复外形不佳

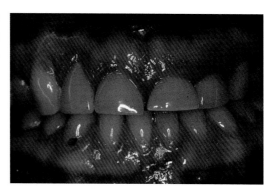

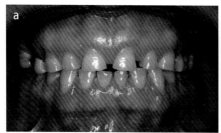 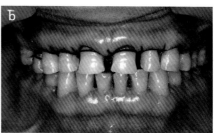

图13.4　在制作经典冠修复体之前，对磨损的上前牙行牙周冠延长术。（a）手术前；（b）手术后即刻

合树脂技术。专家描述的所谓的Dahl矫治器，通过前牙压低和后牙伸长相结合，实现了咬合空间重建[21-22]。这种局部正畸治疗最大限度地保留了牙冠和剩余牙齿组织的外观和功能（图13.5）。

　　在某些情况下，如果存在普遍的牙齿磨损且有足够的适应证，也可考虑将所有后牙的牙冠修复，即通过整体增加咬合垂直距离重建所有后牙牙冠，通常可以为前牙修复提供足够的空间（图13.6）。这种情况可避免使用前牙正畸矫治器，也保留了有价值的切牙和磨牙牙体组织。虽然通过这种方法可以取得完美且可预

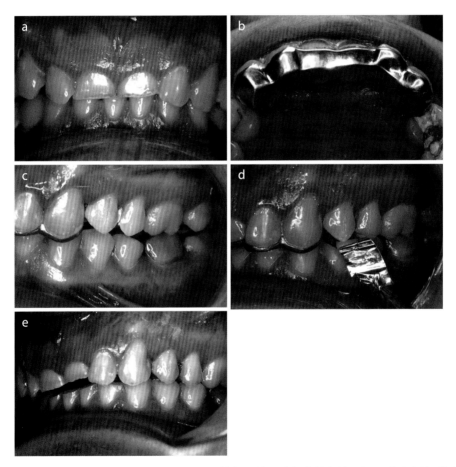

图13.5　使用正畸Dahl矫治器在磨损的前牙修复之前重建损失的切端空间。（a）局部前牙磨损；（b）Dahl矫治器已经就位；（c）后牙区的初始空间；（d）6个月后恢复的后牙接触；（e）在前牙修复之前移除Dahl矫治器之后重建的切端空间

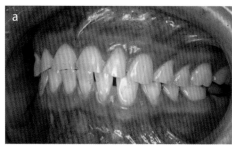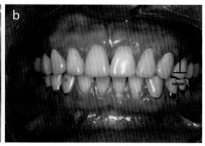

图13.6 在整体增加咬合垂直距离后，重建前牙和后牙常规牙冠修复体，普遍的牙齿磨损得到修复。（a）修复前；（b）修复后

测的结果，但是这个过程相对复杂，需要一些精心策划的步骤、适当的操作技能和充足的知识、时间及良好的技工室支持[23-24]。因此，很多患者都无法采用这种治疗方法。

通过使用活动的后部覆盖义齿联合前部固定冠修复体，可以增加咬合垂直距离。这种方法在很大程度上依赖于患者的依从性，并且如果活动义齿不能定期佩戴使用，则可能导致前牙修复体咬合负荷过大而造成不可预测的结果。在这种情况下如果考虑使用活动义齿来提供后牙咬合支撑，即用相同的活动义齿来修复磨损的前牙可能更明智且效果更可预测。

13.3 可摘嵌入或覆盖修复体

对中度/重度牙齿磨损患者来说，使用可摘嵌入或覆盖义齿是进行修复有价值的手段，特别是当缺少可替换的重要牙齿时。许多临床医生已经为较严重的牙齿磨损患者推荐这种治疗方式[25-29]。这种方法提供了一种相对简单的、无创的和性价比高的方式来实现牙列的外观和功能的改善。

初期推荐制作一个临时丙烯酸树脂的活动义齿，这样既有时间对义齿和软组织的形状、位置和咬合关系进行调整，也可以评估患者对活动义齿的耐受情况（图13.7）。在此阶段建议避免任何大量的牙体预备，但是如果这种治疗方法要持续较长时间，则随后的义齿（通常包含钴铬支架）通常需要一些牙体预备以优化外观、适合度和固位。无论是垂直向还是唇腭向，前牙区域的空间需求量通常

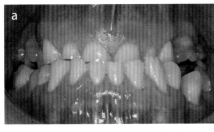
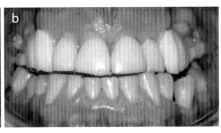

图13.7 中度/重度牙齿磨损，咬合关系不佳，最初使用临时高嵌体/覆盖可摘义齿进行修复，以评估外观和功能。（a）修复前；（b）活动义齿修复后

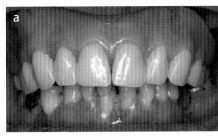
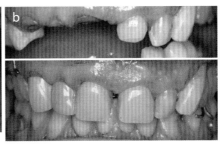

图13.8 覆盖可摘义齿的示例：（a）全唇翼；（b）齐龈边缘前牙饰面

是最大的，而且还会受到剩余健康牙的结构和咬合垂直距离变化的影响。除非通过磨改牙齿或拔牙来修正，否则可用空间将由是否可以利用前牙唇缘位置，或者牙龈形态和/或对接牙面情况来确定（图13.8）。最终方案的决定可能一定程度取决于患者的美学需求，以及患者对不磨牙或尽可能少磨牙的希望程度。

保留牙齿的覆盖义齿在维持和支持牙槽骨、改善咀嚼感觉反馈、提高咀嚼性能和减少拔牙心理创伤等方面有一定的优势[28]。但同时也存在一些缺点，特别是在患者不能建立并维持足够的口腔和义齿菌斑控制时。在这种情况下，即使每天使用非酸化氟化物凝胶以降低根面龋的风险[30]，但基牙的原发性牙病风险仍然会增加（图13.9）。

这种形式的义齿[31]，维修需求相对较高，材料磨损和折断很常见，特别是在有功能性紧咬牙或磨牙习惯的患者中（图13.10）。使用广泛的金属支架，包括切缘和咬合覆盖面（图13.11），可能会减少修理的频率，但是在最终需要修理或更

图13.9 严重磨损的牙齿使用可摘
覆盖义齿修复后出现的根面龋

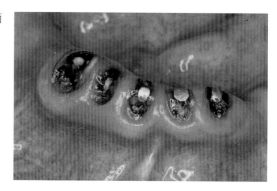

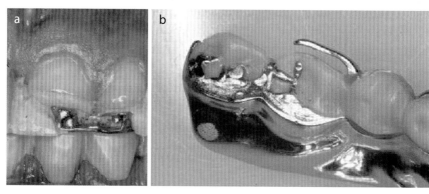

图13.10 具有功能性紧咬牙或磨牙习惯的患者的可摘义齿上丙烯酸树脂饰面经常出现的断裂和磨损。（a）前牙人工牙面；（b）后牙镶嵌组件

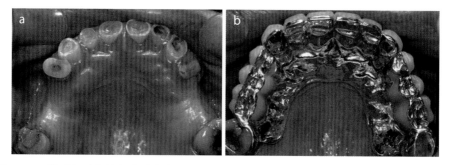

图13.11 针对有功能性紧咬牙或磨牙习惯的患者，使用包含切缘和咬合面覆盖的金属支架来加强可摘嵌入或覆盖义齿。（a）修复之前；（b）用可摘的嵌入或覆盖义齿修复后

换时会增加临床和技术的复杂性。如果在基牙上使用内冠和精密附件以增加义齿的保持力和稳定性，可能会进一步增加后续操作的复杂性[28]。

一般使用这种治疗方式修复磨损牙列比较令人满意，但是许多患者从功能上和心理上不能接受活动义齿，因此一般将这种方法作为最后的修复手段。

13.4 微预备粘接修复

自1955年Buonocore[32]将磷酸酸蚀技术引入到牙科领域，以及早在20世纪60年代初Bowen合成Bis-GMA基复合树脂的早期形式以来[33]，牙科用粘接材料和技术迅速发展。随着玻璃离子水门汀、牙本质粘接剂、硅烷底漆和复合树脂粘接剂的进一步发展，现在可以使用各种材料，如复合树脂、陶瓷和金属合金粘接牙釉质和牙本质，粘接效果令人满意，可广泛用于需要修复的磨损牙列[34-42]。

最后重点介绍牙医可用粘接材料的选择范围，并讨论如何在修复中度/重度牙齿磨损患者的牙列时应用这些材料。将讨论以下几方面内容：

- 牙颈部磨损。
- 前牙磨损。
    - 腭侧牙齿磨损。
    - 切端或腭侧牙齿磨损。
    - 唇侧/切端/腭侧牙齿磨损。
- 后牙牙齿普遍磨损。

13.4.1 牙颈部磨损

牙颈部磨损病变很常见，根据致病因素的类型和严重程度表现为各种形式。并非所有磨损都需要修复，但如果有美观、牙齿敏感或防止牙齿进一步磨损等需求时，使用某种粘接修复就最合适了。

现在有多种牙色修复材料可供选择，可以是复合树脂或玻璃离子类，或两者的组合；也可以是采用单独材料或配方树脂改性的玻璃离子水门汀的分层技术。材料的选择令人眼花缭乱，因为每个月都会有新的材料和技术推向市场[38,43-45]。

有许多方法将修复体粘接到牙颈部。对于牙釉质边缘处的磨损，使用微细或可抛光的致密复合树脂与酸蚀后的牙釉质相结合，通常效果美观又持久。但是，大多数牙颈部磨损的边缘不局限于釉质，通常还涉及牙骨质和牙本质。这样就需要某种牙本质粘接剂和复合树脂或自粘接复合树脂配合使用。或者，也可考虑对牙本质和牙釉质都有粘接性的玻璃离子水门汀修复。

在美观至上的情况下，通常选择将可抛光复合树脂和某种形式的粘接剂结合使用。但是，尽管持续改进，但牙本质粘接剂的长期耐用性仍然存在问题，这可能导致修复体的微渗漏和特征性边缘脱色[46]。

当磨损不明显且涉及更多根面时，通常部分低于牙龈边缘以下，使用玻璃离子水门汀可能更耐用。玻璃离子水门汀通过离子交换与牙本质和牙釉质的动态结合，可以为牙齿和水门汀粘接结合处提供持续修复。玻璃离子水门汀中释放的氟离子还可以减少易感个体边缘龋坏的可能性[47]。

虽然近年来已有了很大改善，但是传统玻璃离子水门汀的颜色特性并不理想。不过，在较深的牙颈部磨损中，可以考虑使用将玻璃离子水门汀粘接剂的粘接性能与可抛光复合树脂的优异颜色性能相结合的分层充填技术。这可以在一次治疗中完成，如果在最小设定时间24h之后进行充填会更好；可以减少玻璃离子水门汀的表面部分并增加一层复合树脂（图13.12）。新一代光固化树脂改性玻璃离子材料结合了复合树脂和传统玻璃离子水门汀的一些更好的性能。当然，通过提高这些材料的性能、改进颜色并使其更易修整，可以为牙颈部磨损病变提供更易接受的保守修复体[48-49]。

只有经过更长期的临床观察和评估，才能最终确定这些可用于非龋性牙颈部磨损的各种材料和技术耐用性如何[50]。

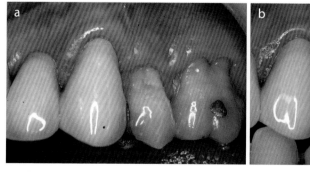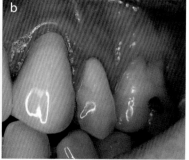

图13.12 使用玻璃离子水门汀和直接复合树脂分层技术修复牙颈部磨损/酸蚀病变。（a）修复前；（b）修复后

13.4.2 前牙磨损

尽管牙齿磨损通常会影响整个牙列，但它通常局限于前牙，尤其是上颌前牙。

13.4.2.1 腭侧牙齿磨损

这种牙齿磨损通常具有酸蚀性的特征，可能结合一定程度的摩擦，是在较年轻人群中更常见的一种类型。通常，唇侧和切面表面相对完整，修复治疗的主要适应证是抵抗腭侧进一步的牙齿磨损，这将减少因切端削弱造成的明显牙釉质折断和牙髓感染的风险。使用金属翼板树脂粘接桥治疗这种形式的牙齿磨损效果不错[51-52]，并且耐用性相对不错[39,53]。目前可用热处理金合金或镍铬合金构建树脂粘接桥的框架。使用这两种材料是因为镍铬合金可以提高树脂粘接强度，而金合金易加工且耐磨性更好。

修复这种磨损牙齿预备最少，通常只需要修整切缘和腭侧釉质边缘。金属合金板的技工室制作可以直接在耐火工作铸件上铸造，也可以通过蜡/树脂"熔模"技术制作。在修复磨损的前牙时，通常需要抬高咬合间隙以适应修复材料的厚度。由于牙齿结构已经受到损害，抬高间隙时应避免进一步磨除牙齿。前面已经介绍使用前Dahl矫治器进行正畸牙齿移动抬高咬合间隙。虽然这种方法结果可以预期，但也存在一些缺点，尤其是增加了治疗时间和额外的技工室步骤。基于Dahl矫治器的类似原理，可以特意以这种方式设计和构造腭板，使其按照原有的咬合高度粘接。试图利用正咬合压低切牙，沿着接触牙齿的长轴引导正畸力，使牙齿可以移动。这种方法似乎与传统的咬合教学相矛盾，但迄今为止，这种方法在牙齿预备最小的特殊情况下效果很好[54]。

粘接剂通常是树脂类的，并且在合适的时候与制造商提供的牙本质粘接剂结合使用。使用不透明树脂水门汀可以克服由腭金属面所引起的任何可能发生的腭侧切1/3变灰。必要时使用橡皮障隔离，有时使用排龈线以防牙颈部过度磨损。通过将腭侧板的金属面包裹在切缘上，粘接过程中位置的确定会变得更容易，且这种设计还将增加抗剪切力的能力。图13.13是使用金属翼板树脂粘接桥的示例。

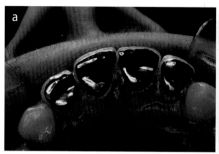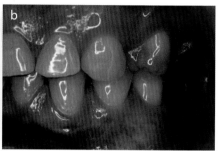

图13.13　使用树脂粘接镍铬合金腭板用于修复上颌切牙局部腭侧牙齿磨损。（a）单板的腭侧面观；（b）显示后牙咬合重建的唇侧面观

13.4.2.2　切端或腭侧牙齿磨损

　　尽管使用金属合金腭板是一种极好的保守治疗局部前牙磨损的方法，但它也能改善失去的切端和唇侧牙体的外观。在这种情况下，可以先用直接酸蚀粘接复合树脂修复牙齿切端部分，然后构建一个金属翼板树脂粘接桥来覆盖腭侧牙体和复合树脂[55-56]。不过，使用这种技术存在潜在的困难，因为很难知道该在哪里完成腭侧复合树脂的堆积，并且由于可用牙釉质的减少，金属合金腭板的粘接牢固性也会有所降低。

　　另一种非常保守的方法是直接酸蚀粘接复合树脂修复牙齿切端和腭侧面，并使咬合的垂直距离增加以适应修复材料的厚度[57-59]。这种特殊技术相对简单，且不需要过多的技工室支持；但是其长期耐用性不可预测，尤其是修复下前牙时。不过，该技术提供了不需要修理或更换的机会，并且一旦获得咬合间隙，就可以在以后的治疗中考虑使用涉及更多更复杂修复过程的传统牙冠。使用这种方法修复平均可以维持5~7年，生物并发症罕见，因此保留了原有的牙齿结构可以进行进一步修复[60]。图13.14展示了这种技术。这种特殊的临床方法正迅速成为修复磨损牙列的首选治疗方法。图13.15进一步逐步展示了此临床技术的治疗效果。

　　如果不使用直接复合树脂，也可以使用间接致密复合树脂，其潜在优势是改善了物理性能，并且可以更好地控制咬合和邻接形态[61]。许多临床医生也介绍了用于修复切端和腭侧磨损组织的改良瓷贴面修复体[62-63]。但是，这两种技术都存在潜在的困难，因为切端瓷或间接复合树脂与牙齿唇侧上剩余牙齿结构的结合处

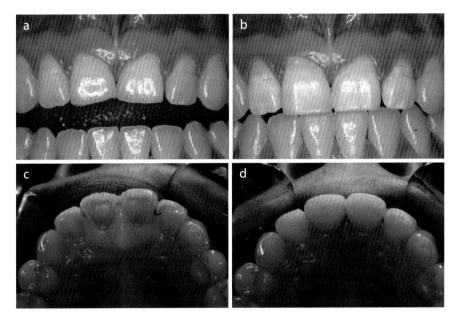

图13.14 用直接复合树脂修复体修复磨损的上前牙的切缘和腭侧面。（a）修复前唇侧观；（b）修复后唇侧观；（c）修复前腭侧观；（d）修复后腭侧观

的修复很困难。使用瓷贴面时，还需要建立更大的咬合间隙来提供足够的材料以减少材料破裂的风险。从理论上讲，使用这些间接技术应该比使用直接复合树脂更持久耐用，不过迄今为止这一假设尚未得到临床证实[64]。图13.16展示使用改良瓷贴面和金合金背板修复磨损上前牙。

13.4.2.3 唇侧/切端/腭侧牙齿磨损

目前已经推荐了多种粘接方法来修复丧失唇侧/切端/腭侧牙体结构的牙齿，包括唇侧瓷贴面联合合金腭侧背板[65-66]、树脂粘接微创瓷冠[67]或粘接金属烤瓷冠修复[68]。所有这些技术都相对比较复杂，通常在完成修复之前需要创建一些咬合间隙。这种情况比传统的全覆盖冠可能更好。不过，多数情况下，在最开始试图重建失去的𬌗间隙时，可以增加咬合垂直距离，用直接复合树脂来修复所有牙齿表面[69-70]。与使用金属基托的Dahl矫治器相比，这种方法通常更易让患者接受，并且具有让患者避免进行传统冠修复的额外优势。一旦完成，就可以考虑继续进行复

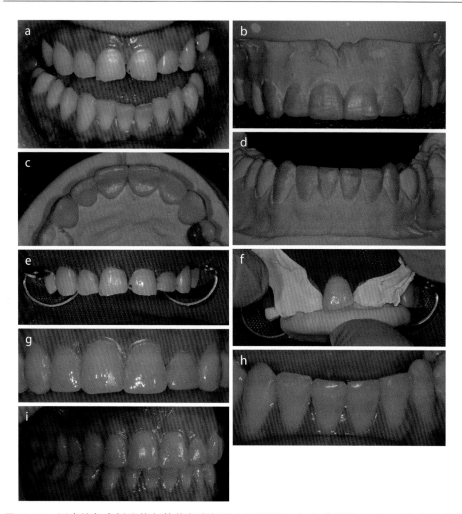

图13.15 用直接复合树脂修复体修复磨损的上下前牙。（a）修复前；（b~d）在石膏上使用诊断蜡型制订修复计划；（e）在粘接修复之前上橡皮障隔离牙齿；（f）使用硅橡胶导板和指示带帮助修复；（g）修复后上前牙；（h）修复后下前牙；（i）修复体放置6个月后复诊，显示重建了后殆接触（由Dr. Tanya Cerajewska提供）

合树脂修复体的维护，或者利用新建立的咬合关系进行传统牙冠修复。这种保守的方法对牙列受损严重的患者很有利，因为这些患者的依从性和成本问题，很多修复方法都不合适（图13.17~图13.19）。老化的复合树脂修复体的修理和/或更换相对方便直接，且与传统的冠修复体相比，这种方法还避免了大量的牙体预备（图13.20）。

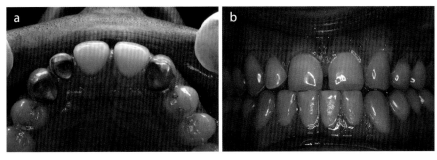

图13.16 树脂粘接的瓷贴面，用于恢复上颌中切牙的切面和腭侧，以及用于其余磨损前牙的树脂粘接金合金腭侧背板。（a）治疗后的唇侧观；（b）治疗后的腭侧观

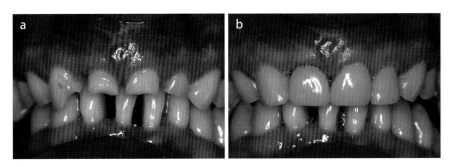

图13.17 直接酸蚀粘接复合树脂修复体，用于在增加咬合垂直距离后修复受损和磨损的上颌切牙的唇侧、切端和腭侧。（a）修复前；（b）修复后

在某些情况下，如果剩余的牙齿结构太小，例如，下颌前牙的严重磨损，可以考虑一定程度的局部冠延长术，试图利用所有剩余牙釉质（图13.21）。如果由于一些原因无法行冠延长术，可以考虑分段间接复合树脂修复体以帮助固存和延长耐久性。但是，需要仔细监测任何"静止"脱粘接并确保患者能够有效控制邻面菌斑（图13.22）。通常认为"牙龈釉环"的存在是使修复粘接性能最大化并减少早期失败的关键，特别是在功能不全的患者中[59]。

13.4.3 后牙和牙齿普遍磨损

孤立后牙的牙齿磨损很罕见，通常这只是全部受影响牙列的一部分而已。有时牙齿磨损的模式的确如此，这时可能只是个别后牙需要修复，可以考虑一些如前所述的粘接材料和技术。如果不特别要求美观，选择使用树脂粘接热处理的金合金修复体可能比较有利[71]。如果有美观要求，则可考虑树脂粘接瓷贴面或间接

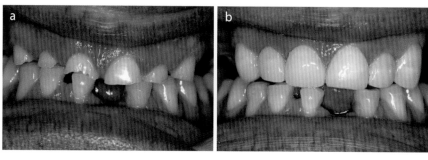

图13.18　直接酸蚀粘接复合树脂修复体，用于修复广泛磨损的上颌前牙，增加咬合的垂直距离。（a）修复前；（b）修复后

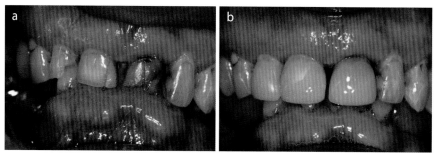

图13.19　当缺乏理想的后牙咬合支撑时，使用直接酸蚀粘接复合树脂修复体用于修复受损和磨损的上颌切牙，增加咬合的垂直距离。（a）修复前；（b）修复后

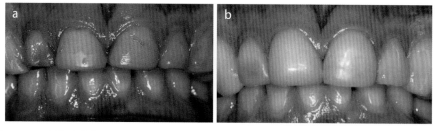

图13.20　先前用直接法酸蚀粘接复合树脂修复体治疗过的磨损的上前牙，在8年后用新的直接法复合树脂修复体进行维修和保持。（a）重新修复前；（b）重新修复后

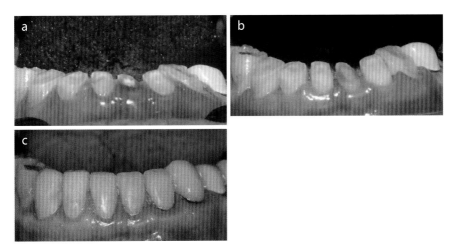

图13.21 在牙周冠延长术暴露可用的牙齿结构后，用直接法酸蚀粘接复合树脂修复体修复严重磨损的下前牙。（a）牙周冠延长术前；（b）牙周冠延长术后；（c）即刻放置修复体后（由Dr. James Ban提供）

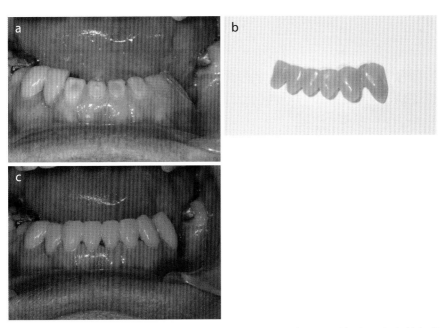

图13.22 间接酸蚀粘接复合树脂修复体，用于恢复严重磨损的下前牙。（a）修复前；（b）技工室制作的复合树脂修复体；（c）即刻放置修复体后

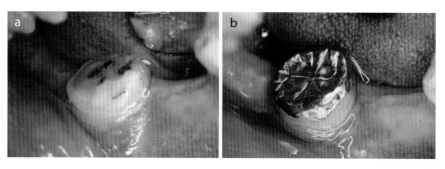

图13.23　用于恢复磨损后牙的微预备树脂粘接的金合金嵌体。（a）修复前；（b）修复后

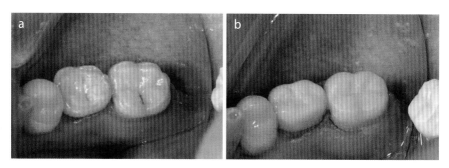

图13.24　用于修复磨损后牙的微预备树脂粘接的间接复合树脂嵌体。（a）修复前；（b）修复后

复合树脂嵌体。这些技术在传统牙冠的固位型和抗力型受到损害时会有帮助，并且可以避免诸如牙周冠延长术的辅助治疗（图13.23和图13.24）。

　　在牙齿普遍磨损的情况下，如果有需要全口牙列重建的适应证，在某些情况下在后牙区使用粘接嵌体修复应该也是有效的[72]。用粘接嵌体修复后牙区是一种保守治疗方法，尽管在某些情况下，通过单独打开垂直距离并不总是能产生足够的𬌗间隙，尤其是磨牙区对侧咬合表面也需要修复时。这时也可能需要进行咬合牙齿减径。在间隙特别有限的时候，相对于全瓷，选择金合金会更好。由于下颌闭合曲线的正常弧度，前磨牙区域通常会有更多可使用的间隙，因此可以使用更加美观的牙色修复。通过修复后牙区形成的间隙，随着咬合部垂直距离的整体增加，有可能通过常规或粘接方法成功修复磨损前牙（图13.25）。

　　在一些病例中，可以考虑使用树脂粘接全瓷或间接复合树脂修复体对磨损的牙列进行全口牙列重建。但是，较长期的耐用性仍然无法预测，特别是后牙嵌

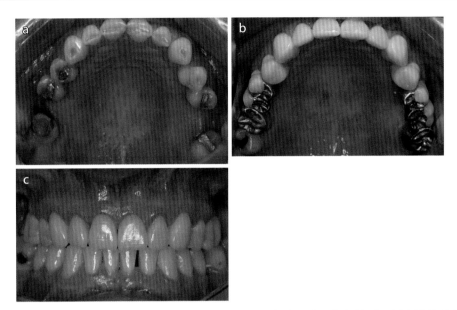

图13.25 整体抬高咬合垂直距离后，使用改良树脂粘接瓷贴面修复前牙，树脂粘接桥和嵌体修复后牙，完成上颌磨损牙列重建。（a）修复前的咬合面观；（b）修复后的咬合面观；（c）修复后的唇面观

体，可能会出现一些边缘破损，最终可能导致灾难性的失败[73]。这种结果更可能出现在表现出功能性紧咬牙或者有磨牙习惯的患者中（图13.26）。夜间使用全覆盖的粭垫会给脆弱的修复体提供一定的保护作用。

除了技工室制造的用于全口修复的修复体，偶尔也可以在增加咬合的垂直距离后使用直接酸蚀粘接复合树脂材料的技术[74-75]。这当然会占用更多诊疗时间，并且更理想的是为了控制避免增加咬合垂直距离，需要在一次治疗中修复多颗牙齿。长期耐性可能不如间接材料和技术，但如果适应证选择合适，其优点是易于维修和维护。

不过，临床技术和材料的持续发展极大地增加了治疗选择，可以通过微预备粘接修复体来修复酸蚀和磨损的牙列。Vailati和Belser描述的三步法是一个很好的示例，可以通过精细计划、材料选择和专家的临床操作来实现。

新技术带来了新的困难和挑战，使用粘接的嵌体–修复体修复磨损的牙列也不例外。牙体预备后的暂时性修复可能有问题。涉及临时修复体树脂与其下牙体组织的完全树脂粘接过程可能损害随后的最终修复体的粘接。在去除临时树脂粘接

图13.26 用于修复磨损后牙的微预备树脂粘接间接陶瓷嵌体折断

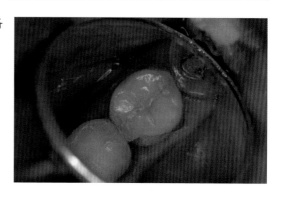

剂的过程中也有损坏牙齿预备体的风险。相反，如果通过使用较少粘接剂的材料或技术来避免这种后续处理则可能导致临时修复体的过早脱落，并且可能导致非计划的牙齿移动。尽管不是很理想，技工室制造的丙烯酸树脂或复合树脂的区段临时修复体，用复合树脂粘接到点状酸蚀的牙釉质，在这些时候仍然证明是合理可靠的。

在试戴阶段检查咬合关系也是一个挑战，因为在完全粘接之前，修复体的固位相对缺乏。因此，准确的颌骨记录被固定并转移到至少一个半可调的骨架工作模型上至关重要，这样在技工室中的任何咬合模拟都将接近临床实际情况。在这个阶段，时间和对细节的关注永远是富有成效的，并且通常会减少完全粘接后修复体的任何大的调整需求。在修复体的最终粘接之后，去除所有残留的复合树脂粘接剂要求高且费时，特别是在近中区域。

尽管存在这些局限性，但随着全瓷和复合树脂技术不断改进，且可使用耐用、磨损性降低、可堆砌材料等。在治疗后牙磨损和全部牙齿磨损的患者时，将树脂粘接全瓷和复合树脂修复体作为常规方法也许会变成现实。

13.5 总结

在考虑修复磨损牙列时，有多种治疗选择，从较传统的固定和活动义齿方法到牙医现在可用的一些较新的、微创和微预备粘接技术。虽然许多微预备粘接技术似乎比传统的方法更有优势，但只有经过时间考验和仔细的临床评估才能决定这些方法是否会成为未来的常规治疗方式。

扫一扫即可浏览

参考文献

非龋性颈部缺损：患病率、病因和临床处理 第14章

Noncarious Cervical Lesions: Prevalence, Etiology and Management

Karen B. Troendle, Kevin M. Gureckis

摘要

　　本章将讲述非龋性颈部缺损的理论和基于循证医学的临床策略。讨论主题包括患病率、病因、临床表现以及针对非龋性牙颈部硬组织缺损的无创和有创治疗方法。治疗方案涵盖了无创和有创的方法，包括牙本质脱敏和/或牙周治疗，以及使用不同充填材料进行的修复治疗。

14.1　非龋性颈部缺损

　　非龋性颈部缺损（Noncarious cervical lesions，NCCLs）是一种涉及牙颈部区域硬组织丧失的病损，其发病过程与龋病病变后细菌活动所导致的牙齿组织溶解无关。通常情况下，病损形似楔子，楔形的尖端向内，但是形状各异。这些病损可以表现为仅涉及牙釉质层的较浅凹陷，也可发展为深入牙齿内部可能危及牙髓活性的大范围楔状病损（图14.1）。

　　尽管有证据表明上千年前集中狩猎人群中存在牙列咬合面磨损和磨耗，但却未发现非龋性颈部缺损。因此，可以认为非龋性颈部缺损是一种现代人类所特有

K. B. Troendle, DDS, MPH (✉) • K. M. Gureckis, DMD
Department of Comprehensive Dentistry, University of Texas Health Science Center,
7703 Floyd Curl Drive, San Antonio, TX 78229, USA
e-mail: troendle@uthscsa.edu; gureckis@uthscsa.edu

© Springer International Publishing Switzerland 2015
B.T. Amaechi (ed.), *Dental Erosion and Its Clinical Management*,
DOI 10.1007/978-3-319-13993-7_14

215

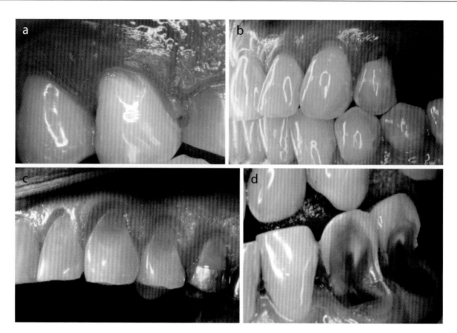

图14.1　非龋性牙颈部缺损可能是仅累及牙釉质的浅凹形缺损（a），累及牙釉质和牙齿根面结构（b，c），或者仅累及根面结构。因为病因多样所以病损形态各异。病损的发展可能造成牙髓活力受损（d）

的疾病[1]。现在，这一病损可见于儿童和成年人，其患病率的研究数据不尽一致。Shulman和Robinson记录的患病率低至2%[2]，然而Bergstrom和Eliasson[3]记录的却为90%。Levitch等[4]回顾了1941—1991年发表的15篇相关文献，报道此类病损的患病率为5%～85%。造成结果差异如此大的原因如下：一些研究的样本量小且样本年龄差异较大，以及不同的研究对病损分类采用了不同的方法。当你加入这些因素后再去评估某一人群或群体内某个特定个体随时间推移的变化时，就不难发现患病率的差异为何会如此之大了。

　　正如非龋性颈部缺损的患病率不明确一样，我们也很难确定非龋性颈部缺损在口腔中的确切分布位置。Ree等[5]和Sognnaes等[6]报道该病损最常见于上颌切牙的唇面，而Radentz等[7]报道上颌第一磨牙是最常受累的牙位，Zipkin和McLure[8]也发现上颌第一前磨牙是受累最多的牙齿。这些文献报道的分布存在差异的原因可能是由于专业术语界定的不一致，以及在不同时期不同研究所采用的诊断标准不同。但是，尽管早期患病率的文献存在着诸多瑕疵并相互矛盾，但也揭示了一些事实：研究人群年龄越大，每个个体所发现的病损数就越多，所记录的病损也就越大。同时，这些记录多集中于唇颊侧，很少发生于舌侧，极少在邻面。

14.2 非龋性病损的病因

已经有一些理论来解释牙齿在无龋状态下磨损的病因机制，然而导致非龋性颈部缺损的病因仍然存在争议。1907年，Miller[9-11]等实施了一项关于非龋性牙面病损的详尽调查，并首次将这种被他称之为"消耗病"的病损与机械和化学因素联系起来。根据其可能的病因首次对NCCLs进行了分类：磨损或酸蚀。磨损主要是由于牙刷和牙膏在牙面由机械力或摩擦力所造成的病理性磨损，不过其他因素如牙签、牙线、活动性矫治器，以及不良习惯等也会在牙齿表面施加重复性或有时过大的力，都可能导致牙颈部的磨损（图14.2）。牙齿酸蚀症被定义为由于酸而不是细菌所导致的在牙齿表面发生化学溶解造成的硬组织丧失[12]。严格来说，牙齿酸蚀症的病因不是一种化学机制，而是一种由于液体流动摩擦力所产生的物理机制。因此有学者建议其名称应由"牙齿酸蚀症"改为更为准确的"生物腐蚀"，以说明其中化学、生物化学或者电化学反应所引起的牙体硬组织的分子降解[13]。生物腐蚀这一名词不仅考虑了外源性化学物质和内源性生化酸，还包括了牙本质上所观察到的蛋白水解物和压电效应。

另外一个关于NCCLs名称讨论相对新的用词是Grippo在1991年所提出的"内部碎裂"（Abfraction）[14]，并于2004年进行了修正[15]。内部碎裂描述了牙齿应力集中区的微折裂现象。内部碎裂常被牙医滥用，并误用为是所有NCCLs的致病原

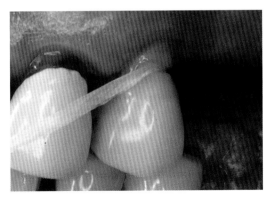

图14.2 非龋性颈部缺损可由过度的或不当的口腔卫生习惯所导致。在本病例中，重复地在牙颈部拉锯式使用牙线造成了牙颈部的深槽（由Dr. Stephan J Haney提供）

因，而后者的病因通常被认为是多方面的。为了准确找出特定个体非龋性颈部缺损相关的致病因素，临床医生需要在这诸多因素中鉴别对个体的特定相互作用。发病过程中的3个主要潜在机制包括磨损/摩擦、内部碎裂/应力，以及生物腐蚀作用。不能准确地预防和治疗非龋性颈部缺损将导致其病程进展、牙齿敏感，严重时甚至导致需根管治疗或失牙。

对于临床医生来讲，重点是在完成诊断和开始治疗前详尽了解患者的现病史和牙科病史，充分考虑疾病促成因素和修正因素间复杂的相互作用。下面将深入探讨这些因素。

14.2.1 生物腐蚀

牙齿的生物腐蚀是由于外源性化学物质和内源性生化酸，以及蛋白水解酶和牙本质上的压电效应所造成的结果。目前已确认牙齿的牙釉质和牙本质可以被酸性物质溶解，无论酸来源于龋病过程中口内细菌的副产物，还是进食的酸性食物或饮料，或者因为如胃食管反流、呕吐或呼吸换气等内在因素。牙釉质主要由无机物羟基磷灰石所组成，只有极少量有机基质，因此很容易被酸所分解。当pH低于5.5时，牙釉质就可以被溶解[16]。与釉质相比，牙本质羟基磷灰石含量相对较少，有机物含量更多。因此，牙本质表面的羟基磷灰石可以在酸的作用下脱矿，使得有机基质暴露，有机基质不溶于水但会被菌斑中细菌微生物产生的或来自龈沟液中的蛋白水解酶所破坏。胃食管反流或习惯性反流对牙齿的破坏十分严重，一个重要原因就在于牙齿暴露于双重破坏因素中：来自胃的强酸以及来自胃和胰腺的蛋白水解酶（胃蛋白酶和胰蛋白酶）。

需要指出的是，当酸作用于牙体硬组织造成脱矿时，pH并不是唯一的影响因素。不同的酸具有不同的腐蚀特性。因此，物质的pH并不能完全体现出其引起腐蚀作用的能力。对于酸性饮料来说，决定其生物腐蚀作用的不止有pH，还有酸的类型、可滴定酸含量（缓冲能力）和可能的螯合能力等因素[17]。体外研究显示，柠檬酸和磷酸会比丁顺烯二酸造成更多的组织丧失[18]。柠檬酸根离子的特殊破坏性源于其对钙的结合和螯合反应。Larsen和Nyvad发现在酸性饮料中加入Ca^{2+}和PO_4^{3-}可以降低其对牙釉质的溶解能力[19]。Lussi等也证实了Ca^{2+}和PO_4^{3-}的这种保护作用，他们使用了pH接近4的酸奶进行研究，发现没有对牙体硬组织造成明显的腐蚀作用，因为酸奶中含有高浓度的钙离子和磷酸盐[17]。另外，口腔环境中也存在一些针对生物腐蚀作用的保护性机制，最重要的就是唾液。当酸刺激腺体时，唾液的流量会增加。口腔中清除酸的能力主要取决于唾液的流速及唾液的缓冲能力。如果唾液的流速过低和缓冲能力不足，将导致外源性酸和内源性酸在牙齿表面停留时间延长，将加速生物腐蚀过程。因此，患者的唾液量及成分是影响NCCLs进展的一个重要修正因素，应该成为评估患者情况的一部分。唾液在牙齿表面形成的薄膜是中和酸的重要屏障，也有助于防止牙齿中的矿物质被酸直接溶解。

14.2.2 磨损

牙颈部区域由于机械力摩擦所导致的牙齿组织丧失被称为磨损。这可能是由于使用牙刷或者牙线过度用力、使用硬毛牙刷、使用的牙膏甚至重复性习惯所导致。

通常情况下，牙釉质的抗磨损能力很强，相较于牙本质或者牙骨质来讲磨损较轻。然而，牙釉质和牙本质的抗磨损性会在酸性环境下有所降低。研究表明，当牙釉质或牙本质的酸脱矿发生在牙面机械磨损前或磨损中时，牙齿组织因磨损而丧失的速度会加快[20]。同时，如果脱矿的牙体组织没有在刷牙或者其他机械性摩擦中被去除，就可以通过在唾液中浸泡足够长的时间达到再矿化。实际上，当牙齿暴露于唾液中时，即便在接触酸性环境1h后才刷牙，也会提高其对于磨损的抵抗力[21]。因此，我们需要重新评估和修正对患者每餐后需要立即刷牙的指导性建议。另外，应该建议患有NCCLs的患者使用少量含氟且磨损性小的牙膏进行轻刷，或者直接不使用牙膏而用含氟漱口水来代替。

将咬合载荷（如在内部碎裂中）与磨损相结合进行考虑，并不能得出像将磨损与暴露于酸性环境结合而导致牙体组织丧失那样的累加效应。Litonjua等发现将新近拔除的牙齿放置于牙膏研磨液中使用牙刷拂刷牙颈部，如果没有酸的存在，咬合载荷不会影响NCCLs的形成。当使用牙刷拂刷牙颈部时，无论是否在咬合面施加载荷，其磨损形态都相似[22]。

14.2.3 内部碎裂

认为咬合力是NCCLs的病因这一理论相对较新，是业界关注的热点但尚存争议。我们用"内部碎裂"这一名词来描述这个现象，意思是"破裂、裂开"。内部碎裂代表了机械学挠曲理论，即牙齿在行使功能或者功能错乱时发生弯曲和屈曲，在牙颈部导致牙釉质和牙本质晶体结构发生微折裂。该理论认为，随着弯曲和屈曲进一步重复，病损会继续扩大直至硬组织剥脱。相较于压缩应力，由倾斜咬合力所导致的拉伸应力被认为是羟基磷灰石晶体间以及牙釉质和牙本质间相互崩脱的主要原因。一般认为咬合载荷可以在牙颈部区域形成应力集中，且牙本质和牙釉质具有不同的抗张强度，但关于咬合磨损和NCCLs之间的相关性研究数据却与此矛盾。两者的相关度为15%[23]～95%[24-25]。导致结果如此不一致的变量包括试验设计的差异，如人群差异、排除标准不一致、施加外力不统一等，以及研究牙位的不一致。来自牙槽窝支撑的差异、牙齿解剖形态的不同、是否存在充填修复体，以及牙齿微结构的差异等都可以成为影响研究结果的混淆因素。在关于非龋性颈部缺损的文献综述中，Pecie等[26]认为新近的临床研究文献揭示了磨牙症、咬合功能错乱与NCCLs间的强相关性。他们继续推论，咬合应力是一种长期的影响因素，是与其他因素联合发挥作用，而不是唯一的原因。

14.2.4　应力腐蚀

在工程领域，应力腐蚀是指酸性物质在与应力同时存在时，能够导致比两者单独存在时更大的破坏[27]。Grippo和Masi[28]检验了这一理论并将其用于解释NCCLs的成因。在他们的体外研究中，对牙齿施加柠檬酸和拉伸应力时发现，拉伸应力会增加20%的牙釉质组织损失。Palamara等[29]也发现，当牙齿浸泡于1%的乳酸（pH为4.5）中时，施加循环拉伸应力将显著加快牙釉质的溶解。所以，与磨损施加咬合载荷没有累加效应不同，在酸性环境中对牙齿施加应力载荷将增加牙颈部组织的损失。事实上，Whitehead等[30]发现将拔除的前磨牙浸泡于酸性溶液中施加轴向载荷，其病损在宏观和微观层面上都与体内的NCCLs病损相似。这一结果可能部分解释了在人类样本上发现的重度磨损的牙齿没有NCCLs发生的原因。现代饮食使牙齿暴露于多种酸性环境的挑战中，尤其是酸性溶液。频繁地暴露于酸性溶液中将充分显现咬合力对牙颈部组织结构的影响。

14.2.5　压电效应

压电效应的定义是："在施加载荷的情况下，介质相对的两个面获得电荷的现象。"牙釉质不表现出压电效应，但是牙本质由于其含有胶原成分，可以表现出一定的压电效应。Grippo和Masi[28]报道了一名具有紧咬牙习惯的患者能够产生0.4V的表面电荷，他们认为这足以使得牙釉质脱矿[28]。表面电荷的循环型变化将

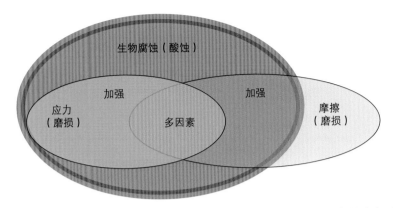

图14.3 生物腐蚀（酸蚀）、磨损和咬合应力这3个条件是NCCLs病损形成的致病原因。酸性环境会显著加快磨损和咬合应力对NCCLs病损的形成，然而，当磨损和咬合应力没有合并酸性环境时，就不会产生这种累加效应。而某些情况下生物腐蚀或磨损会被视为NCCLs形成的主要单一因素，而咬合应力常被认为是和其他因素联合导致NCCLs病损而不是单独导致。NCCLs的病因很多[42]

吸引和排斥带电的腐蚀性成分，如简单的有机酸，此机制可以导致牙颈部组织缺损。与导致非龋性病损的其他致病因素不同的是，压电效应并没有被深入地检验和验证。

　　总的来说，早期的研究表明缺乏结论性的证据来支持某个病因能够单独致病，而近来的研究开始认识到非龋性颈部缺损存在多种病因。当评估NCCLs病因学形成机制时，要充分认识到多种影响因素结合时有增强作用。举例来说，当牙齿暴露于酸性环境时继发的磨损，其危害要大于牙齿仅暴露于酸性环境中。咬合应力和酸性环境相结合相较于两者单独存在更具有危害性（图14.3）。

14.3　非龋性颈部缺损的临床表现

　　非龋性颈部缺损可能发生于冠方、冠方与根方皆有，以及仅见于根方。一些学者认为非龋性颈部缺损的形态学特征可能是其特殊的病因所决定的[31]。

　　位于釉牙骨质界冠方平滑面的浅凹形缺损可以被诊断为生物腐蚀所造成的牙体丧失。一般认为U形或碟形、宽且浅，边缘不清晰且与平滑面牙釉质相接的病损是酸蚀症或生物腐蚀所造成的，起因是外源性酸性物质如日常饮食结构、药品或者消遣性毒品等。外源性生物腐蚀剂常导致前牙唇面的病损。另外，由于胃酸反流所导致的生物腐蚀病损主要集中于上颌前牙的舌面和切缘。

磨损性病损具有锐利的边缘和坚硬的表面，常可以看到摩擦的痕迹。

内部碎裂病损的形态不规则，可以是具有锐利内角的楔状病损或者碟形病损。但是，NCCLs疾病成因的多因子特性使得准确区分特定病损的成因很困难。酸过多、磨损和牙齿屈曲，每一个因素都可能或多或少地作为疾病的成因，患者间和牙齿间都存在不同，所以很难根据病损的形状来推测其确切病因。

14.4　非龋性颈部缺损的治疗

如何以及何时治疗NCCLs，不同的医生会有不同的方案。在2003年，美国牙体修复协会提出了非龋性颈部疾病治疗建议，现今仍可被视为临床指南[32]。决定是否修复病损主要取决于以下几点：

（1）去除致病因素后，仍不能消除或显著降低病损进展的速度。

（2）患者因美观考虑无法接受病损的存在。

（3）暴露的牙本质对于冷的液体、食物和气流感到十分敏感，无法通过保守方案来控制。

（4）病损的深度危及牙齿的抗力及破坏了冠根整体性。

一旦鉴别了可能导致非龋性颈部缺损的所有影响因素之后，首先考虑的治疗方案应该是直接预防新病损的发生，以及延缓已存在病损的进展。一些对于NCCLs的治疗方案取决于病损的严重程度，包括牙本质脱敏、充填修复和牙周手术，或者三者相结合。

14.4.1　预防性措施

如果酸是发病的重要因素，那么需要尽快确定其来源并最大可能地去除这种来源。膳食咨询应该涵盖进食酸性食物的频率及特定食物对酸的缓冲能力等问题。当饮用酸性饮料时，推荐使用吸管并在饮用后即刻漱口或饮用牛奶、进食芝士。对于具有胃酸反流症或暴食症的患者，应该注意探寻并治疗其潜在病因。如果酸性物质不能被去除，则应尽快通过中和酸的方法来缓和酸的破坏。可以使用解酸药剂、碱性漱口水漱口，或咀嚼不含糖的口香糖来刺激唾液分泌，这些都可以帮助中和过多的酸。通过使用含氟牙膏、含氟漱口水、含氟凝胶和含氟保护漆等可以提升牙齿对酸的抵抗力，可以被视作一种预防性的治疗手段。

应该仔细研究导致牙齿磨损的潜在原因。应该对患者进行健康教育，不仅应包括正确保持口腔卫生的方法，以及预防性措施，还应包括如何及何时刷牙。当牙齿遇到酸后有时间进行再矿化，就可以使矿物质损失最小化。

正如之前所讨论的，认为内部碎裂是引起NCCLs的主要原因这一观点仍然存在争议[33]。尽管实验室的研究认为咬合力是造成NCCLs的原因，并且复制出了牙颈部区域的应力集中现象[34]，但是关于如何制订治疗方案始终没有统一意见。2008年，Wood等[35]通过资料综述发现，没有证据表明调整咬合可以减缓病损的形成，或者在修复NCCLs后提高修复体的固位能力[35]。Senna等在2012年发表的一项关于这一主题的系统评价显示，在这一主题相关的286篇文章中，只有28篇达到了评价标准，很多发表的文献都是综述，仅仅是对旧资料的重复，在试验设计的类型上无法提供更多的定性或者定量的证据。有鉴于此，他们认为基于现有文献，无法通过前瞻性研究来证实NCCLs与咬合之间的关系，且横断面研究仅能提供很弱的支持[36]。他们鼓励研究者进一步研究来探索两者之间可能的因果关系，并考虑消除偏倚。

因此，现有文献不支持通过调整咬合来避免产生新的NCCLs病损或者停止已有病损的进展。尝试这样做的临床医生必须知晓不恰当的调整咬合可能会增加其他咬合问题的风险，且控制咬合调整应局限于以下几点：倾斜的牙尖斜面；降低过紧的咬合接触；去除咬合干扰以降低侧向应力（至少理论上被认为是最具破坏性的）。尽管充满争议且缺乏循证医学证据，使用殆垫是尝试减轻和缓解这些应力的另一个保守方案[37]。

14.4.2　牙本质脱敏

牙本质敏感症（Dentin Hypersensitivity，DHS）是最为疼痛且治疗成功率最低的慢性牙齿疾病之一[38]。不管是不是由于牙体组织损失引起，牙颈部暴露的牙本质会变得敏感。正常环境下热、蒸汽、接触、渗透性或化学等各种刺激或暴露都能导致牙本质敏感症患者感觉疼痛。重要的是要能区别牙本质敏感性疼痛和更长时间的持续疼痛，前者持续时间短，后者可能是牙髓炎症引起的。目前被广泛接受的牙本质敏感症的机制是流体动力学说[39]。这一理论的基本观点认为，开放的牙本质小管内部液体流动方向的改变被靠近牙髓的机械感受器所感知，进而产生疼痛的感觉。通常情况下，牙本质不会暴露于口腔内，其表面会覆盖有牙釉质和牙骨质。在NCCLs病例中，这层保护性的表层结构不再存在，牙本质暴露在外。但是，不是所有暴露的牙本质都会敏感。只有当牙本质小管表面有开口时，才会感到疼痛。研究已经证实，敏感的牙本质中单位面积内所含有的开放或通畅的牙本质小管数目是不敏感牙本质的8倍，敏感牙本质小管的直径是不敏感牙本质直径的2倍[40]。

对牙本质敏感症的传统治疗方法主要是封闭牙本质小管，在小管内产生凝固作用以停止或降低小管内液体流动，或者干扰痛觉信号在突触的转导（常使用硝酸钾）。很多药品或制剂都对控制牙本质敏感的疼痛具有一定效果，一些为牙医专业使用，一些是患者在家使用。2013年的一项6个月的随机临床效果研究，比较了3种不同方法治疗NCCLs引起牙本质敏感症的有效性。这3种方法是硝酸钾牙膏、树脂充填修复和涂布封闭剂（DBA）。封闭剂和充填修复被证实在降低牙本质敏感方面同等有效，而随着时间推移，硝酸钾牙膏也可以减轻牙本质敏感。这项研究建议使用更长的观察时间，如3～5年，来确定最有效的治疗方法[41]。

关于牙本质敏感的详细讨论可见本书第15章。

14.4.3   NCCLs的充填修复

当牙本质过敏症状的脱敏效果不佳或者有美学或牙体结构整体性方面的考虑时，就需要采用充填修复。是否真的需要充填修复主要取决于病损缓慢进展的病程特点和硬化性牙本质形成对于患者的自身的防护作用，因为充填修复失败需要再次充填修复，这样会使得患者一生中需要多次更换充填修复体。这些问题在充填修复体效果不好预测时或耐久性不佳时就显得尤为重要（图14.4）。

充填修复的临床挑战有材料本身的弱点以及牙颈部病损位置的特殊性，所存在的多种粘接材料、充填修复体的弹性模量、聚合收缩、缺少抵抗磨损和酸蚀的能力，这些都将影响到临床的长期预后。其他引起充填失败的影响因素包括颈部病损未预备成良好固位形态。除此之外，其粘接界面多在牙本质面，且常涉及硬化性牙本质而影响粘接。因此，充填修复失败可能是材料性能不佳、最初导致病损的病因持续存在，以及牙颈部区域特殊生物学环境等共同作用的结果[42]。

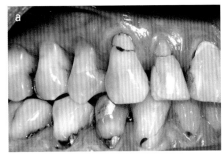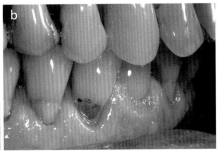

图14.4　NCCLs充填修复体易继发龋损（a）和脱落（b）

14.4.3.1　充填材料的选择

用于NCCLs修复的材料可以分为机械固位性材料和粘接固位性材料两大类。机械固位性材料包括金箔和银汞合金。过去，在制备NCCLs金箔或银汞合金充填体的洞形时，需要磨除额外牙体组织以建立固位形和抗力形，这是由于这些材料自身的固有缺陷所决定的。尽管两种材料的效果都可预见且持久，但其逐渐不受欢迎的原因是与目前所使用的牙色粘接性充填材料相比，缺乏美观性。

因此，粘接性牙色充填材料是修复NCCLs的常用材料。作为一大类范畴，粘接性修复材料可以根据其与牙齿的接触机制进一步分为微机械类和/或化学类。

粘接材料的微机械固位本质上涉及一种交换机制，即牙齿表面的矿物质通过酸蚀去除，代之以树脂单体，其一旦固化将在孔隙和/或牙面暴露的胶原纤维上形成微机械嵌合。对于树脂充填材料，树脂粘接剂提供了牙面与充填树脂的粘接界面，其一侧进入牙面形成微机械嵌合，另一侧与更具黏性的树脂发生化学反应。

树脂粘接发挥作用有如下3个前提条件：牙面需要被酸蚀以产生固位表面；亲水的牙本质需要被改良或"涂布底涂剂"以接受疏水性的树脂材料；粘接树脂需要有效覆盖固位区域并充分固化。多年来，不同的树脂粘接剂型不断发展，使得原本技术敏感和耗时的酸蚀、涂布底涂剂、涂布粘接剂等过程得以简化。产品最初是根据"代"来进行分类的，但之后又依据产品在使用过程分为几步和是否需要去除酸蚀剂进行了再次分类。"全酸蚀"或"酸蚀–冲洗"（ER）系统，整个预备过程先使用30%～40%磷酸酸蚀之后，被冲洗。酸蚀剂使用时间及作用程度以及酸蚀剂被冲洗后牙齿表面的湿润程度是影响粘接成功与否的关键，因此为了降低潜在的操作失误需要花费很多努力。随后粘接剂发展为不需冲掉牙齿上的酸蚀剂，牙面也无须吹干。在"自酸蚀"（SE）系统中，酸蚀的过程与其他步骤合并，避免了酸蚀后冲洗的技术敏感性（图14.5）。

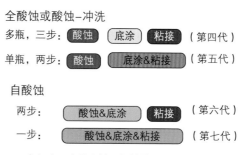

图14.5　树脂粘接剂都需要产生一个固位性表面，底涂亲水的牙本质表面以接受疏水的树脂粘接，以及在固化前能进入牙齿表面的微机械固位性区域的流体树脂。很多材料可以通过不同组合来完成这一过程

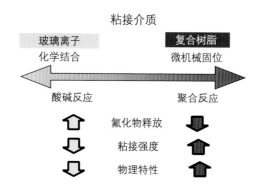

图14.6　复合树脂通过聚合作用固化，在粘接材料的另一端与牙面形成微机械嵌合结构；玻璃离子通过酸碱反应与牙面形成化学结合而不是微机械嵌合。一些材料兼具这两种材料的特点，比如树脂改性玻璃离子、聚合体和复合体，这些材料是介于玻璃离子和复合树脂材料之间的一个连续介质。根据连续介质所处位置，可对其性质等进行预判

第二类粘接修复材料是依靠化学反应与牙齿进行粘接。目前仍认为玻璃离子是唯一能自身粘接于牙面的材料。治疗前，使用弱顺丁烯二酸清洁牙面，去除玷污层，暴露胶原纤维达0.5~1μm深。这样玻璃离子可以建立一个微机械嵌合界面。另外，马来酸羧基基团与附着在胶原纤维上的牙齿羟基磷灰石中的Ca^{2+}发生离子反应进行化学粘接。所以粘接材料谱的一端是树脂类材料，依靠聚合反应与牙齿表面形成微机械固位，而另一端是玻璃离子，依靠酸碱反应通过化学结合和微机械固位与牙面粘接。每类材料各具优缺点，因此有厂商通过改良材料特性以使兼具两者的特点。这些材料包括树脂改性玻璃离子、聚合体和复合体。可以认为这些材料是介于玻璃离子和复合树脂材料之间的一个连续介质。根据连续介质所处位置，可对其性质等进行预判（图14.6）。

Peumans等[43]回顾了1998—2004年发表的临床试验论文，这些临床试验评估非龋性Ⅴ类洞临床粘接效果，以评估不同粘接剂对充填修复体的固位情况。粘接剂分为五类：三步法与两步法的酸蚀-冲洗类（ER）粘接剂、两步法与一步法的自酸蚀（SE）粘接剂和玻璃离子粘接剂。然而，在十分庞杂的数据中，涉及玻璃离子的研究主要是树脂改性玻璃离子，一半以上的两步法自酸蚀粘接剂测试中，选择性地使用了磷酸对牙釉质进行额外酸蚀，这使得数据分析变得更加困难。

通过对各代粘接剂的有效性进行综合评估，发现了一般规律，首先玻璃离子粘接材料的粘接效果更有效和持久，其次是三步法酸蚀-冲洗粘接系统、两步法自酸蚀粘接剂，最后临床效果最差的是一步法自酸蚀粘接材料。然而，但由于表14.1中所显示的各代粘接剂所涉及的产品种类众多，因此很难单纯依靠粘接剂的分代做出NCCLs充填修复的最佳临床选择。另外，涉及NCCLs粘接修复效果的系统评价结果[42,44]也显示，同一分类下的粘接剂产品其临床效果差异也很大。

除了固位效果外，选择材料时还应考虑磨损特性、弹性模量和美观效果。自从发现磨牙症患者和有高应力集中区域病损患者充填修复后的失败更为频繁后，提出了一种理论，如果确认牙齿屈曲为病因之一，则认为微填料材料或流动树脂可能比混合型复合树脂效果更好。这一假说认为流动树脂形成的中间层具有更低的弹性模量，可以在一定程度上发挥一种"弹性壁"的作用，从而吸收上层树脂聚合收缩后的应力。也有假说认为，具有更低弹性模量的材料能够在牙齿承受载荷时具有更好的弯曲特性，然而这一理论尚未被临床所证实。Pecie等[42]做了一篇关于NCCLs充填修复材料的综述，他们发现在比较复合材料时结果普遍不一致且

表14.1　粘接系统年平均失败率

粘接系统	平均年失败率（%）	每类年失败率的范围（%）
玻璃离子	1.9 ± 1.8	0 ~ 7.6
三步酸蚀冲洗	4.8 ± 4.2	0 ~ 16
两步酸蚀冲洗	6.2 ± 5.5	0 ~ 19.5
两步自酸蚀	4.7 ± 5.0	0 ~ 19.3
一步自酸蚀	8.1 ± 11.3	0 ~ 48

Peumans等在2005年针对1998—2004年不同粘接系统在NCCLs病损治疗中的修复–固位率进行了文献和摘要回顾。粘接系统被分为了五大类。每类中用固位率来描述材料的固位情况，并计算出每一类的年失败率。每类产品中的失败率范围分布广泛，这意味着选择某种产品比选择某一类粘接剂系统更为重要

取决于具体产品，显示现在流体树脂、微填料树脂和混合型树脂间没有显著性差异。这篇综述还进一步讨论了其他用于治疗NCCLs替代材料的优缺点。

复合体材料可以释放氟离子，且表现出与复合树脂相似的固位能力，但在其他性能上却有显著的劣势，如机械学性能、边缘完整性、颜色和表面质地等。

传统的玻璃离子可以长时间释放氟离子，比一些粘接性树脂具有更好的固位效果。但是，美观性不足和抗磨强度不高限制了其使用。

聚合体（Giomer）是玻璃离子和复合树脂的混合体。聚合体可以释放氟离子，具有优于玻璃离子和树脂改性玻璃离子的表面特性，且美学效果近似于复合树脂材料。然而，关于其边缘封闭效果或长期固位效果的研究却不多见。

必须在进行牙体预备之前选择充填材料，因为预备的形态必须与充填材料的特点相匹配，尤其是其机械学特性。应用最广泛的材料包括复合树脂、树脂改性玻璃离子，或者两者联合使用的所谓"三明治"技术。

选择使用复合树脂充填NCCLs是基于其可靠性、牙体预备的保守性及优秀的美学特性。复合树脂材料的缺点和大多数粘接材料一样，需要对术区牙面进行严格隔湿以完成粘接。

树脂改性玻璃离子（RMGIC）的优点在于其生物相容性，对钙化结构如硬化性牙本质的粘接特性，与牙本质近似的弹性模量，以及释放氟离子和再次捕获氟离子的能力[45]。这种材料的缺点包括：因其黏度而导致不易被塑形；在酸性环境中易溶解；其固位率；影响粘接效果的应变软化；总体脆性较高导致其边缘强度

不佳，故在预备时需要预备成银汞合金充填的边缘形态[37]。

联合使用树脂改性玻璃离子和复合树脂材料的开放式或闭合式"三明治"技术常用于较深的NCCLs，RMGIC常用来修复牙本质层，在其外侧覆盖复合树脂以修复缺失的牙釉质层。这种"三明治"技术提供了美学特性和抗磨损能力。开放式或闭合式"三明治"技术的区别在于外层的复合树脂材料是全覆盖还是部分覆盖内层RMGIC材料。

从上述讨论中可以明显发现选择可靠、耐久的粘接系统以及充填修复材料不仅十分重要，而且充满挑战。无论选择何种粘接充填修复材料，NCCLs洞形预备的设计和表面处理必须基于所使用的充填材料，以寻求最高的成功率。需要注意所使用的粘接技术、充填方法，以及塑形和抛光等操作的细节，以保证充填修复材料的长期固位。

14.4.3.2　术区隔离

在充填修复NCCLs病损时，挑战来自龈沟液和血液的湿度控制，以及受损的龈下边缘。可选择的隔离方案包括橡皮障隔离、单独使用排龈线或者与其他器械联合使用，如Isodry牙科隔离系统、吸唾器、吸收垫等。

NCCLs病损所对应牙龈边缘组织的炎症程度要轻于牙龈边缘处活跃性龋对应的牙龈。在这种情况下，使用排龈线是一种理想的选择。可以使用不含止血剂成分的#00或#000型号排龈线。排龈线需要足够长，从近中邻面开始，跨过唇侧龈沟直到远中邻面区域。使用排龈器或邻面雕刻刀将排龈线轻柔地放置进龈沟内。当龈沟加深时，可以再放入一条排龈线以使牙龈组织离开牙体预备的边缘（图14.7）。

当病损边缘位于牙龈边缘下比较深的区域时，使用排龈线已经不能达到理想效果，此时最好使用组织排开橡皮障夹（如#212SA）进行术区隔离。当使用组织排开橡皮障夹时需要使用一些改良的橡皮障隔离技术。需要在传统位置偏颊侧打孔，使得橡皮障夹的喙可以将组织推开，使下方的橡皮障布更容易覆盖在病损边缘的牙龈一侧。由于橡皮障夹需要在组织上发挥夹持力以对抗橡皮障布的张力，必须用模具将橡皮障夹的弓稳定固位，以使得夹子稳固，不容易脱位或造成牙骨质表面损伤。同时，一项Meta分析对50篇涉及牙颈部病损的临床研究进行回顾，指出术区隔离的方法（橡皮障或排龈线）不会对临床预后造成显著影响[46]。因

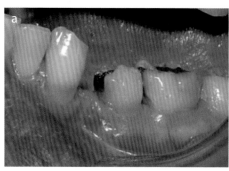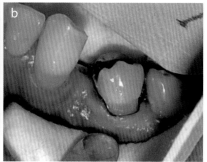

图14.7　#20牙齿的牙龈边缘位于游离龈边缘。（a）可以使用#00或#000排龈线来暴露预备的龈壁边缘，控制龈沟液；（b）排龈线的长度应该足够，从近中邻面进入，跨过颊侧面终止于远中邻面

此，与特定的隔离技术相比，保持术区更易掌控显得更为重要。

如果还需要额外的排开牙龈组织，且病损没有超过牙齿的唇侧线角，可以在上橡皮障之前使用迷你牙龈翻瓣的方法（图14.8）。在附着牙龈内切两条垂直切口，放置橡皮障布后轻柔地翻起组织并用#212SA象皮障夹将其固定在牙龈内。术后将牙龈瓣复位，使用湿纱布轻压一段时间止血，不必进行缝合。由于翻瓣和组织排开十分有限，软组织可以自行愈合。

如果需要更大的入路，需要翻全厚的牙龈黏膜瓣，然后在病损处固定橡皮障夹，使用橡皮障进行隔离（图14.9）。

14.4.3.3　牙体预备

当使用复合树脂充填时，NCCLs病损只需要进行少量预备，因为牙本质粘接系统会提供固位力且树脂材料不需要特殊的边缘形态。树脂充填时建议在牙釉质的边缘制作洞缘斜面，这样可以暴露釉柱末端从而获得更好的酸蚀形态[47]。然而，冠方牙釉质的洞缘斜面并不会提升临床效果[46]，但能够提升牙釉质与树脂材料交界处的美学过渡。在牙骨质或牙本质上的洞缘不需要制作洞缘斜面。

为了提升充填材料的固位力而预备一些沟的形态尚存争议，因为其可能产生一种被称之为"挡板"现象。在这里，充填材料因为制备了固位沟而得以固位，但充填材料对于牙齿表面的粘接和封闭却有可能失败。这样会导致形成持续性的

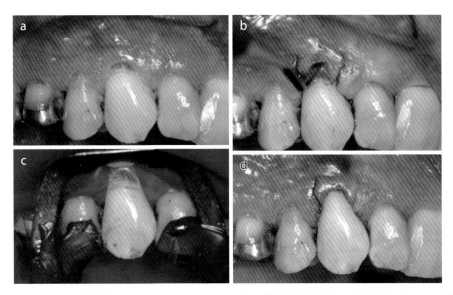

图14.8 牙颈部病损位于#6牙（a）累及龈下。在上橡皮障之前翻开迷你瓣（b），通过模具（c）固定#212SA橡皮障夹以确保病损的正确入路。（d）充填修复后迷你瓣复位，无须缝合

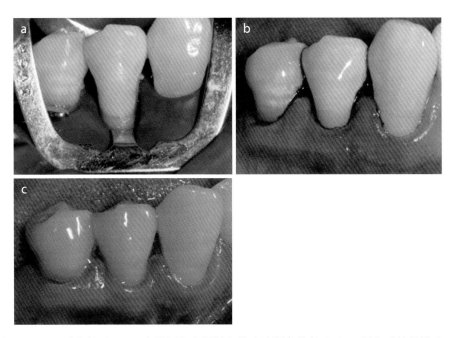

图14.9 #28牙齿根面NCCLs病损用翻全厚瓣和橡皮障隔离修复（a），复位后的龈瓣（b）随访照片展示完美地贴合牙面和健康牙龈，没有附着丧失（c）

渗漏和继发性龋坏，而不是充填修复体灾难性的整体脱落，而后者更能够警示患者和临床医生充填材料粘接的失败。

当使用树脂改性玻璃离子进行NCCLs病损的充填修复时，牙体预备的形态应该类似于银汞合金的洞形，但不需要制备固位形。预备的边缘必须接近90°，因为这种材料十分脆弱，需要整体来形成力量，因此不能制备洞缘斜面。

无论使用何种材料进行粘接，需要粘接的牙本质的状态十分重要（图14.10）。当使用"酸蚀–冲洗"系统或者"自酸蚀"粘接系统时，无须使用牙钻将健康的牙本质表面磨粗糙。在硬化性牙本质表面的粘接将面临过度矿化所带来的挑战。Tay和Pashley报道过度矿化的表面可以阻止粘接剂在混合层中的扩散。虽然使用牙钻磨除硬化性牙本质表层或使其变粗糙不能帮助提升固位效果，但是树脂材料对周围健康牙本质的粘接可以为临床成功提供足够的粘接力[48]。通过增加酸蚀时间和底涂剂的量是否能增加粘接效能尚不确定。

14.4.3.4　充填技术

复合树脂充填技术的挑战一部分来自牙本质和牙釉质粘接界面的差异，另一

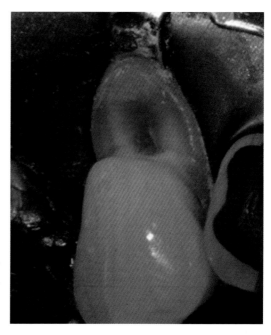

图14.10　被良好隔离的NCCLs病损具有多种牙本质层暴露，周边的健康牙本质，未受损的牙釉质边缘，较深的病损及较为靠近牙龈的龈壁边缘

部分是由于洞形因素（C因素）所造成的聚合收缩[49]。C因素是充填物粘接面与非粘接面或自由面的比值。预备洞形具有的粘接表面越多，C因素越大，也就意味着对粘接有更大的聚合收缩应力。所以咬合面制备的 I 类洞比NCCLs病损所制备的 V 类洞具有更大的粘接聚合收缩应力。然而，为了最小化聚合收缩的影响并提升边缘适应性，在进行较大缺损的充填修复时，推荐每次放置的树脂厚度不能超过2mm。对于放置树脂材料的顺序应该具有选择性。当有牙釉质边缘存在时，第一层充填应该在咬合面的牙釉质边缘处，以减少后续充填形成龈壁边缘空隙，或者可以最先充填龈壁，以降低龈壁边缘形成空隙。最后充填牙釉质边缘可以降低牙本质边缘处的应力。

如果使用树脂改性玻璃离子（RMGIC）充填NCCLs病损，需要使用调节剂对表面进行处理以去除玷污层。调节剂的浓度为20%时，处理时间则为10s；浓度为10%时，则处理时间为20s。"200法则"是一个简单的临床指导，即调节剂的浓度乘以作用时间应该等于200。冲洗之后，轻柔地吹干牙面（不是彻底干燥），活化和研磨胶囊型RMGIC。胶囊型RMGIC比手调混合型具有更好的物理学特性[50]。可以在牙颈部处使用颈部成形片帮助材料塑形，因为材料趋向于离开预备窝洞的表面，在光固化的过程中压缩在预备边缘内。

如果在使用RMGIC时考虑到美学、抗磨损特性以及病损的尺寸，可以采用"三明治"技术。RMGIC可以被当作牙本质的替代物而最先充填固化，之后采用一层薄的复合树脂材料来充填原来牙釉质的位置。当使用"三明治"技术时，牙体预备需要兼顾两种材料的特性。换句话说，首先涂布调节剂，充填RMGIC后进行固化，之后使用牙钻预备出适合复合树脂充填的洞形。然后根据厂家推荐的方法在剩余牙体表面和暴露的RMGIC表面涂布粘接剂。最后放置树脂材料，塑形并固化（图14.11）。

相较于在固化后进行减量的调改和抛光，在聚合反应发生前进行塑形有利于降低内部应力。调改可以使用#12或者#12-B刀片进行龈壁边缘修整。建议不要使用旋转器械来调改龈壁边缘，因为牙骨质和牙本质的边缘应该被小心调改。可以用细金刚砂车针和多刃硬质车针来调磨邻面和轴面形态。接着顺序使用氧化铝抛光碟让表面光滑，最后使用低黏度的表面封闭剂来填充在充填体边缘的收缩裂隙，并且封闭在抛光和修型过程中所产生的充填体表面微小缺陷（图14.12）。

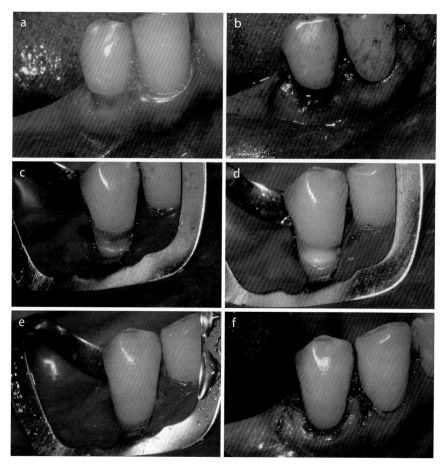

图14.11　#28牙齿NCCLs病损累及龈下（a）。由于病损累及牙齿的远中面，因此翻全厚瓣（b）并采用组织排开橡皮障夹#212SA和橡皮障以暴露病损边缘。（c）使用闭合式三明治技术充填患牙。树脂改性玻璃离子充填第一层（d），之后预备并充填一层复合树脂（e）。牙龈瓣复位缝合（f）

14.4.4　牙周组织和充填材料间的相互作用

　　有些时候临床医生不仅需要选择最合适的充填修复材料，也要考虑治疗是仅局限于充填修复还是应该整体考虑牙周和充填修复以获取最大的成功。由于在NCCLs病损中常伴随有牙龈退缩，根面覆盖软组织可以提升牙龈退缩的美学效果并且降低由于牙根暴露所导致的牙齿敏感，通过提升附着龈来预防牙龈远期进一步退缩[51]。有时，当有必要重建釉牙骨质界（CEJ）这一解剖形态时，软组织的根

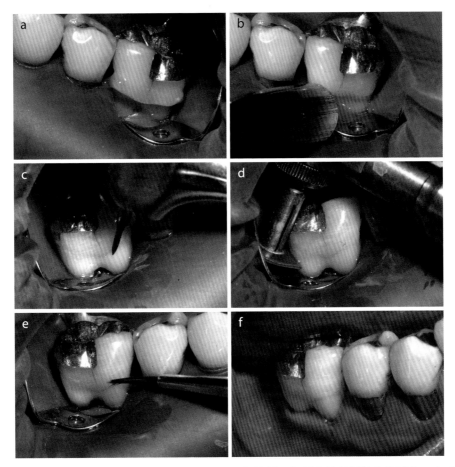

图14.12　（a）根据要求预备牙齿表面；（b）粘接剂和每层充填材料被充分固化；（c）细粒金刚砂钻针和多刃钨钢钻针修整轴面和邻面形态；（d）顺序使用氧化铝抛光碟以获得光滑的表面；（e）最后，使用低黏度表面封闭剂以填充在充填体边缘的收缩裂隙，并且封闭充填体在修形和抛光过程中产生的表面小缺损；（f）充填体最终形态

面覆盖可以和充填修复步骤合并，因为CEJ有时会消失。在磨损的病例中，CEJ部分或全部丧失的可能高达70%[52]。这一多学科治疗方法的目标是修复牙齿的冠方部分以恢复缺失的CEJ。之后通过软组织再次定位以恢复邻牙软硬组织间的美学和谐，邻牙没有牙龈退缩和牙体组织丧失，并且暴露的牙根表面得以覆盖。

　　一些学者推荐了几种方法来预测这一多学科治疗的成功。1985年，Miller[53]将牙龈退缩分为4类。在Miller Ⅰ类和Miller Ⅱ类牙龈退缩中，邻面的牙周组织附着和骨组织没有丧失，可以实现完全的牙根表面覆盖。在Miller Ⅲ类中，有轻度到中度的牙间牙周支持丧失，可以完成部分的牙根表面覆盖。在MillerⅣ类中，牙间牙周组织丧失十分严重，不可能完成牙根表面覆盖。

无论这一分类是否有价值，Miller分类系统是目前唯一能够评估根面覆盖过程成功与否的简要分类。它没有考虑到可能影响NCCLs病损根面覆盖过程成功与否的一些细节。这些细节包括但不仅仅局限于病损的病因、病损位置、深度以及CEJ是否存在。2011年，Allen和Winter考虑到了这些额外的影响因素，并提出了一个新的指南以帮助临床医生判断软组织移植和充填修复能否各自独立满足治疗需要，还是需要将两者相结合以提高成功率[54]。

由于完全的根面覆盖不是经常能够实现的，Zucchelli等[52]提出了一种方法来明确外科方式可以提供多少帮助。需要估计预期可实现的最大根面覆盖（MRC）。MRC是指可以通过外科手术恢复的软组织冠方边界，如冠向复位瓣或者结缔组织移植。这取决于对理想牙龈乳头高度的测量，也就是测量自牙齿邻接处向根方到与CEJ在邻面线角处的延伸线相交的距离。确定理想牙龈乳头高度用于向根方测量实际牙龈乳头的位置，以明确可以被根面覆盖所恢复的冠方组织的最大高度。需要测量两侧的牙龈乳头，用曲线连接这些测量点就可以估计MRC（图14.13）。这为牙体预备和最后修复时向根方扩展提供了指导。可以在手术前先进行充填修复以确定修复外形和边缘完整性。

MRC和CEJ的关系可以为临床医生提供信息，用于明确是否单纯依靠软组织就可以完成根面覆盖，还是需要在手术前先进行充填修复。这一方法取决于CEJ是否被NCCLs病损的形成所破坏。

通过一项为期2年的随机对照临床研究，Santamaria等比较了对于MillerⅠ类患者，单纯冠向复位瓣手术和联合充填治疗及手术治疗的成功情况[55-56]。他们发现2种方法在术后6个月时根面软组织覆盖相似。联合采用2种方法可以显著降低牙本质敏感的发生。

总结

非龋性牙颈部病损在其病因、诊断和治疗上都十分复杂。一个成功的诊断和治疗需要对患者进行充分的病史回顾和细致的临床观察。对由于不同病因和修正因素造成的外观相似的病损，往往需要采用不同的治疗方法。由于对NCCLs病损

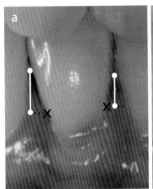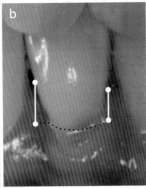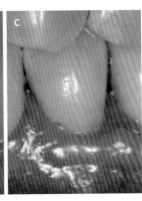

图14.13　患者21牙齿患有NCCLs病损症状。通过以下方法估计最大牙根覆盖（MRC）：测量牙齿每一侧理想牙龈乳头的高度，从牙齿邻面接触区到牙龈组织跨越CEJ的平面。（a）这个距离可以由牙龈乳头实际的高度来向根方直接推出；（b）保守的 V 类洞复合树脂充填治疗用于在最大牙根覆盖处重建原始CEJ。牙周医生通过结缔组织移植和瓣进行手术治疗；（c）展示了这一多学科联合治疗病例的牙龈轮廓和附着情况。患者的牙本质敏感症状停止，软组织高度稳定

的修复失败率会随着时间推移而增加，临床医生需要在选择修复方法前仔细权衡利弊。当需要进行充填修复时，应根据目前最高证据等级来选择充填材料。充分考虑这些临床重要环节可帮助医生提升治疗非龋性牙颈部缺损的临床成功率。

扫一扫即可浏览
参考文献

牙本质敏感症：流行病学、病因学、发病机制和治疗

第15章

Dentin Hypersensitivity: Prevalence, Etiology, Pathogenesis and Management

Cor van Loveren, Patrick R. Schmidlin, Luc C. Martens, Bennett T. Amaechi

摘要

牙本质敏感症可以简单地定义为：当暴露的牙髓牙本质复合体受到外界刺激产生的一种短暂而尖锐的疼痛反应，并且不能归因于其他牙体损伤或病理学诊断，典型的刺激包括温度刺激、吹气刺激、机械刺激、渗透刺激或化学刺激等。

C. van Loveren, DDS PhD (✉)
Department of Preventive Dentistry, Academic Center for Dentistry Amsterdam
(ACTA), University of Amsterdam and VU University Amsterdam,
Gustav Mahlerlaan 3004, Amsterdam 1081 LA, The Netherlands
e-mail: c.van.loveren@acta.nl

P. R. Schmidlin
Clinic of Preventive Dentistry, Periodontology and Cariology, Centre of Dental and Oral
Medicine, University of Zurich, Plattenstrasse 11, Zurich 8032, Switzerland
e-mail: patrick.schmidlin@zzm.uzh.ch

L. C. Martens, DDS, MSc, PhD
Department Paediatric Dentistry & Special Care Dentistry, Dental School of Ghent,
De Pintelaan 185 (P8), Ghent B-9000, Belgium
e-mail: Luc.Martens@UGent.be

B. T. Amaechi, BDS, MSc, PhD
Department of Comprehensive Dentistry, University of Texas Health Science Center
at San Antonio, 7703 Floyd Curl Drive, San Antonio, TX 78229-3900, USA
e-mail: amaechi@uthscsa.edu

© Springer International Publishing Switzerland 2015
B.T. Amaechi (ed.), *Dental Erosion and Its Clinical Management*,
DOI 10.1007/978-3-319-13993-7_15

239

牙本质敏感的牙齿，一定有牙本质的暴露，并且暴露的牙本质小管两端开放，分别与口腔和髓腔相通。因牙龈和牙周组织退缩而暴露的牙本质可能是由于过分注意或忽视口腔卫生而造成的。而失去了牙釉质保护的暴露牙本质主要是由酸蚀、磨耗、应力疲劳或它们协同作用所造成的。牙本质敏感症的临床检查为用机械刺激、吹气刺激、冷刺激引发的疼痛激发试验。还有很多其他的牙齿状况也可以引起疼痛症状，与牙本质敏感的症状类似。因此，需要仔细检查排除其他的牙齿疾病，以选择不同的治疗方案。对于牙齿敏感症的患者，有包括家庭脱敏和临床脱敏治疗等多种不同的治疗选择。建议先从微创的家庭脱敏开始，只有家庭脱敏无效时再去口腔科进行临床脱敏治疗。当决定进行临床脱敏治疗时，也应该从最微创的治疗开始。治疗机制包括两类：神经性脱敏（钾盐和胍乙啶）和阻塞暴露的牙本质小管（化学脱敏：锶盐、氟盐、锡盐、草酸盐、钙磷硅酸盐、精氨酸碳酸钙、纳米羟基磷灰石和戊二醛；机械脱敏：抛光膏、玻璃离子、牙本质粘接剂和树脂；激光治疗）。当硬组织和软组织条件允许的情况下，也可以选择再生性膜龈治疗。

15.1　流行病学

牙本质敏感症（Dentin Hypersensitivity，DHS）被简单地定义为当暴露的牙髓牙本质复合体受到外界刺激产生的一种短暂而尖锐的疼痛反应，典型的刺激包括温度刺激、吹气刺激、机械刺激、渗透或化学刺激等。需要注意的是这种疼痛反应不能归因于任何其他牙体损伤或病理学诊断[1]。

研究报告显示牙本质敏感症的患病率为3%～98%（不同研究采用的评价方法不同、患者群体不同，得到的数据也不同），但是一般来说，患者在牙周治疗后立刻发生牙本质敏感的概率更高[2-3]。在欧洲的一个大型研究中，调查了超过3000名18～35岁的患者，分别来自法国、西班牙、意大利、英国、芬兰、拉脱维亚和爱沙尼亚的口腔全科诊所，主诉有牙本质敏感的约为27%，而42%的患者报告暴露的牙本质表面有冷空气刺激敏感[4]。各国之间的患病率数据存在显著性差异。主诉有牙本质敏感症状的患者和临床检查引发的牙本质敏感患者的患病率之间也有显著性差异，可能是由于患者在生活中采取各种手段避免刺激敏感牙齿，所以没有主诉牙本质敏感症状，但是检查中发现牙本质敏感。

牙根或牙冠的牙本质暴露是牙本质敏感的基本条件。由解剖学易感因素或牙周病造成的局限性附着丧失，可能是导致牙根表面剥蚀、牙本质暴露，并发生牙本质敏感症的最普遍、最相关的因素。一些诱发牙龈退缩的易感因素已经确定，如牙槽骨开窗或开裂、软组织形态多样性。但诱发性的病理因素、治疗或医源性因素对牙本质敏感的发展也很关键[5-6]。对于牙冠（主要是牙颈部），主要由酸蚀、磨损、楔状缺损或它们共同作用所造成的牙釉质保护层的缺失，是牙本质暴露的另一种途径[5]。而这些过程基于特定病原因素，也可能增加牙本质小管的通透性。West等学者[4]发现激发性牙本质敏感与牙齿酸蚀之间有显著关联。这项研究表明，牙本质敏感的增加与新鲜水果、等渗/能量饮料有显著关联，但果汁/蔬菜汁能否增加牙本质敏感并不清楚。频繁的胃灼热感、胃反流、频繁少量呕吐患者与牙本质敏感症有显著关联。这些关联的影响因素包括：牙齿酸蚀的增加，以及通过去除牙本质玷污层、开放牙本质小管来增加牙本质的敏感反应[6]。

局部酸性环境的这一明确影响，解释了为什么在一本关于牙齿磨损的书中会对牙本质敏感症进行讨论。

15.2 病因学和发病机制

目前被普遍接受的假说是流体动力学理论，首先由Gysi[7]提出，后来被Brännström[8]证实（图15.1）。作用于牙本质表面的刺激会引起牙本质小管液流

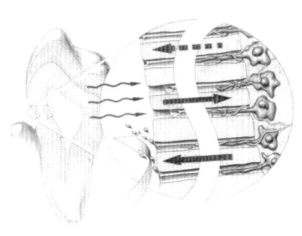

图15.1 引起牙本质敏感的流体动力学机制示意图。刺激牙本质表面（如根面）引起牙本质小管液向内或向外流动，从而刺激牙髓神经纤维（由Dr. Luc M Martens提供）

动，可能会产生剪切力和所谓的"流动电位"，刺激牙髓A型神经纤维引起锐痛、刺痛，造成牙本质敏感[9]。牙本质小管液向外流可能比向内流产生的疼痛更为强烈。由于冷刺激造成牙本质小管液外流，而热刺激造成小管液内流，这解释了患者对冷刺激比热刺激更加敏感[10]。牙本质敏感症的特征性锐痛可以发展成为钝痛、抽痛并持续一段时间。引起这种疼痛的神经并不受流体动力学机制的刺激。即使牙本质小管阻塞，敏感反应有时也会持续，这也表明除了流体动力学机制外，还可能存在一些其他作用机制。神经末梢对炎症刺激非常敏感，以至于很小的流体变化就可以刺激神经，如热刺激就可以直接刺激神经[11]。对于患牙同时伴发牙周病和牙本质敏感的情况，许多研究都着眼于侵入根部牙本质的微生物[12]。这种情况可能病因不同却有相似的疼痛症状。这种类型的牙本质敏感症通常被称为牙根敏感。

　　基于流体动力学机制，只有牙本质小管两端开放并分别与牙髓和口腔相通才会发生牙本质敏感（图15.2）。牙本质敏感牙齿的颊侧颈部牙本质小管的数量是非敏感牙齿的8倍以上，牙本质小管宽度是非敏感牙齿的2倍[13]。这也表明，比起非敏感牙本质，敏感牙本质区域的玷污层更薄、钙化程度更低[14]。由于牙本质小管的通畅性会随着玷污层的产生和去除而改变，因此牙本质敏感的情况会反复发生[13]。暴露的牙本质发生的自发性变化，似乎可以阻塞牙本质小管，减少对流体动力学刺激的反应，从而减轻牙本质敏感。

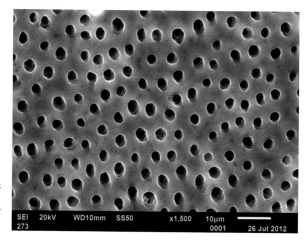

图15.2　牙本质敏感的前提条件是有开放的牙本质小管（由Dr. Bennett T. Amaechi提供）

15.2.1　易感因素

15.2.1.1　牙龈退缩暴露牙本质

敏感的牙齿肯定有牙本质的暴露，并且开放的牙本质小管分别与口腔和髓腔相通[10,15]。因牙龈和牙周组织退缩而暴露的牙本质可能是因为过分注意或忽视口腔卫生而造成的（图15.3）。目前由于过于细致的口腔卫生保健而造成组织丧失的确切机制尚不清楚，往往与刷牙力度和刷毛的特点有关。一些研究显示，锋利的非圆钝尖端的牙刷毛对牙龈有潜在性的损伤[16-17]。然而，牙膏在这一过程中所起到的作用却没有任何报道。牙膏的作用可以是物理的（如磨损），也可以是化学的（如清洁剂等成分对软组织的细胞毒性）[18]。再者，多种因素（如系带长入、薄的牙龈生物型、缺乏角化龈，或者颊侧骨板缺如）可能也会造成牙本质暴露，应予以关注。由于忽视口腔卫生而导致急性牙周病、慢性牙周病，以及对其进行的非手术治疗和手术治疗，都会导致牙龈退缩、牙本质暴露，从而产生症状。

15.2.1.2　牙齿硬组织丧失导致牙本质暴露

因牙釉质丧失而造成牙本质暴露，常见原因是磨损。然而，由于大多数磨料的硬度低于牙釉质，因此断定仅有牙膏磨损不会导致牙本质暴露[18]。相反，内源性酸和外源性酸产生的溶解和软化作用对牙釉质的伤害更大。软化的牙釉质会逐渐被机械力磨除掉。口腔软组织的剪切力可能对软化牙釉质的去除起到了很重要的作用[19]，当然刷牙也会消磨软化的牙釉质[20]。所以当牙本质的暴露是由于牙釉质的缺损而引起时，患者的既往史会揭示内源性和外源性酸所起到的作用（表15.1）。

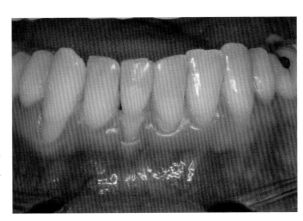

图15.3　由于过度用力刷牙或忽视口腔卫生可导致牙龈、牙周组织丧失，造成牙本质暴露（由Dr. Luc M Martens提供）

表15.1　患者病史

要求患者描述疼痛性质（注意短暂、尖锐等描述）
要求患者确认引发疼痛的刺激物（热、触碰、蒸汽、渗透、化学物）
确定患者的治疗诉求
询问患者的生活习惯行为，内源性酸和外源性酸摄入（柑橘汁和水果、碳酸饮料、葡萄酒、苹果酒）
获取详细的饮食信息，包括用药情况
调查患者有无胃反流及严重呕吐病史

加拿大牙本质敏感咨询委员会，2003；Martens，2013[21-22]

　　对非敏感牙本质的研究表明牙本质表面没有开放的牙本质小管[13]，因此普遍认为这些小管被一层由蛋白和来自唾液的磷酸沉积物所形成的玷污层覆盖[23]（图15.4）。只有去除了这一玷污层，才能诱发牙本质敏感，同时体外研究还涉及牙齿酸蚀，因为玷污层对酸敏感[24-25]。受到酸软化的玷污层和牙本质更容易受到像刷牙这样的物理作用的影响。临床资料表明，单独的物理作用并不是去除玷污层和使暴露的牙本质小管口开放的关键因素[10]。牙膏也会辅助去除玷污层[25-26]，可能是由摩擦剂和清洁剂联合作用造成的。Moore和Addy[27]提出某种程度上"温和"的表面活性剂和"温和"的磨料可能比更传统的牙膏填料对牙本质敏感更安全[27]。然而，这一假设在设计良好的临床研究中似乎没有得到临床验证[15]。一项利用吹气诱发法研究脱敏效果的试验，对比相对牙本质磨损值（Relative Dentin Abrasion，RDA）分别为60、108、150或210的4种脱敏牙膏，发现不同磨损度对脱敏效果的影响无明显差异[28]。

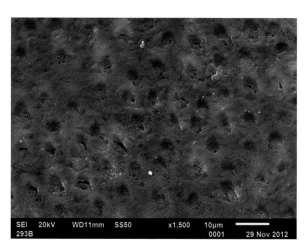

图15.4　牙本质表面被玷污层覆盖（由Dr. B Amaechi提供）

在小管暴露后，牙膏可以通过二次研磨涂抹或牙膏成分沉积到牙本质表面和牙本质小管中来减少牙本质小管的开放。要求牙膏含有这些活性成分，才能发挥脱敏效果。其他牙膏，即使是含氟牙膏，对降低牙本质敏感的效果也不能保证。此外，刷牙后用指尖或棉签蘸取脱敏牙膏涂抹在敏感处也可能有效。

15.3　临床评价

牙本质敏感症的临床检查包括疼痛激发试验。然而，患者对牙本质敏感症的感知是主观的，根据任何评分或评价系统对其严重程度进行临床评估具都有挑战性。尽管如此，重要的是要尽可能准确地检测、评估和监测疼痛，以确定基线状态，并在适当的时间和治疗后观察敏感度的变化。理想情况下，治疗效果应该达到"无痛"，但治疗方法难以完全达到理想目标的效果。

激发试验常用来模拟疼痛并评估其即刻反应：

（1）触觉刺激。是用探针对暴露的牙本质进行的"探划"测试，最好使用标准压力。如果已经对暴露牙本质表面进行了黏接修复治疗或其他阻塞方法，则其疗效评估中，应严禁使用探针。在这种情况下，使用受控空气刺激、分级冷水刺激或接触式冷探头将更为合适[29]。

（2）吹气刺激。Schiff冷空气敏感量表通常被用于评估受试者对冷空气的敏感度[30]。这个量表评分如下：

0=受试者对空气刺激无反应。

1=受试者对空气刺激有反应，但是没有要求停止刺激。

2=受试者对空气刺激有反应，并要求停止或去除刺激。

3=受试者对空气刺激有反应，认为刺激是极其痛苦的，并要求停止刺激。

需要注意的是，应隔离受检牙齿两侧的牙齿，以免评估过程中邻牙疼痛引起假阳性。

（3）冷刺激可分为冷水或接触式冷探头。

在这种疼痛诱导之后，可以用如牙齿疼痛量表（DPS）评估疼痛程度，或者用视觉模拟量表（VAS）以毫米（mm）来"量化"严重程度（图15.5）。

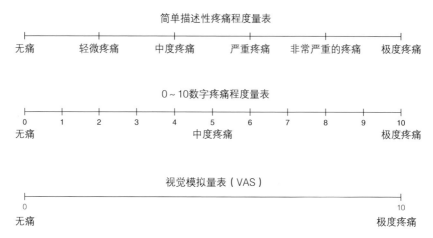

图15.5 常用的疼痛程度量表

通常个体不会对各种类型的刺激都做出反应，或可能对不同刺激有不同反应[31-33]，因此建议至少使用两种流体力学刺激。实施刺激之间的间隔应该足够长，以尽量减少刺激之间的相互影响。如果使用多个刺激来帮助诊断，顺序应该是从疼痛程度最小到最大[34]。因为不知道达到评估阈值需要的时间，所以应尽量避免重复试验。如果刺激试验结果阴性，不需要进行任何牙本质敏感症治疗。

如果患者没有疼痛主诉，但在常规的临床检查中显示出典型的牙本质敏感症状，是否需要进行治疗尚存疑问。这种情况下，可考虑对暴露的牙本质表面进行预防性保护，以预防龋损和磨损。并不需要对患者过分强调其存在牙本质敏感疾病，以防患者反而出现牙本质敏感主观症状。

牙本质敏感症可能会扰乱患者的吃饭、喝水、刷牙、甚至呼吸。由此产生的日常行为的限制对患者的生活质量有重要影响[35]。口腔健康相关生活质量（Oral health-related quality of life，OHRQoL）是口腔科一个相对较新的概念。这是口腔健康的一个方面，涉及患者的认知程度：他/她的口腔健康状况是否对他/她的实际生活质量产生影响[35]。因此，当接诊一个患者时，OHRQoL可提供一个新的视角，通过患者满意度来衡量疗效。目前，各种生活质量调查问卷与牙本质敏感症治疗之间的相关性研究甚少，但这些结果对于评估患者的治疗方案可能非常有价值。Boiko等[36]基于深度和焦点小组访谈的研究结果开发了一个牙本质敏感症调查表

（表15.2），以捕捉患者的主观影响。调查问卷的问题可以用像"我的牙齿有这样的感觉，使我吃饭喝水的乐趣降低了很多"这样的语言来表述，患者可以在某

表15.2　Boiko等设计的牙本质敏感既往经历调查表，用来评估牙本质敏感对患者生活质量的影响

		1. 非常不符合	2. 有些符合	3. 符合	4. 相当符合	5. 非常符合
限制	可以愉快地用餐					
	不能正常吃饭					
	吃饭时间变长					
	难以食用冰激凌					
	被迫改变饮食行为					
	呼吸时小心翼翼，避免引发疼痛					
	喜欢吃温热的饮食					
	喜欢吃凉一点的饮食					
	吃水果时无法大口直接吃，必须切					
适应	成小块吃					
	有戴口罩习惯，来避免牙齿疼痛					
	不能吃冷的饮食					
	不能吃烫的饮食					
	咬合或进食时，某颗（某些）牙不能触碰					
	改变刷牙习惯					
	分小块进食					
	不能吃某些食物					
	比他人吃饭时间长					
	不能随心所欲吃所有食物					
社交	有意识向别人隐藏自己的进食方式					
	无法和别人对话					
	看到牙医就痛苦					
	因找不到治愈方法而沮丧					
	进食焦虑					
	容易被激怒					
情感	自我厌烦					
	内疚情绪					
	烦躁情绪					
	尴尬情绪					
	因牙本质敏感症状而焦虑					
	难以接受自己的症状以及相关行为和情绪					
对自我认知的影响	自己与别人不一样					
	感觉自己苍老					
	感觉自己受伤					
	感觉自己不健康					

种程度上说明符合或者不符合其感受。

15.4　鉴别诊断

除了牙本质敏感症外，还有许多其他的牙体牙髓和牙周疾病会引起类似的疼痛症状。因此，有必要仔细检查，鉴别诊断[6,22,37-38]：

- 牙裂综合征。
- 在黏接修复中错误使用牙本质粘接剂，导致微渗漏。
- 修复体折断和错误放置牙本质钉。
- 在窝洞底部不恰当使用各种药物。
- 没有小心修整充填体外形，使牙齿有咬合创伤。
- 龋齿和近期修复治疗造成的牙髓反应。
- 腭侧沟及其他釉质内陷和缺陷。
- 造成牙本质暴露的碎裂/折断。
- 牙齿漂白。
- 急性牙周感染（如坏死性牙龈炎/牙周炎或脓肿）。

15.5　预防策略

预防总是优于治疗。因此，一级预防是防止牙本质暴露，如防止牙龈退缩和牙齿硬组织丧失。科学的口腔卫生指导和饮食建议至关重要。当牙本质已经暴露时，为了使牙本质小管口开放及牙本质小管两端通畅的风险降低，应给予患者指导。Martens[22]建议患者和牙科专业人士都应该避免使症状恶化的行为或医源性损伤，见表15.3。

15.6　治疗策略

对于牙本质敏感症患者，有很多治疗可以选择，包括家庭脱敏和口腔科治疗。建议以微创的家庭脱敏治疗开始，只有在家庭脱敏治疗无效时再选择去专业的口腔科进行治疗。当决定继续进行口腔科治疗时，应该以创伤最小的治疗方案

表15.3　Martens[22]基于Chu等[39]和Drisko[40]的建议，提出的对患者和口腔专业人员的建议，旨在避免使牙本质敏感恶化或造成医源性损伤

对患者的建议
限制饮食中酸的摄入
使用中度或者软毛牙刷和适当的刷牙方法
敏感牙面增加氟化物的使用
避免抠刮龈缘
避免过度使用牙线或不当使用牙签
对口腔专业人士的建议
在刮治过程中避免过度根面平整
去除色素时应避免对暴露的牙本质过度抛光
避免医生用漂白剂烧灼牙龈组织
建议患者在家庭漂白时要小心操作
避免使用加重牙本质敏感的器械和材料

开始。

　　家用产品有几个好处，包括使用简单、自我使用便捷、更容易获得，但可能需要几周才能生效。通常口腔科治疗更具创伤性，但是在特殊情况下能有效地即刻缓解症状，如粘接封闭或充填治疗。

　　还要考虑安慰剂效应，在对疼痛处理和治疗方面有潜在的益处。以医疗领域的膝关节炎为例，一项令人印象深刻的测试表明，用假的内镜介入治疗产生的疼痛症状减轻与传统治疗方式相同[41]。此外，不同颜色药丸在减轻疼痛方面有显著差异[42]。例如，红色的安慰剂片在测试中显示出和最好的抗风湿药一样的止痛效果，但是蓝色的等效药表现出的效果最差。因此，增强心理协同治疗可能有一天会成为牙本质敏感症治疗的重要辅助手段，尤其是可以改变患者对治疗结果的期望和信心。牙医的心理学训练仍有一定的提升空间。

15.6.1　家庭治疗

　　牙膏和漱口水都可以在家庭治疗中使用。还有一些关于咀嚼口香糖治疗牙本质敏感的研究，但结果并不十分可靠[43-44]。作用机制主要有两个基本类别，分别是神经脱敏和阻塞暴露的牙本质小管（表15.4）。

15.6.1.1　神经脱敏

　　钾盐和少部分锶盐和钙盐[45]，可能对牙本质小管近髓侧的神经有直接脱敏作

表15.4　家庭治疗产品中的有效成分

有效成分	钾	锶	氟	亚锡盐	草酸盐	钙磷硅酸盐 (Novamin)	钙/羟基磷灰石载体	
							精氨酸碳酸钙（Pro‑精氨酸）	纳米羟基磷灰石
作用机制	降低神经敏感度				沉积阻塞牙本质小管			
是否可与氟兼容	是	氯化锶不可以 醋酸锶可以	是	是	是	单氟磷酸盐形式	单氟磷酸盐 氟化钠	是 注意：一些牙膏不含氟

用。但是，离子必须能够对抗牙本质小管液的流动，才能穿过牙本质小管，达到足够高的浓度，对牙本质内表面和髓腔进行神经脱敏。当浓度缓慢达到8mmol/L时疼痛才能缓解，这可能需要几周时间。一旦到达神经位点，钾离子会改变细胞的电位，导致去极化，使细胞对刺激的反应减弱。当停止使用该产品，随着钾离子扩散，牙本质敏感会重新出现。锶离子等其他二价阳离子的作用机制可能与钾离子不同，在稳定神经细胞膜的同时可以保持细胞的电位不变[45]。

作为主要成分的硝酸钾（5%）、柠檬酸盐（5.5%）、氯化物（3.75%）已被配制成牙膏并且各自提供能起到脱敏作用的2%的钾。在美国，典型的脱敏牙膏含有5%硝酸钾，以满足美国食品药品监督管理局（FDA）的规定。很多厂家生产含钾的脱敏产品，建议使用（或已经使用）"金标准"。Cochrane对六项研究进行了Meta分析，发现在6~8周随访时，吹气试验和触觉敏感试验均显示硝酸钾牙膏具有显著效果。但是，患者对牙本质敏感的自觉症状，在复诊时均没有显著改变（表15.5）[46]。

表15.5 含钾牙膏对牙本质敏感缓解效果的系统综述和meta分析结果

结果与比较	纳入的研究的数量	患者例数	效应量（95%CI）（标准化均方差[a]）
触感	5	356	1.19（0.79, 1.59）
有硝酸钾无氟对比无硝酸钾无氟	1	110	0.72（0.33, 1.11）
有硝酸钾加氟对比无硝酸钾加氟	4	246	1.34（0.97, 1.71）
吹气	6	392	-1.25（-1.65, -0.85）
有硝酸钾无氟对比无硝酸钾无氟	2	146	-1.18（-1.88, -0.48）
有硝酸钾加氟对比无硝酸钾加氟	4	246	-1.30（-1.88, -0.72）
自觉症状	3	206	-0.67（-1.44, 0.10）
有硝酸钾无氟对比无硝酸钾无氟	2	146	-1.01（-1.53, -0.49）
有硝酸钾加氟对比无硝酸钾加氟	1	60	0.10（-0.41, 0.60）

引自Poulsen等2006[46]

[a]标准化均方差是一种Meta分析中的汇总统计方法。当各个研究的测量指标相同，但是测量标准不同时使用。必须把所有研究结果标准化成统一的测量标准后才能进行汇总。标准化均方差表示各个研究中干预效果与其变异性之间的关系

15.6.1.2 阻塞牙本质小管

如前所述，为了使牙本质小管液流动，牙本质小管必须是通畅的。因此，阻塞或堵塞这些通畅的小管似乎是一种简单而有效地降低敏感度的方法。家用产品阻塞牙本质小管的机制有很多。通过抛光牙本质的机械力学方法形成自然玷污层可以造成小管阻塞。局部应用混合制剂，形成不溶性物质沉淀在牙本质小管内以及牙本质表面也是有效的（图15.6）。这些混合物包括摩擦颗粒、锶、亚锡盐、精氨酸碳酸钙、草酸酯或生物活性玻璃。

Addy和Mostafa[47]在体外检测3种含有人造二氧化硅磨料的牙膏，第1种只加入了醋酸锶，第2种同时加入了氟，第3种牙膏没有额外添加剂。研究表明，这些制剂覆盖了牙本质表面并堵塞了牙本质小管。分析结果显示，阻塞牙本质小管的是人造二氧化硅，而不是水或乙酸乙酯。一项针对3种人造二氧化硅制剂的平行临床研究也表明，其都能有效地治疗牙本质敏感症[48]。现在，许多牙膏中含有类似的人造二氧化硅摩擦剂，但缓解牙本质敏感症的效果有限。一种可能的解释是在大多数牙膏中使用了十二烷基硫酸钠（SLS）作为清洁剂，这将与二氧化硅竞争，使二氧化硅不能吸附到牙本质上。而在Addy和Mostafa[47]的研究试验中使用的牙膏不含十二烷基硫酸钠（SLS）。然而，需要指出的是，将牙本质敏感症的疗效归因于这些锶牙膏中所存在的二氧化硅磨料，包括各种含硅基质，这一结论尚未被其他的研究所证实[49-50]。

氯化锶是50多年前引入市场的。现在，由于醋酸锶可以增加临床疗效，而且可以与氟化物和硝酸钾相兼容，所以大多数产品都含有醋酸锶。但市场上仍有不含氟的氯化锶牙膏。锶能降低牙本质敏感症的几种机制可能是：①颗粒可以沉淀于牙齿表面；②与牙本质基质结合，使其不易溶解；③稳定牙神经细胞膜[45]。很少有科学证据支持这些机制中的任何一种，但第一种被认为是最有可能的[51]。在近期的一篇基于临床研究的综述中指出，由于测试方法不尽相同，目前的研究结果尚不足以得出锶治疗效果的一致结论[15]。

亚锡盐溶液沉淀在牙本质上可能会阻塞小管。沉积物具有防水性和耐酸性，甚至可以提供抵抗酸蚀的保护作用[52]。一些临床研究报告了氟化亚锡凝胶或溶液对牙本质敏感症的治疗效果[53-55]。最近，在一些随机对照试验报告中，使用六偏磷酸做稳定剂的氟化亚锡牙膏可以即刻缓解疼痛，4周后和8周后同样有效[56-59]。

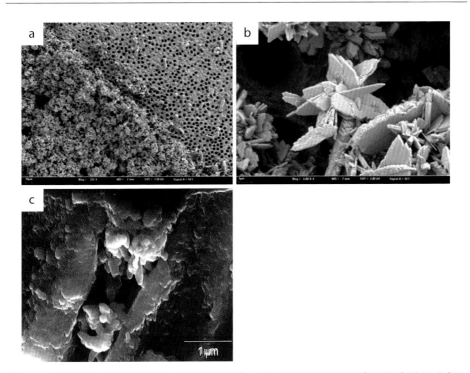

图15.6 沉淀剂处理牙本质后的扫描电镜图像：（a）处理后（左下角）和未处理（右上角）的区域。但是，尽管有明显的结晶沉积，未被覆盖的牙本质和牙本质小管口依然可见（b）。牙本质小管口被阻塞（c）（由Dr. L.M. Martens 提供）

近期，一种含有1.4%草酸钾的漱口水面市。可溶性草酸盐与口腔液体本身含有的Ca^{2+}反应，生成不溶性草酸钙结晶，可以沉淀阻塞牙本质小管[60]。这个沉淀物阻塞牙本质小管内的液体流动，导致牙本质敏感性的降低。此外，草酸盐沉淀在酸性环境中也具有一定抵抗溶解性能，也进一步提高其耐久性[61]。

生物活性玻璃由特定比例的SiO_2、Na_2O和P_2O_5[钠钙磷硅酸盐（Calcium Sodium Phosphilicate，CSPS）]组成。溶液或牙膏中的生物活性玻璃在牙本质表面相互作用并在牙本质表面和牙本质小管内形成羟基磷灰石样SiO_2沉积[62]。这种阻塞牙本质小管的沉积物不溶于水和酸并具有机械抵抗力。一些延长至8周的随机对照试验显示，钠钙磷硅酸盐产品对牙本质敏感症治疗效果显著[63-66]。

精氨酸是天然存在于唾液中的一种氨基酸，它可以与碳酸钙和磷酸结合，在牙本质小管内形成栓子，防止液体流动[15]。作用机制假说表明带正电的精氨酸被吸引到带负电荷的牙本质上。pH为碱性的环境促进钙、磷、精氨酸和碳酸盐在牙本质表面和牙本质小管内沉积[67]。一些研究表明8%精氨酸牙膏和0.8%精氨酸漱口水能有效地对抗牙本质敏感症[68-71]。

牙膏中的纳米羟基磷灰石（nHAP）可以促进沉淀物沉积在牙本质小管表面和内部，充当钙和磷酸盐的储备层，并帮助保持这些离子相对于局部牙齿矿物质处于过饱和状态，从而导致在牙体组织表面的沉积。在一项双盲随机临床试验中，比较了含有15%的nHAP的无氟牙膏配方和含氟牙膏配方，以及安慰剂，对牙本质敏感症（DHS）的治疗效果。与基线和其他两组相比，nHAP组在2周和4周后，冷空气敏感和触觉敏感性均有显著降低[72]。

家用产品对牙本质敏感症同样有效[18]。由于各种沉淀物的作用方式不同、溶解度不同，因此当一种产品不能有效缓解症状时，可以尝试另一种产品。一般一种家用产品需要经过4~6周的评估（钾盐可能8周），如果无效，应该尝试使用其他家用产品，最后再考虑去口腔科接受专业治疗。

对牙本质阻塞作用的研究通常在实验室进行，但是我们应该特别提起注意，事实上，绝大多数实验室研究是在没有模拟牙本质流体动力学（即牙本质小管液流动）的情况下进行的。因此，不应过高估计沉积现象。此外，在大多数研究中，并没有研究刷牙和酸蚀对沉积的影响，而这两种情况可能会损害沉积层的长期稳定性。

15.6.2　口腔科进行临床脱敏治疗

在口腔科使用的混合制剂和前述的类似，但是效果更强。可以使用的产品包括下列试剂：

- 牙本质粘接剂。
- 复合树脂。
- 含氟涂料。
- 氟化钠离子渗透疗法。
- 戊二醛制剂。
- 促矿化水门汀。

- 激光治疗。

　　牙本质粘接剂和复合树脂材料具有长期或永久的疗效。这些材料可以形成混合层而有效地封闭牙本质小管，形成栓子阻塞牙本质小管，并建立一个保护层[73]。

　　一些处理剂含有戊二醛，可导致牙本质小管内蛋白凝结，同时，黏接树脂类材料在更疏水的牙齿表面形成一个阻塞屏障。这些材料在临床试验中对牙本质敏感症有良好的疗效[29]。

　　使用水门汀类材料时，含有钙和磷酸盐的、能促进再矿化的水门汀可能效果更佳[74-75]，还有最近出现的起源于硅酸盐水门汀的硅酸钙膏剂，在体外实验中被证明对牙本质小管具有有效的阻塞作用[76]。

　　Sgolastra等[77]对激光治疗牙本质敏感进行了系统性地综述。他们确定了几种激光可能的作用机制。对低强度激光［如镓铝砷激光（GaAlAs）］，光线可能对细胞活性有光生物调节效应，增加成牙本质细胞生成第三期牙本质的沉积作用[78]。中等输出能量激光［如掺铒钇铝石榴石激光（Er：YAG）、掺钕钇铝石榴石激光（Nd：YAG）、掺铒铬钇钪镓石榴石激光（Er，Cr：YSGG）］可以消融封闭牙本质小管[79]。Er：YAG和Cr：YSGG减少牙本质敏感的效果被认为与热机械消融和水对光波的高吸收率相关[80]。这些影响可能导致牙本质表层液体的蒸发，减少牙本质小管内的液体流动。经过Nd：YAG激光照射，牙本质可能会熔融，凝固成玻璃样、无孔的表面[81]。Nd：YAG激光照射也可以直接作用于神经水平，阻断C纤维和Aβ纤维[82]。Sgolastra等[77]认为Er：YAG、Nd：YAG和GaAlAs激光器的出现对于降低牙本质敏感是有效的。然而，鉴于所纳入研究的高度异质性，需要未来的随机对照临床试验来证实这些结果。

　　最近Lin等[83]用网式Meta分析系统评价牙本质敏感症的口腔科专业治疗（表15.6）。在这些Meta分析中，文章选择了用吹气试验引起牙本质敏感的研究。共有40项研究被纳入。安慰剂与物理阻塞之间的标准化均方差（每个研究的均方差除以研究的标准差）为2.57（95%CI：0.94~4.24），安慰剂与化学阻塞为2.33（95%CI：1.04~3.65），安慰剂与神经脱敏为1.72（95%CI：0.52~4.00），安慰剂与激光治疗为2.81（95%CI：1.24~4.41），安慰剂与联合治疗为3.47（95%CI：0.96~5.99）。5种方法的疗效无显著性差异。因此可以看出，多数积极治疗都有效果并且比安慰剂有更积极的作用和更好的治疗效果。

表15.6　网状Meta分析对包含文章的分组（Lin等[83]）

组别	组1	组2	组3	组4	组5	组6
	安慰剂	物理阻塞牙本质小管	化学阻塞牙本质小管	神经脱敏	光生物调节作用	联合治疗
治疗措施	无治疗 水 没有指定的安慰剂 脱敏牙膏	抛光膏 碳酸氢钠 羟基磷灰石 生物玻璃 玻璃离子 牙本质粘接剂 树脂	氟化物 草酸盐 戊二醛制剂 钙化合物 精氨酸碳酸氢盐 碳酸钙	硝酸钾 胍乙啶	激光治疗	组2～组5的任意组合

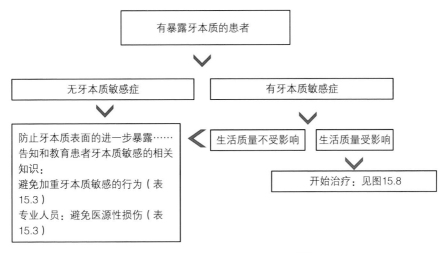

图15.7　牙本质敏感患者的治疗决策树状图（改编自Martens[22]的研究）

15.7　治疗原则

　　大多数经历过牙本质敏感症（DHS）的患者都会等到下一次复诊时才会向医生提起，大多数患者可能并不认为这是一个严重的牙齿健康问题，因此没有专门针对这个问题寻求治疗[35]。然而，研究结果表明，DHS可以严重损害与口腔健康相关的生活质量[36,84]。如果患者存在牙齿颈部牙本质暴露（Exposed Cervical Dentin，ECD）及牙本质敏感的主诉，必须评估这种疼痛感觉是否影响患者的生活质量（Quality of Life，Qol）。在这方面，可以见表15.2所示询问患者。

　　图15.7表示牙本质表面暴露的患者可以遵循的治疗决策树状图[22]。如果患者没有牙本质敏感症，则不需要治疗，可以采取预防性措施，避免牙本质表面进一步暴露。这些预防措施包括对患者的告知和教育，要避免诱发牙本质敏感的激惹行为，并且专业技术人员应避免医源性损伤（表15.3）。这种预防性措施应该在患者没有因为牙本质敏感而影响生活质量的主诉之前开始实施。此外，应推荐使用含氟脱敏牙膏。如果暴露的牙本质表面出现牙本质敏感而影响患者的生活质量，可以按照图15.8所示的处理原则树状图实施。在此，需要了解患者完整的病史，特别是饮食习惯、口腔卫生习惯，并利用排除法提高诊断效率（表15.1）。如果病史和检查没有一致性，就必须鉴别其他引起牙本质敏感症的疾病并治疗。如果

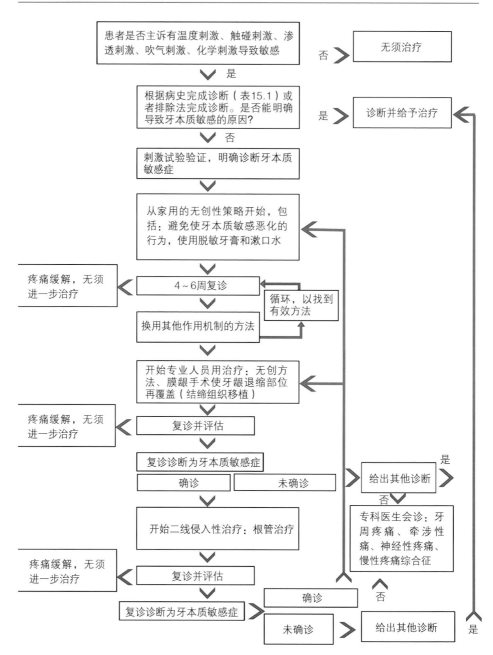

图15.8　牙本质敏感治疗策略流程图（改编自Martens[22]、Orchardson和Gillam[43]以及由高露洁和阿德莱德大学关于牙齿敏感的6篇专题报道[85]）

存在一致性，必须启动牙本质敏感症的治疗。后者应侧重于对患者和专业人员的治疗建议（表15.3）。对于患者，合理膳食和无害的口腔卫生习惯非常重要。可以辅助性的每天使用脱敏牙膏。如果患者刷牙方法不对，应教给患者损伤较小的刷牙方法。家庭脱敏治疗可作为一般牙本质敏感症的首选，当局限于1颗或2颗牙齿或需要立即缓解症状时，可将口腔专业人员治疗作为治疗牙本质敏感症的首选方法[43]。对于专业人员，必须实施无创的专业牙科护理。这必然需要一个完善的治疗方案，并利用一切有助于治疗的器械进行牙齿修复。如果随访4~6周症状缓解或消失，患者的生活质量得到改善，则无须进一步治疗。众所周知，脱敏牙膏有两种治疗机制：封闭/阻塞牙本质小管或阻断牙髓的神经传导。针对不同的治疗机制，研发出了各种不同的牙膏产品。因此建议，如果具有某种治疗机制的牙膏效果不明显，可以尝试使用具有另一种治疗机制的产品。

如果症状得到证实，或者疼痛没有缓解，抑或患者的生活质量进一步降低，则必须去专业的口腔诊室治疗DHS。建议先从创伤小的治疗开始，如局部使用氟化物和牙本质粘接剂或激光治疗，均在表15.6中列出。并且，建议应该在口腔诊室治疗的同时进行家庭脱敏治疗，每天2次使用脱敏牙膏刷牙。如果治疗有效，应定期治疗并复诊。

上述方法针对少量的牙齿组织缺损，即不具备典型的磨损或牙齿酸蚀特征。在Ⅴ类洞的修复中，粘接填充修复是一个有效的选择（图15.9）。在软硬组织条件允许的情况下，再生性膜龈治疗也是治疗选择之一[86]（图15.10）。图15.11展示了兼顾牙龈形态的牙本质敏感症的流程图。

如果在所有这些治疗后疼痛仍然没有缓解，应该在决定进行根管治疗之前，进行进一步的诊断以排除其他疾病，根管治疗是牙本质敏感症所有其他治疗失败后的最后一个选择。如果患牙不能确诊，并需要重新评估，则应对患者进行其他相应的处理。如果不能明确诊断，也不能诊断为其他疾病，应将患者转诊给其他专科医生以检查是否有急性牙周感染、牵涉性痛、神经源性疼痛或慢性疼痛综合征等。

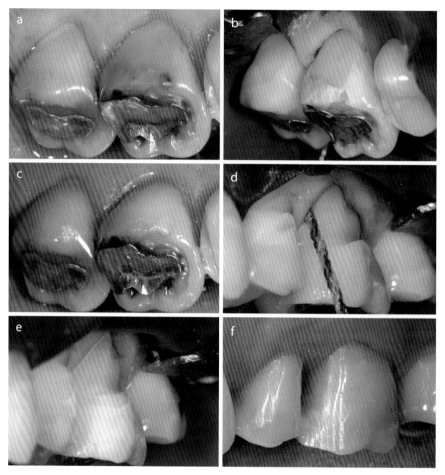

图15.9 患者第二象限（牙齿25-27，Schiff指数分别为2分和3分）有严重牙本质敏感，腭侧（a~c）和颊侧（d~f）牙颈部多种缺损（酸蚀和磨损），患牙进行了黏接充填。（a）腭侧面治疗前（b）酸蚀后用橡皮障和排龈线将牙隔离（c）充填6个月后（d）颊侧面，上橡皮障后放入排龈线（e）备洞、磷酸酸蚀后（f）充填6个月后。疼痛完全消除。只有牙齿25颊侧面6个月后还有敏感，Schiff指数为1分（由Dr. P.R. Schmidlin提供）

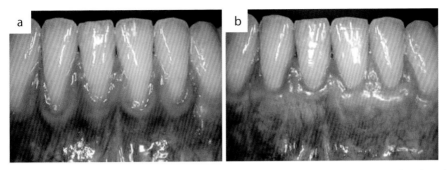

图15.10　及早进行结缔组织移植，覆盖暴露的根面，尤其是在牙体组织丧失不多，软组织形态足够时进行膜龈手术。（a）治疗前；（b）冠向复位瓣联合结缔组织移植手术1年后

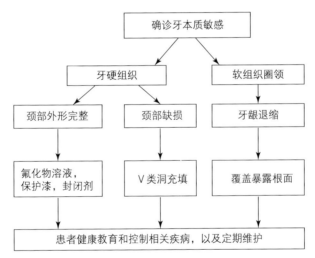

图15.11　基于潜在缺损的治疗策略流程图。主要考虑硬组织缺损和周围软组织形态，以进行合适的治疗（改编自Schmidlin和Sahrmann[87]）

总结

　　牙本质敏感症是一个临床问题，而且由于良好口腔卫生习惯的普及和人群中越来越多人终生保留牙齿，医生可能面临越来越多的牙本质敏感症患者。为此，强烈建议对有牙本质暴露和牙本质敏感的患者进行常规筛查。在这方面，要避免诊断不全面，并且要尽早开始进行预防性措施。牙本质敏感症的治疗通常从家庭脱敏开始，最重要的是使用脱敏牙膏刷牙。进一步的治疗通常包括家庭脱敏和口腔科专业人员治疗相结合。

扫一扫即可浏览
参考文献

回访、维护保健周期和疗效评估

Recall, Maintenance Care Cycle and Outcomes Assessment

第16章

Bennett T. Amaechi

摘要

　　不能有效回顾和定期复诊患者的情况可能导致旧病复发，因此，在牙齿酸蚀症的风险管理中，根据患者的疾病分级、酸蚀风险状态，来制定维护治疗周期制度（回访）是十分重要的。基于定期回访，可以检查患者的依从性状况，监测病损发展的情况、强化医嘱，以及鼓励患者坚持改变后的行为习惯。本章阐述回访的重要性，设定回访周期，每次回访时应该采取的措施，包括评估疾病控制的效果、治疗质量、健康维护，以及患者生活质量的提升。通过回访，为患者建立一个基于风险评估的循环式维护治疗周期，以保证患者的长期口腔健康。

16.1　引言

　　应该通过回顾和定期复诊（常被称为回访），建立一个基于患者牙齿酸蚀症风险状况的个体化的、持续的保健体系。基于每名患者所面临风险因子的不同，回访的任务是为了建立个性化的维护保健周期。通过疾病控制、优质医疗、健康维持，提高生活质量，最终达到长期的口腔健康。因此，在每一次回访时，临床

B. T. Amaechi, BDS, MS, PhD
Department of Comprehensive Dentistry, University of Texas Health Science Center
at San Antonio, 7703 Floyd Curl Drive, San Antonio, TX 78229-3900, USA
e-mail: amaechi@uthscsa.edu

© Springer International Publishing Switzerland 2015
B.T. Amaechi (ed.), *Dental Erosion and Its Clinical Management*,
DOI 10.1007/978-3-319-13993-7_16

医生应该:

- 对于已被确诊并且经过治疗的牙齿酸蚀症,需要再次评估并监测病损的发展状态。
- 检查是否有新形成的病损。
- 评估和监测患者对治疗和建议的依从性。
- 再次评估并强调前述建议是适合该患者。
- 患者已经有可促进和维持口腔或全身健康的行为改变,应给予鼓励。
- 如果能获得更好疗效,考虑改变治疗策略。

在回访时完成上述内容,将有助于预防疾病,降低口腔及牙齿相关疾病的发生,提升患者的生活质量。

控制患者牙齿酸蚀症的风险常需要通过牙科专家和医学专家的共同协作,需要患者在两个临床科室回访。由于全身疾病造成的牙齿酸蚀症,如胃食管反流病(GERD)或饮食失调,需要把患者同时转诊到其他专业科室,两个科室共同回访,来控制全身疾病在口腔的表现(牙齿酸蚀症)。

16.2　确定回访间隔

口腔科回访牙齿酸蚀症患者时,如果牙齿酸蚀症是患者口内唯一的口腔疾病,仅复诊牙齿酸蚀症即可,如果还有其他口腔疾病,则牙齿酸蚀症的回访和监测应该与患者口内其他疾病(如龋病)的回访和监测同时进行。英国国家健康和临床规范研究所(NICE)提出了指导性建议,即患者自身的疾病风险状态将决定其回访的时间间隔[1],Young等[2]在本书第7章中建议牙齿酸蚀症患者个体化的回访间隔,应该取决于牙齿酸蚀症的严重程度及患者的酸蚀危险因素。此两者的评估,应该在初诊时通过详细的病史采集和口腔检查完成。因此,确定回访间隔的重要考量是选择何种评估工具和方法,以利于随着时间进展,可以评估和监测到牙酸蚀风险状态和牙酸蚀病损严重程度。

尽管现在缺乏评估酸蚀症病损严重程度的定量客观的临床方法,但目前可以通过采用硅橡胶印模法[3-4]来完成,见本书第6章。该方法可以客观监测酸蚀病损的范围及深度,从而评估病损是继续进展还是已经静止。也可以使用Bartlett等[5]提出的BEWE指数。BEWE是一个评估病损严重程度的分级记分系统,依照病损在牙面上的严重程度而分为4个等级(表16.1)。还有其他可供选择的评估及监测方法[6],

表16.1　Bartlett等提出的牙齿酸蚀分级标准[5]

计分	牙齿酸蚀严重程度
0	无牙齿酸蚀
1	表面纹理丧失
2	明确缺损，硬组织丧失<牙表面积50%
3	硬组织丧失≥牙表面积50%

然而，临床医生必须确保患者初次就诊的评估方法与回访时一致，以便进行比较并评估病损的活跃程度的进展状态。

酸蚀风险状态评估可以根据Young等[12]提出的"牙齿酸蚀风险评估（DEWRA）"量表来完成（表16.2），见第7章。通过DEWRA量表，患者将深入细致地回答涉及饮食情况、口腔卫生习惯、社会和生活方式习惯、全身状况等问题，医生将其与通过BEWE或其他的记分方法得到的酸蚀病损严重程度综合考虑，最终把患者归入低风险、中风险、高风险等级。患者的风险等级将指导医生为控制疾病状况做出建议，包括制订回访和监测的间隔时间。DEWRA指南指出，复诊频率最高为牙齿酸蚀症进展高风险患者的每6个月1次，最低为酸蚀症进展低风险患者的每2年1次。因此DEWRA建议患有牙齿酸蚀症的患者应该按照下述建议进行回访：

- 低风险：每18 ~ 24个月1次。
- 中风险：每6 ~ 12个月1次。
- 高风险：每6个月1次。

需要重点指出的是，每次复诊再次评估所使用的方法应该与患者初次就诊所使用的方法一致。上述推荐的回访时间也与BEWE相契合，参照了病损的严重程度。BEWE将整个牙列分成6个区段，记录每个区段内受累最严重牙面的评分。6个区段的评分总和，得到总评分，可以用于对临床状况的管理，包括确定回访间隔时间（表16.3）。

总之，两次口腔健康保健之间的推荐间隔时间应该针对每名患者量身定做，并根据其个人需求进行相应修正。制定回访间隔时间，除了要考虑患者的酸蚀严重程度以及酸蚀风险状况，还要考虑其他因素，包括是否需要针对总体风险管理进行回顾和监测，是否需要评估预防性干预措施，是否需要监测现有病损的进展情况，是否需要检查行为及生活方式改变计划的实行情况。应根据临床判断和牙科治疗团队的专业共识来制定回访时间。确定回访间隔时间，应该在牙齿酸蚀症的整个疗程完成之时，或者经过口腔健康检查确认无须进一步治疗后进行[7]。牙医

表16.2 牙齿酸蚀风险评估（DEWRA）[2]量表

牙齿酸蚀风险评估（DEWRA）量表				
患者姓名：	出生日期：日／月／年		年龄：____	医生姓名首字母：____
日期：日／月／年	低风险（L）	中风险（M）	高风险（H）	患者风险（低、中、高）
饮食和口腔卫生习惯				
酸性食物（如柑橘类水果、苹果、酸腌菜、沙拉调味料、酸味糖、维生素C泡腾片、中国糖、墨西哥糖、番茄酱、酸性调味料等）	食用不频繁、主要随餐进食		频繁进食或餐间长时间进食	
酸性饮料（如果汁、软饮料、鲜榨果汁、加味水、运动饮料、能量饮料、花草茶、葡萄酒、含酒精软饮料等）	食用不频繁、主要随餐进食，使用吸管		餐间频繁进食，含漱或小口长时间饮用	
刷牙（如牙刷类型、刷牙频率、牙膏类型）	软毛牙刷、正确的刷牙方法	硬毛牙刷、刷牙频率高、不正确的刷牙方法、磨损性牙膏		
漱口（含氟漱口水）	常规使用含氟漱口水漱口	除了含氟牙膏，无其他含氟口腔用品		
社会和生活方式习惯				
酒精或者迷幻药（如葡萄酒、含酒精软饮料、麻醉剂、可卡因、迷幻药、致幻药）	偶尔进食	经常进食		
职业/爱好/运动	无明显致病风险	高强度运动	长时间的酸性工作环境	
全身健康状况				
与唾液腺功能下降有关的身体状况（如干燥综合征、类风湿性关节炎）	否		是	
头颈部放疗	否		是	
呕吐史或者胃食管反流病（GERD）史	否	晨起口内酸味	是	
影响唾液分泌和导致口腔酸性环境的药物（如抑制唾液分泌药、括约肌松弛药、酸性药）	否	是		
临床检查				
牙齿酸蚀（牙齿酸蚀症的程度）	局限于牙釉质的病损	杯口状病损，累及少量牙本质	大面积牙本质酸蚀性病损	
唾液情况（唾液流量：正常非刺激唾液流量＝0.25~0.35mL/min，唾液减少<0.1mL/min；正常刺激唾液流量＝1~3mL/min，唾液减少<0.7mL/min，唾液pH：正常非刺激唾液为7.2~7.5）	正常唾液分泌水平，唾液缓冲能力良好	暂时唾液分泌降低。缓冲能力低	慢性唾液分泌降低或者唾液减少。缓冲能力低	
评估/小结：			总体风险状况：（低、中、高）	

表16.3 Bartlett等[10]提出的用于指导临床处置的复杂度分级[5]

复杂度分级	6个区段的累积得分	临床处置
0	≤2[a]	• 日常维护和观察 • 每3年复诊1次
1	3~8[a]	• 对口腔卫生和饮食行为进行评估，给予建议，日常维护和观察 • 每2年复诊1次
2	9~13[a]	• 对口腔卫生和饮食行为进行评估，给予建议，明确组织丧失的主要病因，制定针对病因的策略 • 考虑氟化或其他措施来增加牙面抵抗力 • 一般应避免充填治疗，通过研究模型、口内照片或硅橡胶印模监测牙齿酸蚀进展情况 • 每6~12个月复诊1次
3	≥14[a]	• 对口腔卫生和饮食行为进行评估，给予建议，明确组织丧失的主要病因，制定针对病因的策略 • 考虑氟化或其他措施来增加牙面抵抗力 • 一般应避免充填治疗，通过研究模型、口内照片或硅橡胶印模监测牙齿酸蚀进展情况 • 特别的，当病损快速进展时，可以考虑特殊护理措施，如充填治疗 • 每6~12个月复诊1次

[a]：临界点数值基于其中一名作者（A.L.）的临床经验和研究结果，需要再评估

应该和患者讨论回访时间间隔，得到患者是否同意的回应。讨论应该包括患者在推荐时间间隔内回访牙医的能力和意愿、患者进行回访和任何后续治疗的经济花费，以及其他一些可能阻碍患者回访的障碍[8]。重要的是告知患者，他们后续的回访间隔可能会因为所面临的酸蚀风险的改变而有所调整。

16.3 回访复诊的内容

对于牙齿酸蚀症患者进行回访的内容应该包括下述的几个方面：回顾、监测、整合及口腔健康效果分析。

16.3.1 回顾

每次回访，都要回顾基于患者酸蚀风险管理所推荐和讨论的行为改善计划，并且评估患者对该计划的依从性。还应该继续通过动机式访谈，持续给予行为改

善建议。动机式访谈是一种以患者为中心的方法，通过探讨和解决阻碍患者行为改变的心理矛盾，来提升其寻求改变的内在动机。患者自评其行为，提出不愿意改变的原因，医生提出一个可以推动改变的可接受的解决方案，医患讨论后，确定行为改变的重点[9-11]。行为改变的目标应该在回访时进行讨论或者调整，仍然需要以患者为中心的以动机式访谈形式进行。除了评估行为改变进展程度，还应评估患者对口腔健康和所选择的治疗的态度与评价。可能需要给患者提供一份个性化的建议信，列出医生建议的进一步的行为改变目标，并让患者带回家。医患基于此信开展讨论，一旦进一步的行为改变目标确定，就要记录在案。

16.3.2 监测

牙齿酸蚀症的严重程度会随时间而进展，表现为病损变大和加深，也可能保持不变（病变静止）。对已有的牙齿酸蚀（无论给予治疗还是未予治疗）的进展状态的监测方法，见第6章[3]。每次回访都需要对病损进行临床评估，检查病损处于进展期还是静止期。最好的监测方法就是硅橡胶印模法[3-4]。每次复诊时，病损状态需要与治疗结束时记录的状态进行比较。此外，所有牙齿或牙面都需要仔细检查，以评估是否有新发病损，如果有新发的病损，需要采用与初诊相同的牙齿酸蚀评估方法，如BEWE、硅橡胶印模法，或者其他酸蚀病损评估方法，来评估并记录。以往采取的治疗方法，如受累牙面的保护性治疗，也应该加以评估，判断是否需要更改治疗以获得更好的临床效果。

16.3.3 整合

在每次回访复诊时，都需要再次评估患者的酸蚀风险状态，注意采用和初次就诊一致的评估方法，如DEWRA。根据再次评估的结果，如果有必要，需重新调整患者的酸蚀风险等级。根据回顾和监测的结果，如果有必要，行为改变的目标也需要重新调整。回访的最后一步是确定下次回访的时间。回访的时间间隔，需要根据回顾和监测的结果进行重新考虑，是需要调整还是维持原状。

16.3.4 口腔健康效果分析

每一项治疗计划都旨在促进患者健康的效果。第一次健康效果分析，在完成全部计划的治疗后进行，随后的在每次回访时都要进行。效果分析应该便于向患者、医生和第三方付费机构反馈治疗方案是否成功。评估某一治疗的健康促进效果，可以通过患者对于治疗的反应得到。牙齿酸蚀风险管理计划，应该力求通过改善患者的生活质量和提供患者满意的优质治疗来达到健康促进、疾病控制以及患者自主感增强的效果。因此，健康效果的评估应该涉及以下问题：疾病是否被控制？治疗的质量是否满意？患者能否通过自我保健措施或者适时寻求专业人员来维持其健康状况？患者的生活质量是否有所提升？

如何判断疾病已经被控制呢？活跃性酸蚀病损进入静止状态，同时，已经被酸蚀的牙面给予了充分的保护，可防止进一步酸蚀。根据患者要求，酌情修复重度牙齿酸蚀的牙面。无论是健康牙面还是充填过的牙面，都没有发现新发的病损。如果牙齿酸蚀症是由于全身疾病而导致的，如胃食管反流或饮食紊乱，那么，应该已经采取了预防性和保护性措施，使全身疾病得到控制。对于需要行为改变的患者，要评估行为改变的目标是否达成。总之，患者应该有能力维持口腔健康以及全身和饮食行为的良好状态。

牙齿酸蚀症进展到严重程度时，患者可能主诉牙本质敏感症（Dentin Hypersensitivity，DHS）和美观的问题。这两种情况都严重影响患者与口腔相关的生活质量[12-13]。鉴于此，临床医生应该在患者第一次就诊检查时，就记录牙本质敏感是否会影响患者的生活质量（Quality of Life，QoL）。QoL可以通过表16.4中的问题进行评估。这种OHIP分级评价可以表明患者的生活质量是否通过治疗和行为改变而得到改善。

表16.4　Boiko等[12]设计的牙本质敏感相关调查问卷项目，用以确定牙本质敏感对患者生活质量的影响

		1. 非常不符合	2. 有些符合	3. 符合	4. 相当符合	5. 非常符合
限制	可以愉快地用餐					
	不能正常吃饭					
	吃饭时间变长					
	难以食用冰激凌					
适应	被迫改变饮食行为					
	呼吸时小心翼翼，避免引发疼痛					
	喜欢吃温热的饮食					
	喜欢吃凉一点的饮食					

续表

		1. 非常不符合	2. 有些符合	3. 符合	4. 相当符合	5. 非常符合
适应	吃水果时无法大口直接吃，必须切成小块吃					
	有戴口罩习惯，来避免牙齿疼痛					
	不能吃冷的饮食					
	不能吃烫的饮食					
	咬合或进食时，某颗（某些）牙不能触碰					
	改变刷牙习惯					
	分小块进食					
	不能吃其他食物					
社交	比他人吃饭时间长					
	不能随心所欲吃所有食物					
	有意识向别人隐藏自己的进食方式					
	无法和别人对话					
	看到牙医就痛苦					
情感	因找不到治愈方法而沮丧					
	进食焦虑					
	容易被激怒					
	自我厌烦					
	内疚情绪					
	烦躁情绪					
	尴尬情绪					
	因牙本质敏感症状而焦虑					
对自我认知的影响	难以接受自己的症状以及相关行为和情绪					
	自己与别人不一样					
	感觉自己苍老					
	感觉自己受伤					
	感觉自己不健康					

扫一扫即可浏览
参考文献